人体微生物群
对健康和疾病的影响

Microbiota of the Human Body
Implications in Health and Disease

原著　Andreas Schwiertz

主译　马郁芳

译者　(以姓氏笔画为序)
　　　马郁芳　辛　毅　沙珊珊　金泰阳　康　健　鄂秋龙

人民卫生出版社
·北　京·

版权所有，侵权必究！

图书在版编目（CIP）数据

人体微生物群：对健康和疾病的影响 /（瑞士）安德烈亚斯·施维茨（Andreas Schwiertz）原著；马郁芳主译 . —北京：人民卫生出版社，2022.9

　　ISBN 978-7-117-33487-7

　　Ⅰ.①人… Ⅱ.①安… ②马… Ⅲ.①卫生微生物学 – 研究 Ⅳ.①R117

　　中国版本图书馆 CIP 数据核字（2022）第 156115 号

人卫智网	**www.ipmph.com**	医学教育、学术、考试、健康，购书智慧智能综合服务平台
人卫官网	**www.pmph.com**	人卫官方资讯发布平台

图字：01-2018-2411号

人体微生物群——对健康和疾病的影响
Renti Weishengwuqun——dui Jiankang he Jibing de Yingxiang

主　　译：马郁芳
出版发行：人民卫生出版社（中继线 010-59780011）
地　　址：北京市朝阳区潘家园南里 19 号
邮　　编：100021
E - mail：pmph @ pmph.com
购书热线：010-59787592　010-59787584　010-65264830
印　　刷：北京机工印刷厂有限公司
经　　销：新华书店
开　　本：710 × 1000　1/16　印张：12　插页：4
字　　数：235 千字
版　　次：2022 年 9 月第 1 版
印　　次：2022 年 10 月第 1 次印刷
标准书号：ISBN 978-7-117-33487-7
定　　价：88.00 元

打击盗版举报电话：010-59787491　E-mail：WQ @ pmph.com
质量问题联系电话：010-59787234　E-mail：zhiliang @ pmph.com
数字融合服务电话：4001118166　E-mail：zengzhi @ pmph.com

译者前言

　　人体与寄居其体表和体内的微生物群构成一个超级生物体。在人体不同部位(包括皮肤、口腔、鼻咽、肠道、泌尿生殖道等)寄居的微生物群包括真菌、细菌、古菌和病毒,其结构、生理功能以及与宿主的相互作用关系影响着人体的健康。微生物群与人体之间的相互依赖与相互制约状态处于动态过程并形成一种平衡,一旦微生物群的物种类型、数量、位置和代谢功能发生改变,或宿主的营养条件、代谢状况及免疫状态等因素发生改变,均能使微生物群与宿主的相互作用关系失衡,从而改变人体的健康状况。对人体不同部位的共生微生物群进行定性、定量和代谢特点分析,并阐明其与宿主的相互作用关系,将有助于揭示这些微生物如何通过与人体相互作用而影响人体健康甚至致病,并为预防和治疗微生物群失衡相关的疾病提供依据。

　　目前,在对人体微生物群的研究中,细菌菌群与人体健康和疾病的关联研究成果最多,这得益于针对细菌菌群及特定细菌的技术方法的不断发展。近十余年来,我国在微生物群研究,尤其是在肠道菌群领域的研究取得了较大进展,包括肠道菌群与代谢病、肠道菌群与心血管系统疾病、肠道菌群与自身免疫病、肠道菌群与神经退行性疾病、肠道菌群与结直肠癌等的关联研究,并且也将多种益生菌菌株和不同益生元开发为产品,粪菌移植也在一些疾病治疗中得到应用。

　　由德国微生态学研究院安德烈亚斯·施维茨(Andreas Schwiertz)主编的《人体微生物群——对健康和疾病的影响》一书,是微生物群对健康和疾病作用这一热门领域为数不多的专著之一,重点介绍了人体微生物群的物种鉴定、定量及功能分析技术,人体肠道微生物群及其代谢物、口腔微生物群、皮肤微生物群、阴道微生物群对健康和疾病的影响,以及益生菌、益生元和粪便微生物群移植对微生物群的调整等,对于我们了解人体微生物群的研究现状以及发展和应用的趋势具有指导意义。

　　人体微生物群结构复杂、生理功能多样。希望本书对刚步入微生物群研究领域的研究生和青年科技人员有所帮助。本书翻译有不妥之处,敬请读者批评指正!

马郁芳

大连医科大学

2022 年 5 月 20 日

原著前言

目前,在人体的每一个生态部位几乎都能发现微生物。然而,特定部位微生物群的复杂性取决于其特定的环境条件,能够在这些条件下生长的微生物才能成为优势菌。研究表明,微生物不仅对宿主的生理过程,如出生后发育、免疫调节和能量供应有多种重要影响,而且也影响神经发育、行为和认知。

本书将重点介绍进展背后的技术、表观基因组学以及微生物定居的人体各个部位,如口腔、肠道、皮肤和阴道。此外,本书还有专门章节介绍益生菌、益生元和粪便移植调节微生物群的可行操作。

在此向本书所有作者表示感谢,并希望读者能够从书中的内容获益。

德国黑博恩

Andreas Schwiertz

目录

第一章　术语的简短定义

Andreas Schwiertz, Volker Rusch

关键词

定义　微生物群　微生物组

　　无数的微生物定植在人体的不同部位,如皮肤、口腔、阴道以及胃肠道,甚至在肺部和其他迄今为止被认为是无菌的部位(如胎盘)也有定植的微生物。此外,人体微生物群(microbiota)不仅包括细菌,还包括古菌和真核生物(例如原生动物、真菌和线虫),甚至在微生物群中还发现了病毒,这些病毒构成了病毒组(Virgin 2014)。据估计,与人体相关的微生物群至少由 1 800 个属的 40 000 种细菌菌株构成(Luckey 1972;Frank and Pace 2008;Forsythe and Kunze 2013),蕴藏至少 990 万个非人类基因(Li et al. 2014),是目前已被注释的人类蛋白质编码基因数量的 500 倍。估计人体微生物群的质量(成年人体内含 1~2kg,Forsythe and Kunze 2013)接近成年人大脑的重量(约 1.5kg,Parent and Carpenter 1996)。

　　目前我们对于人体微生物群的了解依赖于测序技术的快速发展。2003 年 4 月 14 日,人类基因组测序工作宣布完成,并于 2004 年发表了对人类基因组序列的质量评价。此后,人们投入更大精力测定其他重要生物的基因组,如大鼠(*Rattus norvegicus*)、蜜蜂(*Apis mellifera*),甚至尼安德特人的基因组。2008 年,美国国立卫生研究院(National Institutes of Health,NIH)决定资助人类微生物组计划(Human Microbiome Project,HMP),其目标是"对人体微生物组(microbiome)进行特征描述并分析其在人体健康与疾病中的作用"(Turnbaugh et al. 2007; Human Microbiome Project Consortium 2012)。欧盟第七框架计划(7th Framework Programme,FP7)下,欧盟委员会启动了对与 HMP 平行的 MetaHIT 计划的资助。此项计划的目的是"建立人类胃肠道微生物群所含有的基因与健康和疾病的关系"(Qin et al. 2010)。

　　从前面提到的两个计划来看,即使微生物组和微生物群术语的科学定义不同,它们使用起来也是相似的。术语"微生物群"描述一个特定地理区域或时间段内生物体的总体。检索谷歌学术和 PubMed 可知,与细菌有关的微生物群术语最早出现于 1945 年 Alexander Goetz 的专利申请(Goetz 1950)。在人体健康的背景下,对龈缝的描述首次使用了微生物群这一术语(Socransky et al. 1953),而在 1966 年以前,并没有用它来描述人体中最大的细菌积聚群——胃肠道微生物群(Dubos 1966)。术语“微生物组”由诺贝尔生理学或医学奖得主 Joshua Lederberg (1925—2008)提出,最初是指某一个特定生态系统中所有微生物基因组的总和(Hooper and Gordon 2001)。因此,如果是关于 16S rRNA 的研究,用微生物群这一术语可能比较合适,而在基因组研究中使用微生物组术语可能更适合。为了研究特定寄居地微生物群及其所包含的基因,目标微生物可以是死亡的或是存活的。然而,对于一个寄居地内转录组、蛋白质组以及代谢组的研究,目前所用的基因组技术尚无法区分存活或死亡的细胞(图 1-1)。

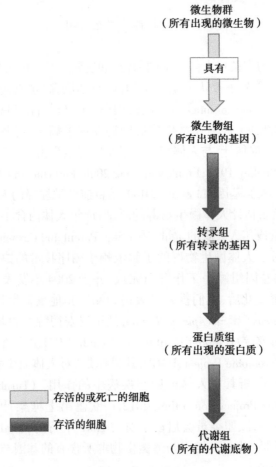

图 1-1 术语的定义

　　只有对转录组、蛋白质组和代谢组进行测定,我们才能了解寄居地中一个特定微生物的意义和重要性,而不仅仅是一个普通的数字。

决定我们的不仅仅是我们自身的基因,还有转录并翻译出来的蛋白质,所以,单一的微生物并不重要,重要的是它与其他微生物和我们自身的联系。

就像路易斯·巴斯德曾经陈述的:"Le microbe,c'est rien,le milieu,c'est tout!(微生物什么都不是,环境就是一切)。"

(马郁芳　金泰阳)

参考文献

Dubos R (1966) The microbiota of the gastrointestinal tract. Gatrenterology 51:868-874

Forsythe P, Kunze WA (2013) Voices from within:gut microbes and the CNS. Cell Mol Life Sci 70:55-69. doi:10.1007/s00018-012-1028-z

Frank DN, Pace NR (2008) Gastrointestinal microbiology enters the metagenomics era. Curr Opin Gastroenterol 24:4-10. doi:10.1097/MOG.0b013e3282f2b0e8

Goetz A (1950) Method for producing a microbicidal composition of matter. Google Patents

Hooper LV, Gordon JI (2001) Commensal host-bacterial relatioships in the gut. Science 292:1115-1118

Li J, Jia H, Cai X, Zhong H, Feng Q, Sunagawa S et al (2014) An integrated catalog of reference genes in the human gut microbiome. Nat Biotechnol 32:834-841. doi:10.1038/nbt.2942

Luckey TD (1972) Introduction to intestinal microecology. Am J Clin Nutr 25:1292-1294

Parent A, Carpenter MB (1996) Carpenter's human neuroanatomy. Williams & Wilkins, Baltimore

Qin J, Li R, Raes J, Arumugam M, Burgdorf KS, Manichanh C et al (2010) A human gut microbial gene catalogue established by metagenomic sequencing. Nature 464:59-65. doi:10.1038/nature08821

Socransky SS, Gibbons RJ, Dale AC (1953) The microbiota of the gingival crevice area of man. I. Total microscopic and viable counts of specific microorganisms. J Arch Oral Biol 8:275-280

The human microbiome project consortium (2012) Structure, function and diversity of the healthy human microbiome. Nature 486:207-214

Turnbaugh PJ, Ley RE, Hamady M, Fraser-Liggett CM, Knight R, Gordon JI (2007) The human microbiome project. Nature 449:804-810. doi:10.1038/nature06244

Virgin HW (2014) The virome in mammalian physiology and disease. Cell 157:142-150. doi:10.1016/j.cell.2014.02.032

第二章　人体微生物群研究

2

Alan W. Walker

摘要

现有的一系列用于研究人体微生物群的方法,从传统手段如微生物培养,到先进的新一代 DNA 测序技术,尤其是分子技术的出现为微生物组的研究开辟了新的道路,并激发了我们对人体内微生物寄居者的研究兴趣。然而当我们面对多种可供选择的技术时,了解每一项技术的内在优势与不足十分重要,以便将最适宜的方法用于特定的研究目标。我们将在本章阐述一些目前在人体微生物群研究中应用最广泛的技术,并着重介绍每种方法的特有优势以及使用时的注意事项。

关键词

微生物群　技术　测序　聚合酶链式反应(PCR)　荧光原位杂交(FISH)　稳定同位素　代谢组学　蛋白质组学

第一节　引言

诺贝尔奖得主、生物学家 Sydney Brenner 曾评论,科学进步源于新技术、新发现与新想法,并可能是按照这个顺序进行的。微生物群研究领域的发展就是印证这一观点的例证。人体微生物群的研究可以追溯至 17 世纪安东尼·列文虎克(Antonie van Leeuwenhoek)对口腔残渣中"微生物"的描述,这个发现是列文虎克利用显微镜所做的开创性工作。从 19 世纪科恩(Cohn)、巴斯德(Pasteur)和科赫(Koch)等人的开创性努力,到 20 世纪下半叶厌氧微生物学和分子生物学的发展,再到 21 世纪基因组学和 DNA 测序技术的突破(McPherson 2014),接连不断的技术与方法的进步推动了微生物群领域的不断发展。因此,微生物群领域的研究人员可以将多种方法结合起来用于研究工作(文末彩插图 2-1)。本章将详细介绍部分用于微生物群研究的技术,并着重说明这些技术本身的优势与局限性。

第二节 传统微生物学方法

一、培养

一百多年以来,微生物学家在实验室中用传统的方法培养微生物,分离单个菌落并研究这些分离的菌株,以便阐明它们的表型特征和代谢能力(关于所用技术的最新综述,可参考 Lagier et al. 2015a)。在人们的不懈努力下,估计仅从人的胃肠道中就已经培养出了 1 000 余种微生物(McPherson 2014)。这种在实验室中对微生物进行定性并发现其基因功能要依赖许多先进的分子生物学技术,这些技术将在本章后一部分加以介绍。通过培养获得菌株的益处在于,如果发现此菌株具有有益的特性,就可以按照治疗的目的进行开发(Walker et al. 2014)。

微生物培养的最简单形式是用营养培养基或选择生长培养基分批培养样品或单个菌株。分批培养研究可以选择性地富集感兴趣的细菌组,比较其生长速率以及对不同底物的代谢产物,并观察和测定特定种群之间的相互作用(Belenguer et al. 2006)。很多寄居在人体的微生物是专性厌氧的,它们对氧气极度敏感,即使是短暂暴露于空气也能够杀死一些种群(Flint et al. 2007),这使得它们难以生长。为了能够在实验室中培养这些种群,必须将培养过程置于严格厌氧的条件之下,如使用厌氧工作站或亨盖特滚筒(Eller et al. 1971)。那些对培养要求特别苛刻的肠道种群,可以用含有瘤胃液、粪便提取物的滤过液或短链脂肪酸(short-chain fatty acids, SCFAs)混合物的培养基来培养,因为一些肠道细菌是以这些物质作为生长基质的(Duncan et al. 2002;Lagier et al. 2015b)。

分批培养的局限性在于只能在一个相对较短的时间段内获得结果,因为培养基中营养物质的耗竭及毒性代谢副产物的积累会导致微生物停止生长(Ferenci 1999)。此外,该培养方法的主要缺点是需要大量的人力,且需要用一系列复杂的培养基从一个样本中尽可能获得多种微生物。众所周知,还有许多寄居在人体的微生物需要在实验室进行培养(Rajilic-Stojanovic et al. 2007),尤其是在身体某些部位,难以培养的问题尤为突出,如结肠,其大多数组成性细菌是专性厌氧菌。因此,单纯的微生物培养难以完整阐明人体微生物群的复杂性。

但是,还是有许多理由使我们乐观地相信,人体微生物群的培养覆盖范围将会得到极大改善。例如,基于肠道微生物群调查的 DNA 测序通常显示,许多高丰度序列图谱对应已培养的种群,而越是少见的序列越不可能来自已获培养的菌株(Walker et al. 2014),这表明成功培养分离的主要障碍不是固有的"不可培养性",而是在我们培养方面付出的努力还不够。此外,与隐藏着缓慢生长微生物的土壤这类环境不同,寄居在人体的细菌通常拥有相对稳定的环境条件和可靠的生长营养物供应,因此,细菌必须快速增殖,否则就会面临被快速淘汰的处境。如果人工生长培养基能够提供适宜的微生物生长条件,那么这些种群就相对比较容易培养出来。实际上,不断有新的种群从人体微生物群中被分离出来,近期就有一些令人印象深刻的成功的高通量培养项目(Lagier et al. 2015b;Goodman et al. 2011)。这些研究内容被称为"培养组学"(culturomics),并助力于重新激发人们采用培养技术来定性人体微生物群的兴趣。从现代基因组学方法所获得的信息也可用于设计改良的培养基,使之能够支持那些以前不能培养的种群的生长(Bomar et al. 2011)。

二、连续培养

实验室中一个更复杂的微生物培养方法是利用连续性培养模式系统,如发酵罐(文末彩插图 2-2)。与分批培养方法相比,连续培养设备可置于开放环境中,一端持续供给新鲜的培养基 / 营养物质,溢流可从容器的另一端排出,稀释有毒的代谢副产物和死细胞。这样的系统可以达到一个"稳态"的平衡,使研究者们能够加强对培养罐内环境条件的控制,从而使培养能够较长时间地进行(Miller and Wolin 1981)。这样的系统已普遍用于研究结肠微生物,许多课题组通过联合不同的连续培养流程使发酵罐更加先进,用于模拟微生物通过胃肠道不同部分时所处环境的变化(Van den Abbeele et al. 2010)。虽然这些模式系统是在简单分批培养基础上的改进,但这些手段仍存在重大的缺陷。例如,它们缺乏免疫系统,也不能吸收由细菌产生的一些代谢物,如短链脂肪酸,意味着所获得的结果未必能直接反映体内的情况。

三、动物模型

感兴趣的微生物可在动物模型中进行培养和保存。最近发现,对小鼠有促炎作用的分节丝状细菌只能在动物模型中生长(Klaasen et al. 1991)。使用动物模型的缺点是,人类与其他动物的微生物群组成通常在门水平相似,在种和菌株水平则存在很大的差异,可能与宿主的解剖学 / 生理学和饮食习惯不同有关(Nguyen et al. 2015)。然而,最近的研究工作有可能对这一问题进行补充,因为通过粪便微生物群移植（fecal microbiota transplantation，FMT），相当大比例的人体相关细菌能成功地定植在实验动物的肠道（Ellekilde et al. 2014）。利用无菌小鼠或悉生小鼠是另一种很好的选择，因为这些小鼠只能特异接种人们感兴趣的微生物（Goodman et al. 2011；Seedorf et al. 2014）。这允许人们以还原论方法来研究宿主 - 微生物关系以及微生物之间的关系，并与种类繁多的微生物群所形成的纷繁复杂的背景信息相隔离。使用小鼠模型的另一个特殊优势是，对小鼠进行的大范围基因型分型分析已完成，而且有多个基因敲除小鼠品系可用于研究特定宿主遗传成分与微生物群之间的相互作用（Kostic et al. 2013）。

但是，使用动物模型，尤其是啮齿类动物模型，有诸多局限性。例如，同笼饲养和食粪性通常引起同笼动物之间微生物群的快速转移，有可能混淆实验结果，即与宿主基因型或实验变量相比，肠道微生物群是更强的决定因素（Lees et al. 2014；Ericsson et al. 2015）。此外，最近的工作表明，由男性研究者处理的啮齿类实验动物可能比女性研究者处理的啮齿类实验动物更紧张（Sorge et al. 2014），这种压力很可能会影响微生物群结构（Cryan and Dinan 2012）。有不断增加的证据表明，在啮齿类动物中，宿主饮食对微生物群结构与组成的影响显著高于对人体的影响（约为 60% 对 10% 的差异），这引起人们的关注，即啮齿类动物模型是否适用于研究微生物群与饮食相关疾病（如肥胖）之间的关联。Nguyen 等人的最新综述阐述了啮齿类动物模型的固有优缺点，并讨论了在小鼠中的发现对人体的可译性。

第三节　基于序列的方法

虽然微生物培养仍然是一个重要的方法，但在过去十年中，分子方法尤其是 DNA 测序价格下降与测序通量的巨大提升给人体微生物群研究带来了彻底的革命（图 2-3）。这个快速发展、高度创新的领域持续产生多种令人兴奋且新奇的技术，如最新一代的测序仪对一个序列的读长可产生数十亿条数据（Illumina HiSeq），或产生比较长的读长（PacBio），或通过能链接到笔记本电脑 USB 接口的小型化设备测序（Oxford Nanopore's MinION）（Reuter et al. 2015）。

基于序列方法的关键优势是避开了在实验室培养微生物，并能对样品中的物种给出更全面的信息。与传统微生物学研究手段相比，该方法所需劳动量更少，因此，十多年前无法想象的大规模实验现在都可以开展。近期的全球化研究，如人体微生物组计划（HMP）和 MetaHIT，利用新测序技术产生了数量惊人的免费数据（Human Microbiome Project Consortium 2012a；Li et al. 2014）。现有多种借助 DNA 测序手段来研究人体微生物群的方法，表 2-1 列出了这些方法并详细总结了每种方法的优势与限制性以及常见用途。

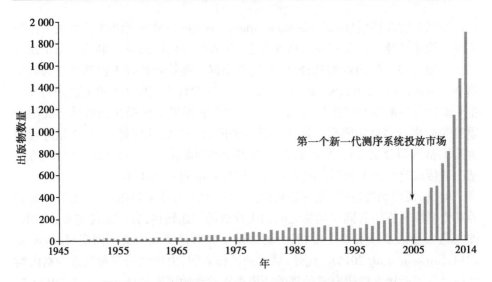

图 2-3　DNA 测序方法的进展带来了微生物群研究的变革

由图可知,自新一代测序平台如 454 焦磷酸测序和 Illumina 测序出现并投放市场以来,有关肠道微生物群出版物的数量快速增长。数据检索自 Pubmed(检索日期为 2014 年 12 月 1 日),检索词为"gutflora"OR "gut microflora"OR "gut microbiota"OR "gutmicrobiome"OR "intestinal flora"OR "intestinal microflora"OR "intestinal microbiota"OR "intestinal microbiome"OR "colonic flora"OR "colonic microflora"OR "colonic microbiota"OR "colonic microbiome"。

一、标志基因检测

　　一个常用的基于序列的方法是检测通用标志基因(marker gene),可以对样品中的微生物物种提供广泛的普查。该方法自 20 世纪 80 年代开始得到应用,但近来新一代测序技术的发展使得微生物群落检测可以在以往难以想象的深度和规模上来进行(Tringe and Hugenholtz 2008;Caporaso et al. 2011)。应用最广的通用标志基因是核糖体小亚基 RNA(SSU rRNA)基因(细菌和古菌的 16S rRNA 基因,真核生物的 18S rRNA 基因)。这些基因包含高度保守的 DNA 序列,但也包含可变的其他 DNA 序列,这些可变区序列对特定的微生物群或属是独特的(Woese and Fox 1977)。从人体组织样品中提取 DNA,针对基因中的高度保守区域设计引物通过 PCR 扩增 SSU rRNA 基因,目的是产生一个 PCR 扩增子的混合物库,PCR 扩增子尽可能来自原始样品中更多的细菌物种,随后对它们一起进行测序。通常,根据序列相似性将测序数据聚类成操作分类单元(operational taxonomic units,OTUs),假定这些 OTUs 是特定样本中所含物种量的合理近似值。但应该注意的是,由于 16S rRNA 基因操纵子拷贝数在不同菌株之间存在较大变异,结果不能真正的定量(Vetrovsky and Baldrian 2013)。此外,某一确定的 OTU 序列相似性

表 2-1　人体微生物群研究中基于测序方法的比较

方法	优势	局限性
通过标志基因检测的物种分析(如 16S rRNA 基因)	提供一个样品中物种的概览	相对不灵敏,对某些属的微生物无法获得种水平的分类
	比其他测序方法价格低廉	只能提供群落组成信息,不能提供直接的功能数据
	数据分析对计算能力要求较低	单一标志基因如 16S rRNA 基因,通常仅能描述微生物群落中的细菌/古菌,不能描述样品中可能存在的病毒、真菌等
	大样本组提高统计学强度	取样、储存、PCR 以及 DNA 提取的偏倚严重影响实验结果
	通过与全基因组测序的相近物种进行比较,可从 16S rRNA 基因中推断出细菌的多种功能	16S rRNA 基因测序通常为多拷贝,其拷贝数在不同物种之间不尽相同,意味着不是真正定量的结果
		通常无法区别有活性细胞与无活性/死亡细胞
全基因组测序	提供一个物种完整的编码潜能的信息	在基因组测序前通常需要培养该微生物
	很快能绘制出细菌基因组草图,而且价格低廉	现代短读长的测序技术通常产生半生基因组草图,而不是完整的基因组
	产生的数据可以用于流行病学研究,如菌株分型	很多组成性基因仍功能未知
宏基因组学	同时分析微生物群落的功能特点和物种组成	需要较深度测序以达到合理的基因组覆盖度,比较昂贵
	同时获得细菌、古菌、真核生物与病毒的基因组信息	通常限制在小样本量,降低了统计学强度
	组装出样本中所有物种的完整基因组,包括迄今未被培养的生物体	数据分析要求多种计算资源
		组装基因组具有挑战性
	无 PCR 偏倚	参考数据库的缺口意味着大部分基因组数据的功能未知
		取样、储存和 DNA 提取过程中产生的偏倚会影响结果
		通常无法区别有活性细胞与无活性/死亡细胞

续表

方法	优势	局限性
单细胞基因组学	从未被培养菲的物种中提供基因组信息	分离单细胞通常需要使用昂贵的设备（如流式细胞仪、显微操作仪等）
	能将基因组信息置于系统发育背景中	基因组扩增步骤产生偏倚，使全基因组装配具有挑战性
	从未被培养菲的物种产生的数据能够改善宏基因组分析用的参考数据库	基因组扩增步骤的敏感性意味着要持续关注产生污染并减少污染
		取样、储存和DNA提取过程中产生的偏倚会影响结果
		无法区别有活性细胞与无活性/死亡细胞
宏转录组学	提供微生物群落的功能性数据	mRNA较短的半衰期是一个重要局限；样品的选择与保存是主要关注点
	只关注微生物群中有活性的成员，与其他测序技术不同，宏转录录本研究结果不受无活性/死细胞的影响	技术具有挑战性，在测定mRNA序列前，通常要除去高丰度的rRNA
	常把资源生物体归因于基因转录本	参考数据库的缺口意味着大部分基因组数据的功能未知
		取样、储存和RNA提取过程中产生的偏倚会影响结果

的阈值是人为且主观的,而且不能准确地捕获样品中真正跨越属范围的多样性。尽管如此,当使用 16S rRNA 基因全部的 1 500bp 序列时,用 98.7%~99.0% 序列相似性聚类成 OTUs 似乎是最符合从培养中获得的物种水平的命名(Stackebrandt and Ebers 2011)。然而,由于新一代测序技术通常对集中在基因高可变区的序列产生较短的读长,聚类就不需要那么严格了。目前,最常用的是用 97% 序列相似性聚类 OUTs(Schloss and Westcott 2011)。

不管使用的序列相似性如何,OUTs 能与综合参考数据库如 SILVA、RDP、EzTaxon 和 Greengenes 比对,以便对它们进行系统分类(Quast et al. 2013;Cole et al. 2014;Chun et al. 2007;DeSantis et al. 2006)。这就提供了原始样品中的分类信息,并使得研究者可以监测样品之间或研究组之间微生物群组成的差异。目前,一系列软件可供使用,如 mothur、QIIME、VAMPS 和 GUSTA ME(Schloss et al. 2009;Caporaso et al. 2010;Huse et al. 2014;Buttigieg and Ramette 2015),使研究者能够完成从质量控制到统计学比较以及结果可视化的标志基因检测数据处理的所有工作。

虽然利用如 16S rRNA 基因这类通用标记物进行广泛的标志基因检测是此技术最常用的变换方式,但也有可能对功能基因进行重点检测,而这些功能基因在整个微生物群中的传播更加受限(Walker et al. 2014)。技术原理相似,用简并性 PCR 引物靶向扩增功能基因的保守区,产生扩增子混合库后进行测序。这项技术已用来鉴定人结肠中产生丁酸盐/丙酸盐的新细菌及瘤胃中降解纤维素的新细菌(Louis et al. 2010;Reichardt et al. 2014;Brulc et al. 2011),但这种靶向方法的缺陷在于,PCR 引物可能无法有效地扩增样品中所有感兴趣的功能基因。非靶向手段如宏基因组学(见本节"宏基因组学"部分)能避免这个问题,但会产生更大量的数据,价格相当昂贵,而且数据更加难以分析(Prakash and Taylor 2012)。

二、全基因组测序

1995 年,作为第一个完全测序的细菌基因组,流感嗜血杆菌(*Haemophilus influenzae*)基因组完成测序(Fleischmann et al. 1995)。当时是用传统的 Sanger 法进行测序(Sanger et al. 1992),并花费了数年、数十万美元去测定一个细菌的全基因组。其后,DNA 测序技术的进步使细菌基因组草图在几小时内便可完成,而且价格便宜了数千倍(Loman et al. 2012;Koser et al. 2012)。具有高通量特点的新一代测序平台,如 Illumina,可以在单次测序运行中同时测定许多微生物的基因组。通过添加独特的序列"标签"完成对多种样品的测序,并在测序后用生物信息学方法将组合样品中的读长进行相互分离(Lennon et al. 2010)。"鸟枪法"测序的标准方法是,在测序之前将 DNA 随机打成碎片,然后用生物信息学手段将产生的重叠序列数据拼接在一起形成多个连续的大片段(重叠群)(Fleischmann et al.

1995)。基因组通常是将数据映射到现有的参考数据库(如果有可用的数据库)进行特征性地拼合形成或从头(*de novo*)组装而拼接在一起。现有许多用于基因组组装的软件,根据所用的测序平台选择最佳的组装软件(Loman et al. 2012)。

目前,来自人体相关微生物的基因组数量较大,且不断增加。仅以人体微生物组计划为例,其目标是,第一阶段完成3 000余个基因组草图(Human Microbiome Project Consortium 2012b)。基因组序列数据对特定物种的假定功能提供了关键信息,尽管应该承认,由于缺少与参考数据库紧密、特性良好的匹配,常出现大量未被注释的基因。事实上,尽管已深入研究并作为模式生物使用几十年,大肠埃希菌K12菌株仍有约四分之一的组成性基因未被注释(Conway et al. 2014)。然而,随着参考数据库的扩展以及高通量、基因组扫描和功能探寻技术的发展,如转座子插入测序技术,情况会有所改善(van Opijnen and Camilli 2013)。全基因组测序也广泛用于流行病学领域,有许多用全基因组序列数据来追踪人群中微生物在全球和当地的传播(Parkhill and Wren 2011;Eppinger et al. 2014)以及监测基因组含量在进化中变化的例子(He et al. 2010;Schuenemann et al. 2013)。

三、宏基因组学

全基因组测序的一个重要局限是通常需要先培养微生物,以便提取获得足够量的DNA用于后续测序。然而,基于16S rRNA基因的检测显示,大多数人体微生物物种尚待实验室培养(Eckburg et al. 2005)。一些补充方法如宏基因组学(metagenomics),因能提供大多数未经培养的微生物的基因组信息而成为具有吸引力的选择,且在近年来受到越来越多的青睐。利用宏基因组学,研究者用直接鸟枪法测序来自环境样品的DNA,通过生物信息学方法将测定的数据拼接到一起。测定的数据包含样品中不同物种的DNA片段,然后组装成源于每一物种的重叠群;或用未组装的序列数据直接作为整体评价微生物群落功能的手段(Handelsman 2004)。

这种方式的宏基因组测序于2006年首次用于人体肠道样本(Gill et al. 2006),此后,多次用来研究人体微生物群。这项技术非常强大,有可能对特定微生物群落,包括未被培养物种的功能潜力产生深度剖析。然而,重要的是,要注意许多人体相关微生物的寄居环境高度复杂,如结肠,意味着常需要通过深度测序,产生样品中典型微生物的足够序列数据。幸运的是,新一代测序平台如Illumina的发展,能实施结合多样品的大规模宏基因组学研究(Hu et al. 2013)。宏基因组学也是目前唯一一种有效、深度监测人体病毒群落(或称"病毒组")的方法,因为尚无相当于SSU rRNA的标志基因能用于广泛检测所有病毒(Minot et al. 2011),所以,只能将宏基因组学用在病毒的序列检测。表2-1列出了宏基因组学相较于其他基于序列方法的主要优势。

　　然而,宏基因组学的应用仍有一些重大局限性。例如,这种研究比标志基因测定要昂贵得多,并且需要合适的计算设施以及专业技能以有效处理数据。不幸的是,这些因素意味着样品量很少,大规模宏基因组学研究超出了很多实验室的能力。测序价格下降和云计算设备的广泛应用有可能改善这种局面(Angiuoli et al. 2011)。与其他基于 DNA 的方法一样,样品储存、制备和处理方法均对最终的宏基因组数据质量产生明显影响(见本章第四节"基于序列方法的常见缺陷"部分)。

　　从如此复杂的微生物群体中组装基因组的工作令人生畏,基于原始样品中每一物种的相对丰度不同,基因组覆盖深度差别会很大,尤其是尝试组装关系相近的菌株或物种基因组或组装覆盖度有限的高度片段化基因组(Nielsen et al. 2014)。虽然这些问题仍没被完全克服,但近年来,此领域有了很大的改进,开发出不同的生物信息学工具,以帮助基因组组装和物种分配过程(Peng et al. 2011;Namiki et al. 2012;Bankevich et al. 2012;Alneberg et al. 2014)。

　　需要进一步关注的是,通常用于 DNA 序列分类的参考数据库不够全面,结果导致大部分宏基因组数据因为与参考数据库不吻合而不能被定性(Thomas et al. 2012)。这也意味着结果严重倾向于特性已知的管家基因,因为这些基因的参考数据库覆盖相对较好(Walker et al. 2014)。然而,由于新基因功能和通路不断被阐明,参考数据库合并来自更系统多样性分离株的基因组(Walker 2014),情况会得到改善。

四、单细胞基因组学

　　单细胞基因组学(single cell genomics,SCG)是一个新兴的宏基因组学的补充技术,是从未经培养微生物中产生基因组数据的更有针对性的方法。从环境样品中分离单个微生物细胞,随后用全基因组扩增技术(通常是多重置换扩增)扩增其基因组 DNA(Walker and Parkhill 2008)。这一强有力的扩增步骤仅从一个细胞中即产生足够的 DNA,以实现后续的鸟枪法测序(Blainey 2013)。此外,将SCG 与靶向细胞分选技术,如荧光原位杂交、稳定同位素标记或拉曼显微光谱分析法结合,研究者可能分离出来自特定系统发育背景或具有某种特定功能的细胞。SCG 能够复原微生物群落中稀有物种的基因组信息,使得研究者即使在功能基因未知或它们在参考数据库中缺失的情况下仍能了解哪些微生物能够实施特定的功能(Walker et al. 2014),因此,SCG 是对宏基因组学的补充。

　　然而这项技术也有重大局限性(表 2-1),这阻碍了它的大规模应用。需要特别关注的问题是污染(由于初始 DNA 用量少,任何数量的污染 DNA 都能轻易地掩盖来自目的细胞的序列数据)及在扩增步骤引入的偏倚,偏倚会干扰基因组组装软件,通常部分基因组的覆盖度要达到平均值才能组装(Raghunathan et al. 2005)。尽管如此,SCG 还是用来定性一些新的人体相关细菌,这些细菌来自稀有及未充分研究的门类,如 TM7 和绿弯菌门(Chloroflexi)(Marcy et al. 2007; Campbell et al. 2014),所以,SCG 将有更广泛的应用前景。通过拓展参考数据库及提供参考基因组辅助基因组装配步骤,产生的结果能极大地帮助基于宏基因组学的分析(Rinke et al. 2013)。

五、宏转录组学

另一适用于人体微生物群、基于序列的新兴技术是宏转录组学(metatranscriptomics),也称 RNA 测序(RNA-seq)。转录组学研究特定物种中 RNA 转录本,而宏转录组学则是研究整个微生物群落中的所有转录本。因此,宏转录组学能够了解微生物群在特定时间与特定环境条件下的功能活动,而宏基因组学仅仅是了解功能潜力。通常,该技术涉及从环境样品中分离 RNA 和构建逆转录 cDNA 文库,用现代高通量测序平台如 Illumina 对 cDNA 文库进行鸟枪法测序(Reck et al. 2015)。鸟枪法测序数据通常通过比对参考数据库进行组装或从头组装。该技术的近期发展可以鉴定转录物的特定链,增强对 mRNA 和非编码 RNA 的检测,对后者在细胞功能中所发挥的作用提供新见解(Croucher and Thomson 2010)。

相较于宏基因组学,宏转录组学更具有技术挑战性,因其需要额外的处理步骤,如建立 cDNA 文库、去除宿主和细菌 rRNA(因为 rRNA 在 RNA 样品中所占比例较大)(Giannoukos et al. 2012)。此外,转录组学常与参考基因组结合使用,通过比对转录本和参考基因组,使研究者理解一个特定物种如何响应环境条件的改变。由于没有可供微生物群落中多数成员使用的参考基因组,因此,对人类微生物群样本的宏转录组学分析变得更加复杂。在分析宏转录组学数据之前,需要对原始数据进行复杂的从头装配,近年来,由于出现了新软件程序,已改进了从头装配过程(Tjaden 2015)。

宏转录组学应用的主要局限性在于 mRNA 分子的半衰期很短(通常以分为单位进行测量,Reck et al. 2015),宏转录组学结果不总能完全代表原位的微生物活动。例如,从粪便样品中测定的微生物转录活性不能反映它们在其他部位,如远端结肠中的基因表达水平。此外,宏转录组学的局限性还表现在其与宏基因组学一样,由于参考数据库有大量缺口,无法阐明许多转录基因的功能。

鉴于宏转录组学的固有复杂性与局限性,尽管宏转录组学技术的应用正在增加,但要达到与宏基因组学同样的应用程度,宏转录组学还有待应用于人体微生物组样品(Jorth et al. 2014;Leimena et al. 2013;Maurice et al. 2013;Macklaim et al. 2013)。此外,对宏基因组与宏转录组数据集的直接比较证明了宏转录组学方法的价值,由于检测到两个数据集之间存在显著差异,反映出微生物不断改变自身基因表达谱以适应主要环境条件。

第四节 基于序列方法的常见缺陷

基于序列的方法无疑彻底改变了微生物群领域的研究,当使用这些技术时,尤其在操作和处理样品方面,要考虑几个重要的注意事项。例如,为 HMP 制备的模拟细菌群落的分析表明,将来自四个测序中心产生的数据聚集在一起,说明样品处理步骤影响最终的测序结果(Schloss et al. 2011)。此外,比较不同的技术表明,由于固有偏倚,基于序列的方法通常会"遗落"样品中一些重要的物种(Shade et al. 2012;Lagier et al. 2012)。因此,重要的是要意识到这些固有的局限和偏倚,确保不会从序列数据中得出错误结论(Degnan and Ochman 2012)。

第一步的样品保存很关键,但常被忽略。越来越多的证据表明,对粪便样品的预先冷冻会导致对分子水平结果的系统曲解。特别是当样品之前经过长期冷冻保存时,拟杆菌属(*Bacteroides*)来源的 DNA 可能会逐渐减少(Maukonen et al. 2012;Bahl et al. 2012)。此外,有证据表明,痰液样品在室温保存 12 小时以上再长期冻存,并在 DNA 提取和测序之前进行反复冻融,会影响痰液样品中的细菌群落谱(Cuthbertson et al. 2014,2015)。

DNA 提取是另一个关键步骤,已知对提取试剂盒 / 方法的选择会对最终测序结果有很大影响(Ferrand et al. 2014;Kennedy et al. 2014)。如果选用的 DNA 提取方法不足以破坏某些微生物的细胞壁,就不能得到它们的 DNA,所以就无法在最终的测序文库中检测到这些物种。基于这个原因,不推荐使用单纯的化学提取试剂盒,因为该方法通常更容易从样品中的革兰氏阴性菌中提取过多的 DNA,而革兰氏阳性菌有更厚的细胞壁,只靠化学裂解难以将其破坏(Walker et al. 2015)。结合机械裂解或研磨珠(bead-beating)步骤的 DNA 提取试剂盒能更有效地破坏革兰氏阳性菌细胞壁,因此常被推荐使用(de Boer et al. 2010)。应当注意的是,一些研磨珠试剂盒比其他试剂盒更有效(文末彩插图 2-4a)(Kennedy et al. 2014)。

对需要先扩增特定基因(如 16S rRNA 基因)的测序方法而言,更重要的是考虑 PCR 引物的设计。如果采用最常用的 27f 引物,有些细菌,如放线菌在系统中的代表性不足(Frank et al. 2008)。例如,双歧杆菌属通常是母乳喂养婴儿肠道中的优势菌,其目标序列与 27f 引物有 3 处错配(文末彩插图 2-4b),由于结果不能反映真实微生物群组成,所以该引物不能用于婴儿粪便样品(Walker et al. 2015)。将简并性碱基引入引物设计是有效扩大目标物种检测范围的方法(文末彩插图 2-4b)。例如,Sim 等人用改进的引物,从婴儿粪便样本中更好地获得了双歧杆菌序列(Sim et al. 2012)。

如果有研究者感兴趣的特定细菌群,引物的选择也很重要。目前,新一代测序平台产生相对较短的读长,意味着它通常靶向 16S rRNA 基因的小区段。不幸的是,没有一个特定的可变区或可变区组合能够完全捕获用 16S rRNA 基因全长序列所描述的多样性。因此,在研究开始之前,要确保用靶向可变区能区分出目标物种(文末彩插图 2-4c)。

以扩增为基础的方法,如标志基因检查和单细胞基因组学方法,其更为复杂的因素是扩增步骤中会产生一些嵌合分子(Edgar et al. 2011)。事实上,估计相当大一部分提交到 16S rRNA 基因数据库的 DNA 序列可能是嵌合体(Ashelford et al. 2005)。嵌合分子使微生物多样性估值偏大(Schloss et al. 2011),而且,对单细胞基因组学来说,嵌合分子能干扰基因组组装软件(Lasken and Stockwell 2007)。如果不考虑步骤的影响,测序过程本身产生的误差也会极大地增加多样性度量(Huse et al. 2010)。重复的 PCR 循环也会导致对一些细菌的高估和另一些细菌的低估,为此,建议 PCR 循环次数应尽可能低(Bonnet et al. 2002)。

另一个潜在的缺陷是污染的存在。基于序列的实验方法极度灵敏,意味着这是一类有吸引力的方法,用于研究传统上被认为是"无菌"的身体部位,或存在难以生长的低丰度定植微生物的身体部位。不幸的是,在处理样品的许多阶段,包括常规的实验室 DNA 提取试剂和 PCR 试剂盒,污染的 DNA 或细胞都可以带入到目标样品中(Tanner et al. 1998)(文末彩插图 2-4d)。Salter 等人的近期工作表明,对低生物量的样品进行测序(即包含少于 10^4 个细胞的样品)时,背景污染能有效"淹没"样品中的目标 DNA,而且成为测序结果中的主导特征(Salter et al. 2014)。因此,任何处理低生物量样品的研究人员需要合理使用大量的"阴性"对照组,包括进行没有样品或不加模板的"空白"DNA 提取与 PCR 反应,然后与目标样品一起测序,从实际样品的测序结果中去除阴性对照组中任何污染的物种。

DNA 测序平台的选择是一个更重要的考虑因素。例如,最近在 Illumina MiSeq 和 Ion Torrent 平台之间的对比分析表明,Ion Torrent 平台在测序过程中的特殊性会导致对来自某些微生物群的序列测序读长过早截断。这可能会对这些微生物群间的结果造成偏倚,对它们在原始样本中的存在和 / 或丰度给出误导性估计。此外,Ion Torrent 平台的错误率似乎更高,这会人为夸大多样性程度(Salipante et al. 2014)。多个样品复合在单个 DNA 测序运行中的常规操作也会在 PCR 步骤引入偏倚(Berry et al. 2011),导致条形码样品错误识别的问题(Esling et al. 2015)。

最后,由于 DNA 在宿主死亡后存留在环境中,测序结果(除宏转录组学外,因为 RNA 的半寿期比 DNA 短)无法区分活的与死的 / 不活跃的微生物。因此,结果可能无法准确代表特定部位有活性的微生物。然而,如果用试剂如叠氮溴化丙啶(propidium monazide,PMA)对样品进行预处理,PMA 可结合游离 DNA,或死亡/受破坏细胞中的 DNA,可能使测序结果更能代表微生物群中存活或活跃的群体(Rogers et al. 2013)。

对结合了许多不同研究的数据进行 meta 分析时,所有这些潜在干扰因素所造成的综合影响应当铭记于心,因为不同研究方法可能对结果产生比任何潜在实验变量更大的影响(Wesolowska-Andersen et al. 2014)。

第五节　其他群落分析方法

一、群落指纹图谱技术

基于不断降低的价格和增加的产出,近年来,基于序列的方法已成为最广泛采用的微生物群落分析技术。尽管如此,还有其他分子技术,如温度/变性梯度凝胶电泳(T/DGGE)(Muyzer et al. 1993),末端限制性片段长度多态性(T-RFLP)(Marsh 1999)和自动化核糖体基因间隔分析(ARISA)(Popa et al. 2009),能快速分析人体相关微生物群落。这些技术被命名为群落指纹图谱技术,因为它们能给出样品中物种的代表性概况,而不是提供实际存在物种的直接详细信息。因此,尽管这些方法快速且廉价,但其分辨率和敏感性通常远低于直接 DNA 测序(Kovacs et al. 2010;Kisand and Wikner 2003)。尽管这些技术变得越来越不受欢迎,但近期的工作表明,虽然它们没有新一代测序技术那么灵敏,但它们仍可产生广泛、稳定的结果(van Dorst et al. 2014)。还应该注意,这些方法都依赖 DNA 提取和 PCR 扩增,通常使用标志基因如 16S rRNA 基因,因此这些技术具有许多基于序列方法共同的局限性和偏倚(见本章第四节"基于序列方法的常见缺陷"部分和表 2-1)。

二、微阵列

微阵列(microarray)是固定在固体表面的 DNA 显微斑点的网格状集合。通过与微阵列杂交,可以检测与目标样品提取的 DNA 的互补链。因此,微阵列可依据不同的方式设计使用,如监测基因表达的变化,或挖掘特定功能或标志基因的存在(Paliy and Agans 2012;Tu et al. 2014)。系统发生微阵列(有时也称作系统芯片)是用于人体微生物群研究的分析方法,该方法通常涉及制备固定了所选短寡核苷酸(通常针对 SSU rRNA 基因)的定制阵列,使它们包含预期出现在特定环境样本类型中的生物体分类学范围。从目标样品中提取 DNA,PCR 扩增 SSU rRNA 基因并用荧光标记物标记,然后与微阵列杂交。杂交后,当阵列上特定的 DNA 保留阳性荧光信号,表明原始样品中存在目标分类组。通过测定杂交后来自每一阳性斑点信号的相对强度,可半定量地评估样品中不同分类群的丰度(Rajilic-Stojanovic et al. 2009)。

相较于其他分析技术,微阵列的一个潜在优势是它通常能够同时检测到极低丰度的物种,这些物种无法可靠地用基于序列的方法检测出来,除非进行极深度测序。微阵列的一个主要局限在于,不同于随机测序方法,检测局限于包含在初始阵列上的探针范围的微生物。幸运的是,现有综合的定制芯片用于研究不同的人体相关微生物生境,如肠道(Rajilic-Stojanovic et al. 2009;Ladirat et al. 2013;Tottey et al. 2013)、阴道(Gautam et al. 2015)和口腔(Crielaard et al. 2011),由于用基于序列方法发现了新物种,可扩大阵列所包含的寡聚核苷酸探针范围(Rajilic-Stojanovic et al. 2009)。设计阵列也很困难,因为对所有探针的杂交条件都要标准化,因此,需要通过针对每一个靶向的分类类群采用一个以上的探针,谨慎地控制潜在的假阳性 / 假阴性(Roh et al. 2010)。与其他基于 DNA 的技术一样,微阵列也有与 DNA 提取和 PCR 步骤相关的方法学上的局限性(见本章第四节“基于序列方法的常见缺陷”部分和表 2-1)。

第六节　定量方法

定量 PCR 和荧光原位杂交是两种广泛使用的分子学方法,能对微生物群中的优势微生物进行计数与定量。这两种技术的基础是 16S rRNA 基因序列,其中有对特定种系特异的寡核苷酸探针或引物靶向的可变区。

一、定量 PCR

定量 PCR(quantitative PCR,qPCR)有时也称为实时定量 PCR,是基于测定 PCR 扩增过程中发射荧光的一项定量技术(Malinen et al. 2003)。随着 PCR 循环次数的增加,研究者可以根据产生的荧光信号量和信号积累速率对某提取物中的目标 DNA 进行定量。该方法常用于定量样品中的总细菌,也可利用一系列的靶向引物对同时定量许多不同细菌的种群数量(Ramirez-Farias et al. 2009)。该方法具有高度的灵敏性,样品中低至 $10 \sim 10^3$ 的细胞都可被准确地检测到(Ott et al. 2004)。然而,qPCR 的缺陷是只能监测那些具有选定引物特异靶向序列的细菌,因此,没有靶向序列的细菌就无法被检测到。对微生物群的广泛监测通常需要用多个不同引物对,因此近期的研究重点是建立更加高通量的定量方法(Hermann-Bank et al. 2013)。对于引物,首先要做广泛的测试,以排除与非目标 DNA 进行非特异结合的引物。与其他基于 DNA 的方法一样,qPCR 也高度依赖所采用的 DNA 提取方法。

二、荧光原位杂交

荧光原位杂交(fluorescent *in situ* hybridisation，FISH)是另一项广泛应用的定量技术，这项技术还有一个优势是无需提取 DNA，所以就没有其他基于 DNA 方法学带来的偏倚。进行荧光原位杂交时，细菌细胞首先用化学物如多聚甲醛进行固定，随后进行通透化以允许荧光标记的寡聚核苷酸探针进入细胞。这些寡聚核苷酸的长度常介于 15~30 个碱基之间，设计上通常特异针对种系细菌的 rRNA 基因靶向序列(Amann and Fuchs 2008)。如果选取 16S rRNA 基因的高度保守区，探针可对较广泛的细菌具有靶向性，如果选取 16S rRNA 基因的特异区域，探针就可靶向性地针对较窄范围的细菌(Amann and Ludwig 2000)。探针进入已经固定的细胞后，可以与任何与其互补的 rRNA 进行杂交。由于细胞内的核糖体极为丰富，并分布于整个细菌细胞，目标细胞产生的荧光可用荧光显微镜直接观察和计数(Harmsen et al. 2002)。因此，FISH 作为一种定量技术，还在原位观察目标细胞方面具有突出的优势。例如，FISH 能确定黏膜表面或颗粒表面的特定微生物群的物种组成(文末彩插图 2-5)。如果与其他技术如显微放射自显影(MAR-FISH，Nielsen et al. 2010)、拉曼显微光谱(Raman-FISH，Wagner 2009)或次级离子质谱(FISH-SIMS，Musat et al. 2012)结合起来使用，FISH 的另一个优点是可将系统发育与功能联系起来。

然而，FISH 的使用也有一些重大局限，它在灵敏度方面远不如 qPCR 技术，因为准确的目视计数需要每个显微视野中的细菌细胞达到一定的临界数量(通常约为每毫升样品 10^6 个细胞)。因此，FISH 最常用来在更宽的分类学范围监测细菌的群体数量，因为单个物种很少能达到准确监测所需的密度(Harmsen et al. 2002)。还应注意到，与 qPCR 一样，FISH 的另一个限制是只能监测与特异性寡核苷酸探针靶向杂交的微生物群，这就可能出现假阳性/假阴性的问题。因此，所有新设计的寡核苷酸探针在与样品杂交之前都必须做特异性检测。

第七节　功能分析

群落分析技术只能提供特定样品中物种组成的概况，或鸟枪法宏基因组学也只能提供一个微生物生态系统编码能力的概况。事实上，虽然我们现在已经清楚地了解了寄居在各种人体相关生境的微生物种类，但我们对每个物种所发挥的作用却知之甚少。幸运的是，除了在本章前面描述的基于培养的技术和宏转录组学方法，现在还有许多互补的技术可用来评估微生物群的功能。

一、功能宏基因组学

全鸟枪法宏基因组学的目的是产生微生物群完整功能的深度测序信息,与其相比,功能宏基因组学(functional metagenomics)的目的是通过克隆基因及在宿主细菌中表达来鉴定特定的功能基因(Handelsman et al. 1998)。通常需要将随机环境 DNA 片段大规模克隆到宿主菌如大肠埃希菌中,随后在含有目标底物的琼脂平板上培养转化的宿主细菌以进行活性筛选。在观察到功能活性的情况下,克隆的基因可被测序以提供补充的基因组数据。例如,该方法用于从人体肠道中鉴定复合碳水化合物的降解酶(Tasse et al. 2010)。因此,功能宏基因组学是一种潜在的非常强大的方法,其主要优势在于使研究者能够从广泛的细菌种群(包括不易在实验室培养的细菌)中同时鉴定编码特定功能的新基因(Uchiyama and Miyazaki 2009)。另一个优势是先前未知基因的功能注释增加了参考数据库功能,可用于提高基于序列的鸟枪法宏基因组学研究的分类成功率和准确性。

然而,相较于鸟枪法宏基因组学技术,功能宏基因组学仍有很多重大的局限性使得其应用受到限制。例如,该方法通常耗费大量人力并且效率较低,数以百万计的随机 DNA 片段需要被克隆以鉴定其目标功能。此外,很多重大的技术壁垒影响该方法的有效性。许多克隆片段在异源宿主如大肠埃希菌中的表达不佳,意味着需要考虑替代的宿主 / 方法(Liebl et al. 2014)。此外,DNA 提取步骤至关重要,因为研究者必须采用足够严谨的实验方案尽可能从原始样品的众多种物种中提取 DNA,但如果实验方案过度严谨,则会在一定程度上剪断所提取的 DNA,致使许多克隆基因和基因簇被破坏(Kakirde et al. 2010)。该方法的另一个局限是,虽然可以用来鉴定单个基因或相对简单的连续基因簇的表达产物,却不能鉴定复杂代谢途径的基因产物(Walker et al. 2014)。

二、宏蛋白质组学

宏蛋白质组学(metaproteomics)以混合微生物群落产生的全部蛋白质为研究对象(Wilmes and Bond 2009)。它通过监测整个微生物群落随环境条件变化而产生的蛋白质表达改变来提供功能信息。使用此技术时,首先需要从感兴趣的环境样品中提取蛋白质,分离后用质谱进行鉴定,随后用生物信息学方法与参考数据库比对(Hettich et al. 2012)。不久前,分离蛋白质(或肽类)的最常用方法还是凝胶电泳法(Magdeldin et al. 2014),但现在越来越多地采用液相色谱技术。该领域近期的技术进步意味着现在可以进行高通量的液相色谱 - 质谱联用分析,能够分离和表征成千上万种不同的蛋白质 / 肽(Hettich et al. 2013)。

与前文叙述的宏转录组学技术相比,宏蛋白质组学的主要优势在于,通过测定蛋白质而非 mRNA,为微生物群的功能活性提供了一个更为广泛、更具代表性的描述,也说明了诸如翻译后修饰等过程的影响(Cain et al. 2014)。蛋白质通常比 RNA 分子更稳定,意味着所获得的结果可能不那么依赖处理样品的速度。一个优于宏基因组学的特别优势是宏蛋白质组学更快、更廉价(Verberkmoes et al. 2009)。宏蛋白质组学的相对无靶向性也意味着有可能鉴定出可指示人体健康或疾病宿主状态的标志蛋白质。

然而,尽管涉及宏蛋白质组学的技术正在迅速改进,但仍存在着一系列重要的局限性,与 DNA 为基础的方法相比,此技术目前远未得到普遍应用。虽然分辨率正在提高,但目前宏蛋白质组学一次只能从来自复杂的微生物群样品的百万计蛋白质 / 肽类中表征出其中的数千种(Kolmeder and de Vos 2014),所以,只有微生物群中最优势种群产生的蛋白质才能够以合理的覆盖度被捕获(Verberkmoes et al. 2009)。很难区别相似的蛋白质或将它们归因于特定的系统发生群(Lichtman et al. 2015),而且与宏基因组学研究一样,所获得的大部分数据在可用的参考数据库中找不到近似的匹配(Verberkmoes et al. 2009)。蛋白质提取方法也对所得全部蛋白质的代表性有重大影响,重要的是要以合理的效率从革兰氏阳性菌和革兰氏阴性菌中提取蛋白质(Tanca et al. 2014)。人体来源的蛋白质也可能被提取出来,并且在某些样品如活检样品中还可能成为非常重要的组分,这意味着有时要采用必要的筛选步骤以富集微生物蛋白质(Kolmeder and de Vos 2014)。还有关于样品之间可重复性的问题,尤其是用凝胶电泳法分离蛋白质时(Magdeldin et al. 2014)。

三、代谢组学

代谢组学(metabolomics)是对采样时特定样本内的代谢物 / 小分子进行研究。与上文所叙述的宏蛋白质组学一样,代谢组学因能直接监测细菌代谢的终产物而具有其他功能方法如宏转录组学没有的独特优势(Ursell et al. 2014)。代谢组学研究通常从尿液、粪便和血液等样品中分离代谢物,并利用核磁共振(nuclear magnetic resonance,NMR)显微镜或质谱法对其进行测定(Nicholson and Lindon 2008)。这些方法的最终结果是形成了原始样品中代谢物的一系列特征性的谱或峰(Savorani et al. 2013)。根据所用的方法,代谢组筛选可以针对特定的代谢物(如短链脂肪酸)进行或在更广泛的基础上进行(Griffiths et al. 2010)。在后一种情况下,主要挑战是将特定的光谱从复杂混合物峰确定出特定化合物峰,然后尝试把这些化合物的存在 / 不存在与宿主健康标记相关联(Lenz and Wilson 2007)。由于能同时捕获宿主与微生物来源的代谢物,代谢组学成为具有特殊魅力的表征宿主 - 微生物相互作用的方法(Wikoff et al. 2009)。

此项技术的一个主要局限是难以准确确定哪些微生物产生特定的代谢物。

尽管总是试图将代谢物与通过序列测定或宏基因组学方法串联产生的微生物组成数据相关联,但这些尝试会受到影响,因为测序结果中存在源自死亡或无活性种群的 DNA,并且在复杂的生态系统中可能存在相当大的代谢流,与序列测定中优势种群相关的代谢物实际上可能不是由这些种群产生的(Abram 2015)。此外,许多代谢物,如短链脂肪酸,可以被宿主快速吸收,意味着产物水平无法准确地判定或归因于特定的种群(Kolmeder and de Vos 2014)。另一个重要的缺陷是通常缺乏参考数据库,甚至比 DNA 和蛋白质还要缺乏对应的参考数据库,这意味着只有一小部分代谢组学数据可被确定为已知的代谢物(Baker 2011)。最后,与宏蛋白质组学一样,分辨率的限制(即使是最先进的仪器)意味着在诸如粪便这样复杂样本中只能准确地监测广泛代谢物中的一小部分(Goedert et al. 2014)。

因此,可以看出,所有四个关键的现代"组学"技术(对 DNA 的宏基因组学,对 RNA 的宏转录组学,对蛋白质的宏蛋白质组学,对代谢物的代谢组学)都有各自独特的优势与局限性。因此,越来越多的兴趣在于整合每种方法的研究结果,以增强它们的整体能力,为人体微生物群提供更全面、基于系统生物学的概述。这些复杂的数据集的有效整合在某种程度上仍是一个未实现的目标,但计算基础设施、生物信息学、数学建模和统计方法的改进正快速引导着这种整合(Abram 2015)。

四、稳定同位素检测

对人类微生物群研究具有很强适用性的最终功能方法是稳定同位素检测(stable isotope probing,SIP)。使用此技术时,混合的微生物群落与包含重同位素,如碳 -13、氮 -15 和氧 -18 的标记底物孵育,能在标记底物上生长的物种将同位素标记分子掺入到细胞的生物质中,通过观察其成分,如 DNA(DNA-SIP)、RNA(RNA-SIP)、蛋白质(protein-SIP)或磷脂衍生的脂肪酸(PFLA-SIP)来研究生物质。密度梯度超速离心(Dunford and Neufeld 2010),或先进的具有单细胞分辨率的技术如显微拉曼光谱和次级离子质谱法(SIMS)技术,可用来区分有活性的微生物与未摄入标记物的微生物(Eichorst et al. 2015)。因此,无论实际上的目标细胞成分是什么,SIP 都是一个用于揭示复杂微生物群落中特定功能微生物的具有吸引力的方法(Uhlik et al. 2013)。

SIP 是一种揭示人体微生物群复杂活动的新兴手段。早期的研究将这一技术与诸如 T-RFLP 和 FISH 的群落分析方法相结合,以表征能够利用标记底物如抗性淀粉和寡聚果糖的微生物(Kovatcheva-Datchary et al. 2009;Reichardt et al. 2011)。当 SIP 与更先进的"组学"技术联用时,则具有特别强大的潜力。例如,含有稳定同位素的 DNA 或 RNA 组分可用标志基因检测、宏基因组学或宏转录组学进行测序,以鉴定与标记底物孵育过程中有活性的物种(Chen and Murrell

2010)。与之类似，诸如光镊技术等微操作技术的进步意味着，通过如显微拉曼光谱技术等所显示的已整合了稳定同位素的整个细胞可以从样品中分离并培养，如果不能培养，可通过单细胞基因组学方法对其进行基因组测序（Berry et al. 2015）。

虽然 SIP 方法非常强大，但迄今仍有限制其广泛应用的缺陷。SIP 在技术上比 SSU rRNA 基因测序或宏基因组学等技术更具挑战性，而现代单细胞分辨技术如显微拉曼光谱和 SIMS 却极其昂贵（Wagner 2009）。与之类似，SIP 的使用受制于标记底物的供应和价格（Uhlik et al. 2013）。最近的创新技术使得 SIP 在没有特定标记的碳源或氮源的情况下也可以进行，如使用廉价且容易获得的重水（D_2O）作为细胞生长的一般标记（Berry et al. 2015）。SIP 方法的另一个限制是微生物需要在标记示踪剂的条件下生长，以便将其掺入活性细胞。这通常意味着在人工实验室条件下生长的混合群落结果可能无法完全反映体内微生物群的活性（Uhlik et al. 2013）。尽管如此，令人印象深刻的创新技术使得研究者能够鉴别体内利用宿主来源蛋白质生长的微生物（Berry et al. 2013）。最后，在复杂的微生物群落中有相当大的代谢流，物种间的交叉供养是一个共同的特征。这意味着稳定同位素如碳 -13 可以从标记底物的初级降解物流到群落内存在的许多其他物种，可能会妨碍对初始利用该底物的物种的检测（Dumont and Murrell 2005）。

第八节　结论

现有多种不同的方式来研究人体微生物群，每种方法均有其固有的优势与局限性。最终对特定情况所采取的最佳技术方法取决于研究者拟解决的问题。尽管本章对每种技术均进行了单独研究，但需要强调的是，在可能的情况下，协同使用多个方法也许是揭示新见解的最强大力量。

展望未来，很清楚的一点是，基于序列的技术、分子学方法、模式系统和生物信息学的进一步发展将继续为研究者开辟新途径。这些方法的协同使用将大大提高我们基于系统生物学观点研究人体微生物群以及人体微生物群如何与宿主互作的能力。在我们寻求将基于组学的观察结果转化到预防，如以改善宿主健康为目的的益生菌及抗生素的过程中，培养等传统技术仍将发挥重要作用（Reardon 2014）。自从列文虎克首次观察到人体微生物群以来，我们已经走过了漫长的道路，现在正迅速进入一个时代，我们对自身微生物寄居者认识的增加正逐步应用于实际治疗（Shanahan 2015）。新技术的进步只会进一步加速这一进程。

（马郁芳　金泰阳）

参考文献

Abram F (2015) Systems-based approaches to unravel multi-species microbial community functioning. Comput Struct Biotechnol J 13:24-32

Alneberg J, Bjarnason BS, de Bruijn I, Schirmer M, Quick J, Ijaz UZ et al (2014) Binning metagenomic contigs by coverage and composition. Nat Methods 11(11):1144-1146

Amann R, Fuchs BM (2008) Single-cell identification in microbial communities by improved fluorescence in situ hybridization techniques. Nat Rev Microbiol 6(5):339-348

Amann R, Ludwig W (2000) Ribosomal RNA-targeted nucleic acid probes for studies in microbial ecology. FEMS Microbiol Rev 24(5):555-565

Angiuoli SV, White JR, Matalka M, White O, Fricke WF (2011) Resources and costs for microbial sequence analysis evaluated using virtual machines and cloud computing. PLoS One 6(10), e26624

Ashelford KE, Chuzhanova NA, Fry JC, Jones AJ, Weightman AJ (2005) At least 1 in 20 16S rRNA sequence records currently held in public repositories is estimated to contain substantialanomalies. Appl Environ Microbiol 71(12):7724-7736

Bahl MI, Bergstrom A, Licht TR (2012) Freezing fecal samples prior to DNA extraction affects the Firmicutes to Bacteroidetes ratio determined by downstream quantitative PCR analysis. FEMS Microbiol Lett 329(2):193-197

Baker M (2011) Metabolomics: from small molecules to big ideas. Nat Methods 8:117-121

Bankevich A, Nurk S, Antipov D, Gurevich AA, Dvorkin M, Kulikov AS et al (2012) SPAdes: a new genome assembly algorithm and its applications to single-cell sequencing. J Comput Biol 19(5): 455-477

Belenguer A, Duncan SH, Calder AG, Holtrop G, Louis P, Lobley GE et al (2006) Two routes of metabolic crossfeeding between Bifidobacterium adolescentis and butyrate-producing anaerobes from the human gut. Appl Environ Microbiol 72(5):3593-3599

Berry D, Ben Mahfoudh K, Wagner M, Loy A (2011) Barcoded primers used in multiplex amplicon pyrosequencing bias amplification. Appl Environ Microbiol 77(21):7846-7849

Berry D, Stecher B, Schintlmeister A, Reichert J, Brugiroux S, Wild B et al (2013) Host-compound for aging by intestinal microbiota revealed by single-cell stable isotope probing. Proc Natl Acad Sci U S A 110(12):4720-4725

Berry D, Mader E, Lee TK, Woebken D, Wang Y, Zhu D et al (2015) Tracking heavy water (D2O) incorporation for identifying and sorting active microbial cells. Proc Natl Acad Sci U S A 112(2): E194-E203

Blainey PC (2013) The future is now: single-cell genomics of bacteria and archaea. FEMS Microbiol Rev 37(3):407-427

Bomar L, Maltz M, Colston S, Graf J (2011) Directed culturing of microorganisms using metatranscriptomics. mBio 2(2):e00012-11

Bonnet R, Suau A, Dore J, Gibson GR, Collins MD (2002) Differences in rDNA libraries of faecal bacteria derived from 10-and 25-cycle PCRs. Int J Syst Evol Microbiol 52(Pt 3):757-763

Brulc JM, Yeoman CJ, Wilson MK, Berg Miller ME, Jeraldo P, Jindou S et al (2011) Cellulosomics, a genecentric approach to investigating the intraspecific diversity and adaptation of Ruminococcus flavefaciens within the rumen. PLoS One 6(10), e25329

Buttigieg PL, Ramette A (2015) A guide to statistical analysis in microbial ecology: a community-focused, living review of multivariate data analyses. FEMS Microbiol Ecol 90: 543-550

Cain JA, Solis N, Cordwell SJ (2014) Beyond gene expression: the impact of protein post-translational modifications in bacteria. J Proteome 97: 265-286

Campbell AG, Schwientek P, Vishnivetskaya T, Woyke T, Levy S, Beall CJ et al (2014) Diversity and genomic insights into the uncultured Chloroflexi from the human microbiota. Environ Microbiol 16 (9): 2635-2643

Caporaso JG, Kuczynski J, Stombaugh J, Bittinger K, Bushman FD, Costello EK et al (2010) QIIME allows analysis of high-throughput community sequencing data. Nat Methods 7(5): 335-336

Caporaso JG, Lauber CL, Walters WA, Berg-Lyons D, Lozupone CA, Turnbaugh PJ et al (2011) Global patterns of 16S rRNA diversity at a depth of millions of sequences per sample. Proc Natl Acad Sci U S A 108(Suppl 1): 4516-4522

Chen Y, Murrell JC (2010) When metagenomics meets stable-isotope probing: progress and perspectives. Trends Microbiol 18(4): 157-163

Chun J, Lee JH, Jung Y, Kim M, Kim S, Kim BK et al (2007) EzTaxon: a web-based tool for the identification of prokaryotes based on 16S ribosomal RNA gene sequences. Int J Syst Evol Microbiol 57(Pt 10): 2259-2261

Cole JR, Wang Q, Fish JA, Chai B, McGarrell DM, Sun Y et al (2014) Ribosomal database project: data and tools for high throughput rRNA analysis. Nucleic Acids Res 42(Database issue): D633-D642

Conway T, Creecy JP, Maddox SM, Grissom JE, Conkle TL, Shadid TM et al (2014) Unprecedented high-resolution view of bacterial operon architecture revealed by RNA sequencing. mBio 5(4): e01442-14

Crielaard W, Zaura E, Schuller AA, Huse SM, Montijn RC, Keijser BJ (2011) Exploring the oral microbiota of children at various developmental stages of their dentition in the relation to their oral health. BMC Med Genet 4: 22

Croucher NJ, Thomson NR (2010) Studying bacterial transcriptomes using RNA-seq. Curr Opin Microbiol 13(5): 619-624

Cryan JF, Dinan TG (2012) Mind-altering microorganisms: the impact of the gut microbiota on brain and behaviour. Nat Rev Neurosci 13(10): 701-712

Cuthbertson L, Rogers GB, Walker AW, Oliver A, Hafiz T, Hoffman LR et al (2014) Time between collection and storage significantly influences bacterial sequence composition in sputum samples from cystic fibrosis respiratory infections. J Clin Microbiol 52(8): 3011-3016

Cuthbertson L, Rogers GB, Walker AW, Oliver A, Hoffman LR, Carroll MP et al (2015) Implications of multiple freeze-thawing on respiratory samples for culture-independent analyses. J Cyst Fibros 14(4): 464-467

de Boer R, Peters R, Gierveld S, Schuurman T, KooistraSmid M, Savelkoul P (2010) Improved detection of microbial DNA after bead-beating before DNA isolation. J Microbiol Methods 80(2): 209-211

Degnan PH, Ochman H (2012) Illumina-based analysis of microbial community diversity. ISME J 6(1): 183-194

DeSantis TZ, Hugenholtz P, Larsen N, Rojas M, Brodie EL, Keller K et al (2006) Greengenes, a chimera-checked 16S rRNA gene database and workbench compatible with ARB. Appl Environ Microbiol 72 (7): 5069-5072

Dumont MG, Murrell JC (2005) Stable isotope probing-linking microbial identity to function. Nat Rev Microbiol 3 (6): 499-504

Duncan SH, Hold GL, Harmsen HJ, Stewart CS, Flint HJ (2002) Growth requirements and fermentation products of Fusobacterium prausnitzii, and a proposal to reclassify it as Faecalibacterium prausnitzii gen. nov., comb. nov. Int J Syst Evol Microbiol 52 (Pt 6): 2141-2146

Dunford EA, Neufeld JD (2010) DNA stable-isotope probing (DNA-SIP). J Vis Exp JoVE 42

Eckburg PB, Bik EM, Bernstein CN, Purdom E, Dethlefsen L, Sargent M et al (2005) Diversity of the human intestinal microbial flora. Science 308 (5728): 1635-1638

Edgar RC, Haas BJ, Clemente JC, Quince C, Knight R (2011) UCHIME improves sensitivity and speed of chimera detection. Bioinformatics 27 (16): 2194-2200

Eichorst SA, Strasser F, Woyke T, Schintlmeister A, Wagner M, Woebken D (2015) Advancements in the application of NanoSIMS and Raman microspectroscopy to investigate the activity of microbial cells in soils. FEMS Microbiol Ecol 91 (10): fiv106

Ellekilde M, Selfjord E, Larsen CS, Jakesevic M, Rune I, Tranberg B et al (2014) Transfer of gut microbiota from lean and obese mice to antibiotic-treated mice. Sci Rep 4: 5922

Eller C, Crabill MR, Bryant MP (1971) Anaerobic roll tube media for nonselective enumeration and isolation of bacteria in human feces. Appl Microbiol 22 (4): 522-529

Eppinger M, Pearson T, Koenig SS, Pearson O, Hicks N, Agrawal S et al (2014) Genomic epidemiology of the Haitian cholera outbreak: a single introduction followed by rapid, extensive, and continued spread characterized the onset of the epidemic. mBio 5 (6): e01721

Ericsson AC, Davis JW, Spollen W, Bivens N, Givan S, Hagan CE et al (2015) Effects of vendor and geneticbackground on the composition of the fecal microbiota of inbred mice. PLoS One 10 (2), e0116704

Esling P, Lejzerowicz F, Pawlowski J (2015) Accurate multiplexing and filtering for high-throughput amplicon-sequencing. Nucleic Acids Res 43 (5): 2513-2524

Ferenci T (1999) 'Growth of bacterial cultures' 50 years on: towards an uncertainty principle instead of constants in bacterial growth kinetics. Res Microbiol 150 (7): 431-438

Ferrand J, Patron K, Legrand-Frossi C, Frippiat JP, Merlin C, Alauzet C et al (2014) Comparison of seven methods for extraction of bacterial DNA from fecal and cecal samples of mice. J Microbiol Methods 105: 180-185

Fleischmann RD, Adams MD, White O, Clayton RA, Kirkness EF, Kerlavage AR et al (1995) Whole-genome random sequencing and assembly of Haemophilus influenzae Rd. Science 269 (5223): 496-512

Flint HJ, Duncan SH, Scott KP, Louis P (2007) Interactions and competition within the microbial community of the human colon: links between diet and health. Environ Microbiol 9 (5): 1101-1111

Frank JA, Reich CI, Sharma S, Weisbaum JS, Wilson BA, Olsen GJ (2008) Critical evaluation of two primers commonly used for amplification of bacterial 16S rRNA genes. Appl Environ Microbiol 74 (8): 2461-2470

Franzosa EA, Morgan XC, Segata N, Waldron L, Reyes J, Earl AM et al (2014) Relating the metatranscriptome and metagenome of the human gut. Proc Natl Acad Sci U S A 111 (22):

E2329-E2338

Gautam R, Borgdorff H, Jespers V, Francis SC, Verhelst R, Mwaura M et al (2015) Correlates of the molecular vaginal microbiota composition of African women. BMC Infect Dis 15:86

Giannoukos G, Ciulla DM, Huang K, Haas BJ, Izard J, Levin JZ et al (2012) Efficient and robust RNA-seq process for cultured bacteria and complex community transcriptomes. Genome Biol 13(3):R23

Gill SR, Pop M, Deboy RT, Eckburg PB, Turnbaugh PJ, Samuel BS et al (2006) Metagenomic analysis of the human distal gut microbiome. Science 312(5778):1355-1359

Goedert JJ, Sampson JN, Moore SC, Xiao Q, Xiong X, Hayes RB et al (2014) Fecal metabolomics: assay performance and association with colorectal cancer. Carcinogenesis 35(9):2089-2096

Goodman AL, Kallstrom G, Faith JJ, Reyes A, Moore A, Dantas G et al (2011) Extensive personal human gut microbiota culture collections characterized and manipulated in gnotobiotic mice. Proc Natl Acad Sci U S A 108(15):6252-6257

Griffiths WJ, Koal T, Wang Y, Kohl M, Enot DP, Deigner HP (2010) Targeted metabolomics for biomarker discovery. Angew Chem 49(32):5426-5445

Handelsman J (2004) Metagenomics: application of genomics to uncultured microorganisms. Microbiol Mol Biol Rev 68(4):669-685

Handelsman J, Rondon MR, Brady SF, Clardy J, Goodman RM (1998) Molecular biological access to the chemistry of unknown soil microbes: a new frontier for natural products. Chem Biol 5(10):R245-R249

Harmsen HJ, Raangs GC, He T, Degener JE, Welling GW (2002) Extensive set of 16S rRNA-based probes for detection of bacteria in human feces. Appl Environ Microbiol 68(6):2982-2990

He M, Sebaihia M, Lawley TD, Stabler RA, Dawson LF, Martin MJ et al (2010) Evolutionary dynamics of Clostridium difficile over short and long time scales. Proc Natl Acad Sci U S A 107(16):7527-7532

Hermann-Bank ML, Skovgaard K, Stockmarr A, Larsen N, Molbak L (2013) The Gut Microbiotassay: a high-throughput qPCR approach combinable with next generation sequencing to study gut microbial diversity. BMC Genomics 14:788

Hettich RL, Sharma R, Chourey K, Giannone RJ (2012) Microbial metaproteomics: identifying the repertoire of proteins that microorganisms use to compete and cooperate in complex environmental communities. Curr Opin Microbiol 15(3):373-380

Hettich RL, Pan C, Chourey K, Giannone RJ (2013) Metaproteomics: harnessing the power of high performance mass spectrometry to identify the suite of proteins that control metabolic activities in microbial communities. Anal Chem 85(9):4203-4214

Hu Y, Yang X, Qin J, Lu N, Cheng G, Wu N et al (2013) Metagenome-wide analysis of antibiotic resistance genes in a large cohort of human gut microbiota. Nat Commun 4:2151

Human Microbiome Project C (2012a) Structure, function and diversity of the healthy human microbiome. Nature 486(7402):207-214

Human Microbiome Project Consortium (2012b) A framework for human microbiome research. Nature 486(7402):215-221

Huse SM, Welch DM, Morrison HG, Sogin ML (2010) Ironing out the wrinkles in the rare biosphere through improved OTU clustering. Environ Microbiol 12(7):1889-1898

Huse SM, Mark Welch DB, Voorhis A, Shipunova A, Morrison HG, Eren AM et al (2014) VAMPS: a website for visualization and analysis of microbial population structures. BMC

Bioinformatics 15:41

　　Jorth P,Turner KH,Gumus P,Nizam N,Buduneli N,Whiteley M (2014) Metatranscriptomics of the human oral microbiome during health and disease. M Bio 5 (2):e01012-e01014

　　Kakirde KS,Parsley LC,Liles MR (2010) Size does matter:application-driven approaches for soil Metagenomics. Soil Biol Biochem 42 (11):1911-1923

　　Kennedy NA,Walker AW,Berry SH,Duncan SH,Farquarson FM,Louis P et al (2014) The impact of different DNA extraction kits and laboratories upon the assessment of human gut microbiota composition by 16S rRNA gene sequencing. PLoS One 9 (2),e88982

　　Kisand V,Wikner J (2003) Limited resolution of 16S rDNA DGGE caused by melting properties and closely related DNA sequences. J Microbiol Methods 54 (2):183-191

　　Klaasen HL,Koopman JP,Van den Brink ME,Van Wezel HP,Beynen AC (1991) Mono-association of mice with non-cultivable,intestinal,segmented,filamentous bacteria. Arch Microbiol 156 (2):148-151

　　Kolmeder CA,de Vos WM (2014) Metaproteomics of our microbiome-developing insight in function and activity in man and model systems. J Proteome 97:3-16

　　Koser CU,Ellington MJ,Cartwright EJ,Gillespie SH,Brown NM,Farrington M et al (2012) Routine use of microbial whole genome sequencing in diagnostic and public health microbiology. PLoS Pathog 8 (8),e1002824

　　Kostic AD,Howitt MR,Garrett WS (2013) Exploring host-microbiota interactions in animal models and humans. Genes Dev 27 (7):701-718

　　Kovacs A,Yacoby K,Gophna U (2010) A systematic assessment of automated ribosomal intergenic spacer analysis (ARISA) as a tool for estimating bacterial richness. Res Microbiol 161 (3):192-197

　　Kovatcheva-Datchary P,Egert M,Maathuis A,Rajilic-Stojanovic M,de Graaf AA,Smidt H et al (2009) Linking phylogenetic identities of bacteria to starch fermentation in an in vitro model of the large intestine by RNA-based stable isotope probing. Environ Microbiol 11 (4):914-926

　　Ladirat SE,Schols HA,Nauta A,Schoterman MH,Keijser BJ,Montijn RC et al (2013) High-throughput analysis of the impact of antibiotics on the human intestinal microbiota composition. J Microbiol Methods 92 (3):387-397

　　Lagier JC,Armougom F,Million M,Hugon P,Pagnier I,Robert C et al (2012) Microbial culturomics:paradigm shift in the human gut microbiome study. Clin Microbiol Infect 18 (12):1185-1193

　　Lagier JC,Edouard S,Pagnier I,Mediannikov O,Drancourt M,Raoult D (2015a) Current and past strategies for bacterial culture in clinical microbiology. Clin Microbiol Rev 28 (1):208-236

　　Lagier JC,Hugon P,Khelaifi a S,Fournier PE,La Scola B,Raoult D (2015b) The rebirth of culture in microbiology through the example of culturomics to study human gut microbiota. Clin Microbiol Rev 28 (1):237-264

　　Lasken RS,Stockwell TB (2007) Mechanism of chimera formation during the multiple displacement amplification reaction. BMC Biotechnol 7:19

　　Lees H,Swann J,Poucher SM,Nicholson JK,Holmes E,Wilson ID et al (2014) Age and microenvironment outweigh genetic influence on the Zucker rat microbiome. PLoS One 9 (9),e100916

　　Leimena MM,Ramiro-Garcia J,Davids M,van den Bogert B,Smidt H,Smid EJ et al (2013) A comprehensive metatranscriptome analysis pipeline and its validation using human small intestine microbiota datasets. BMC Genomics 14:530

Lennon NJ, Lintner RE, Anderson S, Alvarez P, Barry A, Brockman W et al (2010) A scalable, fully automated process for construction of sequence-ready barcoded libraries for 454. Genome Biol 11 (2):R15

Lenz EM, Wilson ID (2007) Analytical strategies in metabolomics. J Proteome Res 6 (2):443-458

Li J, Jia H, Cai X, Zhong H, Feng Q, Sunagawa S et al (2014) An integrated catalog of reference genes in the human gut microbiome. Nat Biotechnol 32 (8):834-841

Lichtman JS, Sonnenburg JL, Elias JE (2015) Monitoring host responses to the gut microbiota. ISME J 9 (9):1908-1915

Liebl W, Angelov A, Juergensen J, Chow J, Loeschcke A, Drepper T et al (2014) Alternative hosts for functional (meta) genome analysis. Appl Microbiol Biotechnol 98 (19):8099-8109

Loman NJ, Constantinidou C, Chan JZ, Halachev M, Sergeant M, Penn CW et al (2012) High-throughput bacterial genome sequencing: an embarrassment of choice, a world of opportunity. Nat Rev Microbiol 10 (9):599-606

Louis P, Young P, Holtrop G, Flint HJ (2010) Diversity of human colonic butyrate-producing bacteria revealed by analysis of the butyryl-CoA: acetate CoA-transferase gene. Environ Microbiol 12 (2):304-314

Loy A, Pester M, Steger D (2010) Phylogenetic microarrays for cultivation-independent identification and metabolic characterization of microorganisms in complex samples. Methods Mol Biol 688:187-206

Macklaim JM, Fernandes AD, Di Bella JM, Hammond JA, Reid G, Gloor GB (2013) Comparative meta-RNA-seq of the vaginal microbiota and differential expression by Lactobacillus iners in health and dysbiosis. Microbiome 1 (1):12

Magdeldin S, Enany S, Yoshida Y, Xu B, Zhang Y, Zureena Z et al (2014) Basics and recent advances of two dimensional-polyacrylamide gel electrophoresis. Clin proteomics 11 (1):16

Malinen E, Kassinen A, Rinttila T, Palva A (2003) Comparison of real-time PCR with SYBR Green I or 5'-nuclease assays and dot-blot hybridization with rDNA-targeted oligonucleotide probes in quantification of selected faecal bacteria. Microbiology 149 (Pt 1):269-277

Marcy Y, Ouverney C, Bik EM, Losekann T, Ivanova N, Martin HG et al (2007) Dissecting biological "dark matter" with single-cell genetic analysis of rare and uncultivated TM7 microbes from the human mouth. Proc Natl Acad Sci U S A 104 (29):11889-11894

Marsh TL (1999) Terminal restriction fragment length polymorphism (T-RFLP): an emerging method for characterizing diversity among homologous populations of amplification products. Curr Opin Microbiol 2 (3):323-327

Maukonen J, Simoes C, Saarela M (2012) The currently used commercial DNA-extraction methods give different results of clostridial and actinobacterial populations derived from human fecal samples. FEMS Microbiol Ecol 79 (3):697-708

Maurice CF, Haiser HJ, Turnbaugh PJ (2013) Xenobiotics shape the physiology and gene expression of the active human gut microbiome. Cell 152 (1-2):39-50

McPherson JD (2014) A defining decade in DNA sequencing. Nat Methods 11 (10):1003-1005

Miller TL, Wolin MJ (1981) Fermentation by the human large intestine microbial community in an in vitro semicontinuous culture system. Appl Environ Microbiol 42 (3):400-407

Minot S, Sinha R, Chen J, Li H, Keilbaugh SA, Wu GD et al (2011) The human gut virome: inter-individual variation and dynamic response to diet. Genome Res 21 (10):1616-1625

Musat N, Foster R, Vagner T, Adam B, Kuypers MM (2012) Detecting metabolic activities in single cells, with emphasis on nanoSIMS. FEMS Microbiol Rev 36(2):486-511

Muyzer G, de Waal EC, Uitterlinden AG (1993) Profiling of complex microbial populations by denaturing gradient gel electrophoresis analysis of polymerase chain reaction-amplified genes coding for 16S rRNA. Appl Environ Microbiol 59(3):695-700

Namiki T, Hachiya T, Tanaka H, Sakakibara Y (2012) MetaVelvet: an extension of Velvet assembler to de novo metagenome assembly from short sequence reads. Nucleic Acids Res 40(20), e155

Nguyen TL, Vieira-Silva S, Liston A, Raes J (2015) How informative is the mouse for human gut microbiota research? Dis model mech 8(1):1-16

Nicholson JK, Lindon JC (2008) Systems biology: metabonomics. Nature 455(7216):1054-1056

Nielsen JL, Nielsen PH (2010) Combined microautoradiography and fluorescence in situ hybridization (MAR-FISH) for the identification of metabolic active microorgansims. In: Timmis KN (ed) Handbook of hydrocarbon and lipid microbiology. Springer, Berlin, pp 4093-4102

Nielsen HB, Almeida M, Juncker AS, Rasmussen S, Li J, Sunagawa S et al (2014) Identification and assembly of genomes and genetic elements in complex metagenomic samples without using reference genomes. Nat Biotechnol 32(8):822-828

Ott SJ, Musfeldt M, Ullmann U, Hampe J, Schreiber S (2004) Quantification of intestinal bacterial populations by real-time PCR with a universal primer set and minor groove binder probes: a global approach to the enteric flora. J Clin Microbiol 42(6):2566-2572

Paliy O, Agans R (2012) Application of phylogenetic microarrays to interrogation of human microbiota. FEMS Microbiol Ecol 79(1):2-11

Parkhill J, Wren BW (2011) Bacterial epidemiology and biology-lessons from genome sequencing. Genome Biol 12(10):230

Peng Y, Leung HC, Yiu SM, Chin FY (2011) Meta-IDBA: a de Novo assembler for metagenomic data. Bioinformatics 27(13):i94-i101

Pham TA, Lawley TD (2014) Emerging insights on intestinal dysbiosis during bacterial infections. Curr Opin Microbiol 17:67-74

Popa R, Popa R, Mashall MJ, Nguyen H, Tebo BM, Brauer S (2009) Limitations and benefits of ARISA intra-genomic diversity fingerprinting. J Microbiol Methods 78(2):111-118

Porter JR (1976) Antony van Leeuwenhoek: tercentenary of his discovery of bacteria. Bacteriol Rev 40(2):260-269

Prakash T, Taylor TD (2012) Functional assignment of metagenomic data: challenges and applications. Brief Bioinform 13(6):711-727

Quast C, Pruesse E, Yilmaz P, Gerken J, Schweer T, Yarza P et al (2013) The SILVA ribosomal RNA gene database project: improved data processing and web-based tools. Nucleic Acids Res 41 (Database issue): D590-D596

Raghunathan A, Ferguson HR Jr, Bornarth CJ, Song W, Driscoll M, Lasken RS (2005) Genomic DNA amplification from a single bacterium. Appl Environ Microbiol 71(6):3342-3347

Rajilic-Stojanovic M, Smidt H, de Vos WM (2007) Diversity of the human gastrointestinal tract microbiota revisited. Environ Microbiol 9(9):2125-2136

Rajilic-Stojanovic M, Heilig HG, Molenaar D, Kajander K, Surakka A, Smidt H et al (2009) Development and application of the human intestinal tract chip, a phylogenetic microarray: analysis of universally conserved phylotypes in the abundant microbiota of young and elderly adults. Environ

Microbiol 11 (7): 1736-1751

Ramirez-Farias C, Slezak K, Fuller Z, Duncan A, Holtrop G, Louis P (2009) Effect of inulin on the human gut microbiota: stimulation of Bifidobacterium adolescentis and Faecalibacterium prausnitzii. Br J Nutr 101 (4): 541-550

Reardon S (2014) Microbiome therapy gains market traction. Nature 509 (7500): 269-270

Reck M, Tomasch J, Deng Z, Jarek M, Husemann P, Wagner-Dobler I et al (2015) Stool metatranscriptomics: a technical guideline for mRNA stabilisation and isolation. BMC Genomics 16: 494

Reichardt N, Barclay AR, Weaver LT, Morrison DJ (2011) Use of stable isotopes to measure the metabolic activity of the human intestinal microbiota. Appl Environ Microbiol 77 (22): 8009-8014

Reichardt N, Duncan SH, Young P, Belenguer A, McWilliam Leitch C, Scott KP et al (2014) Phylogenetic distribution of three pathways for propionate production within the human gut microbiota. ISME J 8 (6): 1323-1335

Reuter JA, Spacek DV, Snyder MP (2015) High-throughput sequencing technologies. Mol Cell 58 (4): 586-597

Rinke C, Schwientek P, Sczyrba A, Ivanova NN, Anderson IJ, Cheng JF et al (2013) Insights into the phylogeny and coding potential of microbial dark matter. Nature 499 (7459): 431-437

Robertson M (1980) Biology in the 1980s, plus or minus a decade. Nature 285 (5764): 358-359

Rogers GB, Cuthbertson L, Hoffman LR, Wing PA, Pope C, Hooftman DA et al (2013) Reducing bias in bacterial community analysis of lower respiratory infections. ISME J 7 (4): 697-706

Roh SW, Abell GC, Kim KH, Nam YD, Bae JW (2010) Comparing microarrays and next-generation sequencing technologies for microbial ecology research. Trends Biotechnol 28 (6): 291-299

Salipante SJ, Kawashima T, Rosenthal C, Hoogestraat DR, Cummings LA, Sengupta DJ et al (2014) Performance comparison of Illumina and ion torrent next-generation sequencing platforms for 16S rRNA-based bacterial community profiling. Appl Environ Microbiol 80 (24): 7583-7591

Salonen A, Lahti L, Salojarvi J, Holtrop G, Korpela K, Duncan SH et al (2014) Impact of diet and individual variation on intestinal microbiota composition and fermentation products in obese men. ISME J 8 (11): 2218-2230

Salter SJ, Cox MJ, Turek EM, Calus ST, Cookson WO, Moffatt MF et al (2014) Reagent and laboratory contamination can critically impact sequence-based microbiome analyses. BMC Biol 12: 87

Sanger F, Nicklen S, Coulson AR (1992) DNA sequencing with chain-terminatinginhibitors. 1977 [classical article]. Biotechnology 24: 104-108

Savorani F, Rasmussen MA, Mikkelsen MS, Engelsen SB (2013) A primer to nutritional metabolomics by NMR spectroscopy and chemometrics. Food Res Int 54 (1): 1131-1145

Schloss PD, Westcott SL (2011) Assessing and improving methods used in operational taxonomic unit-based approaches for 16S rRNA gene sequence analysis. Appl Environ Microbiol 77 (10): 3219-3226

Schloss PD, Westcott SL, Ryabin T, Hall JR, Hartmann M, Hollister EB et al (2009) Introducing mothur: open-source, platform-independent, community-supported software for describing and comparing microbial communities. Appl Environ Microbiol 75 (23): 7537-7541

Schloss PD, Gevers D, Westcott SL (2011) Reducing the effects of PCR amplification and sequencing artifacts on 16S rRNA-based studies. PLoS One 6 (12), e27310

Schuenemann VJ, Singh P, Mendum TA, Krause-Kyora B, Jager G, Bos KI et al (2013) Genome-wide comparison of medieval and modern Mycobacterium leprae. Science 341 (6142): 179-183

Seedorf H, Griffi n NW, Ridaura VK, Reyes A, Cheng J, Rey FE et al (2014) Bacteria from diverse habitats colonize and compete in the mouse gut. Cell 159 (2): 253-266

Shade A, Hogan CS, Klimowicz AK, Linske M, McManus PS, Handelsman J (2012) Culturing captures members of the soil rare biosphere. Environ Microbiol 14 (9): 2247-2252

Shanahan F (2015) Separating the microbiome from the hyperbolome. Genome Med 7 (1): 17

Sim K, Cox MJ, Wopereis H, Martin R, Knol J, Li MS et al (2012) Improved detection of bifidobacteria with optimised 16S rRNA-gene basedpyrosequencing. PLoS One 7 (3), e32543

Sorge RE, Martin LJ, Isbester KA, Sotocinal SG, Rosen S, Tuttle AH et al (2014) Olfactory exposure to males, including men, causes stress and related analgesia in rodents. Nat Methods 11 (6): 629-632

Stackebrandt E, Ebers J (2011) Taxonomic paramteres revisited: tarenished gold standards. Microbiol Today 33: 152-155

Tanca A, Palomba A, Pisanu S, Deligios M, Fraumene C, Manghina V et al (2014) A straightforward and efficient analytical pipeline for metaproteome characterization. Microbiome 2 (1): 49

Tanner MA, Goebel BM, Dojka MA, Pace NR (1998) Specific ribosomal DNA sequences from diverse environmental settings correlate with experimental contaminants. Appl Environ Microbiol 64 (8): 3110-3113

Tasse L, Bercovici J, Pizzut-Serin S, Robe P, Tap J, Klopp C et al (2010) Functional metagenomics to mine the human gut microbiome for dietary fiber catabolic enzymes. Genome Res 20 (11): 1605-1612

Thomas T, Gilbert J, Meyer F (2012) Metagenomics-a guide from sampling to data analysis. Microb Inf Exp 2 (1): 3

Tjaden B (2015) De novo assembly of bacterial transcriptomes from RNA-seq data. Genome Biol 16: 1

Tottey W, Denonfoux J, Jaziri F, Parisot N, Missaoui M, Hill D et al (2013) The human gut chip "HuGChip", an explorative phylogenetic microarray for determining gut microbiome diversity at family level. PLoS One 8 (5), e62544

Tringe SG, Hugenholtz P (2008) A renaissance for the pioneering 16S rRNA gene. Curr Opin Microbiol 11 (5): 442-446

Tu Q, He Z, Li Y, Chen Y, Deng Y, Lin L et al (2014) Development of HuMiChip for functional profiling of human microbiomes. PLoS One 9 (3), e90546

Uchiyama T, Miyazaki K (2009) Functional metagenomics for enzyme discovery: challenges to efficient screening. Curr Opin Biotechnol 20 (6): 616-622

Uhlik O, Leewis MC, Strejcek M, Musilova L, Mackova M, Leigh MB et al (2013) Stable isotope probing in the metagenomics era: a bridge towards improved bioremediation. Biotechnol Adv 31 (2): 154-165

Ursell LK, Haiser HJ, Van Treuren W, Garg N, Reddivari L, Vanamala J et al (2014) The intestinal metabolome: an intersection between microbiota and host. Gastroenterology 146 (6): 1470-1476

Van den Abbeele P, Grootaert C, Marzorati M, Possemiers S, Verstraete W, Gerard P et al (2010) Microbial community development in a dynamic gut model is reproducible, colon region specific, and selective for Bacteroidetes and Clostridium cluster Ⅸ. Appl Environ Microbiol 76 (15): 5237-5246

van Dorst J, Bissett A, Palmer AS, Brown M, Snape 1, Stark JS et al (2014) Community fingerprinting in a sequencing world. FEMS Microbiol Ecol 89 (2): 316-330

van Opijnen T, Camilli A (2013) Transposon insertion sequencing: a new tool for systems-level analysis of microorganisms. Nat Rev Microbiol 11 (7): 435-442

Verberkmoes NC, Russell AL, Shah M, Godzik A, Rosenquist M, Halfvarson J et al (2009) Shotgun metaproteomics of the human distal gut microbiota. ISME J 3 (2):179-189

Vetrovsky T, Baldrian P (2013) The variability of the 16S rRNA gene in bacterial genomes and its consequences for bacterial community analyses. PLoS One 8 (2), e57923

Wagner M (2009) Single-cell ecophysiology of microbes as revealed by Raman microspectroscopy or secondary ion mass spectrometry imaging. Annu Rev Microbiol 63:411-429

Walker A (2014) Adding genomic 'foliage' to the tree of life. Nat Rev Microbiol 12 (2):78

Walker A, Parkhill J (2008) Single-cell genomics. Nat Rev Microbiol 6 (3):176-177

Walker AW, Duncan SH, Louis P, Flint HJ (2014) Phylogeny, culturing, and metagenomics of the human gut microbiota. Trends Microbiol 22 (5):267-274

Walker AW, Martin JC, Scott P, Parkhill J, Flint HJ, Scott KP (2015) 16S rRNA gene-based profiling of the human infant gut microbiota is strongly influenced by sample processing and PCR primer choice. Microbiome 3:26

Wesolowska-Andersen A, Bahl MI, Carvalho V, Kristiansen K, Sicheritz-Ponten T, Gupta R et al (2014) Choice of bacterial DNA extraction method from fecal material influences community structure as evaluated by metagenomic analysis. Microbiome 2:19

Wikoff WR, Anfora AT, Liu J, Schultz PG, Lesley SA, Peters EC et al (2009) Metabolomics analysis reveals large effects of gut microflora on mammalian blood metabolites. Proc Natl Acad Sci U S A 106 (10):3698-3703

Wilmes P, Bond PL (2009) Microbial community proteomics: elucidating the catalysts and metabolic mechanisms that drive the Earth's biogeochemical cycles. Curr Opin Microbiol 12 (3):310-317

Woese CR, Fox GE (1977) Phylogenetic structure of the prokaryotic domain: the primary kingdoms. Proc Natl Acad Sci U S A 74 (11):5088-5090

第三章　肠道微生物群及其代谢物：对宿主表观基因组的潜在影响

3

Mona Mischke，Torsten Plösch

摘要

成年人体内含有 2kg 以上具有代谢活性的肠道微生物群（gut microbiota）。微生物群所产生的各种分子显著影响宿主代谢。大量细菌代谢物被宿主吸收并利用。例如，由肠道微生物群所产生的短链脂肪酸（SCFAs）就是人体能量的一个重要来源。

众所周知，微生物群产生的代谢物（如 SCFAs）可以作为 β-氧化的底物，并参与很多物质（维生素，如叶酸）的代谢过程。除了这些直接的代谢效应以外，越来越多的证据表明，这些代谢物与哺乳动物的表观遗传效应有关。通过与组蛋白和 DNA 的相互作用，它们或许能够操纵宿主的染色质状态和功能并因此影响宿主的生理情况与健康。

本章中，我们总结了不同细菌代谢物与哺乳动物表观遗传效应之间可能存在的相互作用，这些研究进展大多来自体外实验数据；探讨了这些代谢物对染色质标志可能产生的影响，如组蛋白修饰与 DNA 甲基化；分析了这些代谢物对宿主表观基因组、生理状态及健康的利弊，并探讨了这些代谢物在体应用的可能性及其对个人健康的支持与促进作用。

关键词

细菌代谢物　表观遗传学　（早期）模式　（早期）营养　DNA 甲基化　组蛋白修饰　母乳喂养

第一节　引言

我们很早就知道哺乳动物的肠道微生物群在维生素的产生以及食物非消化性成分的发酵中具有重要作用（Albert et al. 1980；Cummings and Macfarlane 1997；Ramotar et al. 1984）。例如，在反刍动物体内，微生物群产生大量的脂肪酸，这些脂肪酸是反刍动物的能量来源之一；而且人类也能很好地利用由肠道微生物群所产生的能量与代谢物（Cook and Sellin，1998）。

在过去十年中，我们逐渐明白微生物群不仅是营养素与维生素的生产者，而且其与宿主之间有着非常密切的相互作用。在啮齿类动物与人体所进行的实验结果显示，肠道微生物群的组成不仅与宿主的营养状态有关，也与宿主的代谢与健康状态有关（David et al. 2014；Ridaura et al. 2013；Tremaroli and Backhed 2012；Remely et al. 2013；Le Chatelier et al. 2013）。实验发现，小鼠对高脂饮食的代谢适应与其肠道微生物群组成的变化密切相关（Serino et al. 2012）。此外，近交系小鼠高脂/高蔗糖饮食诱发肥胖的实验结果表明，肠道微生物群的种系型决定了肥胖的等级（Parks et al. 2013）。同时，肠道微生物群的定植情况也与宿主免疫应答和寿命密切相关（Tazume et al. 1991；Round and Mazmanian 2009）。在人类，饮食、肠道微生物群与健康之间也存在着类似的相关性（Tremaroli and Backhed 2012；Claesson et al. 2012）。关于人类肠道微生物群组成与肥胖之间关系的研究有很多，尽管研究结果有所冲突，但这也表明肠道微生物群在肥胖中的真正作用及其机制仍有待阐明（Duncan et al. 2008；Jumpertz et al. 2011；Ley et al. 2006；Schwiertz et al. 2010；Zhang et al. 2009）。在一项重要的人体试验中，将体型较瘦的人的肠道微生物群移植到具有胰岛素抵抗的肥胖志愿者体内，受者恢复了胰岛素敏感性（Vrieze et al. 2012）。由于伦理原因，这一具有良好参照的试验目前还不能进行。

这些研究及其他一些类似的研究均表明，肠道微生物群在人类健康与生存中具有重要作用。肠道微生物群产生的混合代谢物即代谢组（metabolome），与肠道微生物群形成一个特定的统一体，成为营养、微生物群与宿主健康之间的重要联系，这种联系仍有待进一步研究（McHardy et al. 2013）。由特定微生物群产生的代谢物与机体代谢失常的易感性密切相关，如葡萄糖代谢紊乱和非酒精性脂肪肝（non-alcoholic fatty liver disease，NAFLD）（Dumas et al. 2006）。最近的研究提出了一个假说，认为肠道微生物群可能利用其代谢组，通过调节表观基因组来影响宿主长期的生理学状态（Mischke and Plosch 2013）。本章将对一些相关的细菌代谢物及其明确的生物效应进行综述，并在此基础上进一步拓展和强调代谢组这个概念。

第二节　表观遗传学——基因组与生理功能之间的调解者

从功能上来说,表观遗传学解释了多细胞生物如何利用一套相同的基因组产生一个多细胞的、高度分化的生物体。这反映了在分化的过程中,基因的活性可以被特异性地增强或沉默,这取决于特定细胞是否需要这种基因,以及需要的程度如何。这种调节基本上发生在 DNA 修饰和 DNA 可及性水平上,包括 DNA 甲基化、组蛋白修饰以及它们之间的相互作用,这些机制共同组成了表观基因组(Cedar and Bergman 2009;Bernstein et al. 2007)。

在 DNA 水平上,一定基因区域中 CpG 二核苷酸的特异性甲基化调节着基因活性。基因启动子或增强子区域的 DNA 甲基化通常能够阻遏相关基因的转录活性(Jaenisch and Bird 2003)。一般来说,多个 CpG 二核苷酸的联合甲基化决定了基因的活性状态。一旦甲基化,甲基化在子代细胞中基本上是稳定的。这种稳定性源于 DNA 半保留复制时,新合成的 DNA 链完全保留了亲代 DNA 的甲基化标记(Sharif et al. 2007;Hermann et al. 2004)。因此,特定 CpG 位点的 DNA 甲基化是十分保守的,并可作为转录标签传递给子代细胞。去甲基化反应在下列情况下发生:①DNA 合成时甲基化程度不足,导致甲基化标记的比例逐渐降低;或②甲基胞嘧啶特异性氧化为羟甲基胞嘧啶(Wu and Zhang,2014)。

DNA 转录的可及性主要受组蛋白尾上特定氨基酸残基共价修饰的调节。这些修饰决定了组蛋白的空间构象并因此决定了染色质的包装密度。相较于只有几种酶参与的 DNA 甲基化和去甲基化,组蛋白修饰的情况则要复杂得多:已知不同的组蛋白具有多种修饰模式,包括但不仅限于不同氨基酸残基的乙酰化、甲基化和磷酸化。这需要许多种不同类型的酶来向组蛋白尾的氨基酸残基上添加或移除功能基团(Plass et al. 2013)。最后,DNA 甲基化与组蛋白修饰经常发生密切的相互作用,共同决定一个基因座的转录活性并塑造了表观遗传景观(Cedar and Bergman 2009)。

第三节　细菌代谢物与宿主代谢调节之间的相互作用

很明显,DNA 甲基化和组蛋白修饰均需要底物。例如,甲级化反应需要一碳单位作为底物,正如磷酸化反应需要 ATP(Jimenez-Chillaron et al. 2012)。虽然难以置信如此重要的调节反应仅在底物水平受调节,但如果底物的可用性发生剧烈或持续性的波动,的确会影响 DNA 修饰的水平。这种在底物可用性上的波动可在一些特殊的生理条件下发生,包括孕期营养不良,正如在荷兰饥饿冬季队列研究中所见。在该队列研究中，可以观察到某些基因呈低甲基化状态，可能部分与底物可用性有关。然而在同一人群中，其他一些基因却被证实为超甲基化状态，这表明底物是否充足不是影响DNA修饰的唯一因素（Heijmans et al. 2008）。此外，在非特殊条件下，自然发生的底物可用性改变，如季节交替或地区性的饮食偏好，也被证实对表观遗传修饰产生特殊的影响（Waterland et al. 2010）。

大量与表观遗传相关的底物不仅可由饮食提供，而且也可由肠道细菌所产生。因此，除了上文提到的直接性营养变化，肠道微生物群的改变引起的代谢组变化也可引起底物水平波动。最终，无论是来自食物的表观遗传活性底物，还是具有表观遗传活性的细菌代谢物，都能进入宿主细胞内（表3-1）。例如，参与甲基化反应的S-腺苷甲硫氨酸（S-adenosyl methionine，SAM）是由一碳单位代谢产生（Dominguez Salas et al. 2013）。已知多种细菌代谢物参与了一碳单位代谢代谢，包括多种维生素及其代谢产物，如叶酸（维生素B_9）、钴胺素（维生素B_{12}）、吡哆醛（维生素B_6）、核黄素（维生素B_2）和甜菜碱（Kalhan 2013；Anderson et al. 2012）。而另一方面，饮食中参与一碳单位代谢的甲基供体胆碱，可以被细菌代谢为氧化三甲胺（trimethylamine-N-oxid，TMAO）和甜菜碱，这种转变使得胆碱无法被宿主所利用（Schaible et al. 2011；Wang et al. 2011，2014）。作为表观遗传修饰底物的其他细菌代谢物有生物素（维生素B_7）（Hassan and Zempleni 2008；Zempleni et al. 2008）和泛酸（维生素B_5）（Marmorstein 2001；Nakamura et al. 2012；Cai et al. 2011），前者参与组蛋白的生物素化，后者参与形成乙酰辅酶A的乙酰化反应。

肠道微生物群产生的几种代谢物可通过如抑制修饰酶等影响表观遗传调节，这增加了另一个水平的复杂性。最典型的例子是短链脂肪酸（SCFAs）。现已确定SCFAs可以抑制哺乳动物组蛋白去乙酰化酶（histone deacetylase，HDAC）。一些拓展的体外研究结果显示，SCFAs对HDAC的抑制直接导致了细胞内组蛋白乙酰化水平的升高，并因此影响了基因的活性（Blottiere et al. 2003；Davie 2003；Ortiz-Caro et al. 1986；Sealy and Chalkley 1978；Takenaga 1986；Waldecker et al. 2008）。其中，丁酸盐被认为是最强的HDAC抑制剂，随后是丙酸盐（表3-1）。值得注意的是，丁酸盐和丙酸盐在肠道中都很重要（Cook and Sellin 1998），而且它们的总量受到宿主饮食和菌群组成的影响（Cummings 1984；Cummings and Englyst 1987；McBurney and Thompson 1990）。除了SCFAs，其他细菌代谢物也被认为能够直接或间接地影响表观遗传机制：现已明确有机酸如乳酸属于较弱的HDAC抑制剂，能够通过降低pH抑制HDAC活性（Latham et al. 2012）；特定的酚类化合物和硫化物也被证实可以通过影响细胞内活性氧（reactive oxygen species，ROS）水平来改变DNA甲基化与组蛋白乙酰化水平（Afanas'ev 2014；Li et al. 2013；Beloborodova et al. 2012）；烟酸（维生素B_3）和共轭亚油酸能够影响Ⅲ型

表 3-1　已显示有表观遗传功能的细菌代谢物

代谢物	模型	表观遗传作用
短链脂肪酸（SCFAs），常规	体外、人体	抑制组蛋白去乙酰化酶（histone deacetylase，HDAC）（Waldecker et al. 2008） 与 LINE-1 DNA 甲基化相关（Worthley et al. 2011）
乙酸盐（C2:0）	体外	抑制 HDAC；组蛋白（H3，H4）超乙酰化（Sealy and Chalkley 1978）
丙酸盐（C3:0）	体外	抑制 HDAC；组蛋白（H3，H4）超乙酰化（Sealy and Chalkley 1978；Takenaga 1986）
丁酸盐（C4:0）	体外、体内	抑制 HDAC 家族 I、IIa、IV（Davie 2003） 调节转录因子可及性（Blottiere et al. 2003）
戊酸盐（C5:0）		抑制 HDAC（Ortiz-Caro et al. 1986）
支链脂肪酸（branched-chain fatty acids，BCFAs），常规		
异丁酸盐	体外	抑制 HDAC（Waldecker et al. 2008） 可能通过抑制 HDAC 提高组蛋白乙酰化（Suzuki-Mizushima et al. 2002）
异戊酸盐	体外	抑制 HDAC（Waldecker et al. 2008） 可能通过抑制 HDAC 提高组蛋白乙酰化（Suzuki-Mizushima et al. 2002）
有机酸，常规	体外、体内	通过降低 pH 来抑制 HDAC（Latham et al. 2012）
乳酸（D-/L-乳酸）	体内、体外	抑制 HDAC（Latham et al. 2012）
酚类化合物	体外、体内	抑制 HDAC（Waldecker et al. 2008） 细菌降解膳食中多酚类物质（槲皮素、姜黄素、儿茶素），使其无法被利用以影响 HDAC 活性（Rajendran et al. 2011）
丁酸苯酯	体外	抑制 HDAC（Lea and Tulsyan 1995；Lea et al. 2004）
乙酸苯酯	体外	抑制 HDAC（Waldecker et al. 2008；Lea and Tulsyan，1995）

续表

代谢物	模型	表观遗传作用
乙酸苯酯	体外	减少活性氧类(reactive oxygen species, ROS), ROS 影响组蛋白乙酰化酶(histone acetylase, HAT)和 HDAC 活性并提高 DNA 甲基化水平(Beloborodova et al. 2012)
4-羟基苯乙酸盐	体外	抑制 HDAC(Waldecker et al. 2008)
		减少 ROS, ROS 影响 HAT 和 HDAC 活性并提高 DNA 甲基化水平(Beloborodova et al. 2012)
苯丙酸盐	体外	抑制 HDAC(Waldecker et al. 2008)
4-羟基苯丙酸盐	体外	抑制 HADC(Waldecker et al. 2008)
对甲酚	体外、小鼠	诱导 DNA 甲基化酶 1,3a,3b 表达(Sun et al. 2012)
		Klotho 基因的 CpG 超甲基化;Klotho 表达降低(Sun et al. 2012)
硫化物	体内、体外	组蛋白修饰(Canani et al. 2011)
硫化氢(H$_2$S)	体外、大鼠	通过表观遗传机制抑制细胞增殖,减少 Brg1 向相关基因启动子区的募集(Li et al. 2013)
		减少/中和 ROS, ROS 影响 HAT 和 HDAC 活性并提高 DNA 甲基化水平(Afanas'ev 2014)
细胞壁成分		
脂多糖(lipopolysaccharide, LPS)	体外	IL-8 基因的染色质修饰,包括组蛋白 H3 乙酰化和甲基化;IL-8 活化(Angrisano et al. 2010)
肽聚糖(peptidoglycan, PGN)	体外	调节 Foxp3 基因座的染色质结构和转录灵活性(Lal et al. 2011)
脂磷壁酸(lipoteichoic acid, LTA)	小鼠、体外	结直肠癌中基因的潜在表观遗传调节(Lightfoot et al. 2013)
维生素		
硫胺素(维生素 B$_1$)	体外、体内	作为辅酶参与 ATP 的生成;磷酸化反应的关键(Hill 1997)
核黄素(维生素 B$_2$)	体外、体内	作为辅因子参与一碳单位代谢;甲基化反应的关键(Anderson et al. 2012)
尼克酸(维生素 B$_3$)	体内、计算机模拟	SIRT(III型 HDAC)抑制剂(Avalos et al. 2005;Denu 2005)

续表

代谢物	模型	表观遗传作用
泛酸（维生素 B₅）	体内,体外	作为辅酶 A 底物参与酰化和乙酰化反应；信号转导，酶活性调节（Marmorstein 2001） 辅酶 A 合成受损导致组蛋白低乙酰化和脆性 DNA（Cai et al. 2011）
吡哆醛（维生素 B₆）	体外,体内	作为辅因子参与一碳单位代谢；甲基化反应的关键（Anderson et al. 2012）
生物素（维生素 B₇）	体外,果蝇	组蛋白生物素化底物；调节基因活性，抑制转座元件活性（Hassan and Zempleni 2008） 在果蝇中，降低与寿命和应激抵抗有关的组蛋白生物素化水平（Zempleni et al. 2008）
叶酸（维生素 B₉）	体外,体内,大鼠	作为甲基供体参与一碳单位代谢；甲基化反应的关键（Kalhan 2013；Anderson et al. 2012） 降低 DNA 甲基化酶活性（Ly et al. 2011）
钴胺素（维生素 B₁₂）	体内,体外	作为辅助因子参与一碳单位的代谢；甲基化；甲基化反应的关键（Kalhan 2013；Anderson et al. 2012）
胆碱	体外,小鼠	甲基供体；通过人肠道微生物群对其降解而失去可用性（Dumas et al. 2006） 结肠炎时，DNA 甲基化和基因表达改变（Schaible et al. 2011） 降解为氧化三甲胺和甜菜碱（Wang et al. 2011）
甜菜碱	体外,体内,人体	作为甲基供体参与一碳单位代谢；甲基化反应的关键（Kalhan 2013；Canani et al. 2011） 人类癌症时，DNA 甲基化酶异常相关的 DNA 甲基化改变（Kanai and Hirohashi 2007）
氧化三甲胺（TMAO）	体外,小鼠	甲基供体胆碱的降解产物（Wang et al. 2011）
雌马酚	体外	乳腺癌易感基因 BRCA1 与 BRCA2 CpG 岛低甲基化；BRCA1 与 BRCA2 蛋白增加（Bosviel et al. 2012）
铵盐（NH₄）	人体	粪便中氨量与直肠 LINE-1 甲基化呈负相关（Worthley et al. 2011）
α-酮戊二酸	体外,人体	影响组蛋白与 DNA 的甲基化和去甲基化，组蛋白去甲基酶（histone demethylase, HDM）和 10/11 易位（ten-eleven translocation, TET）蛋白家族成员的辅因子（Wang et al. 2013；Hou and Yu 2010）
共轭亚油酸（conjugated linoleic acids, CLAs）	体内,体外	用 10-反,12-顺共轭亚油酸处理后，提高 SIRT1 去乙酰化活性，通过 AMP 活化蛋白激酶（AMP-activated protein kinase, AMPK）的相互激活（Jiang et al. 2012） 通过抑制 CDK2 降低组蛋白磷酸化水平（Cho et al. 2006）

HDAC sirtuin 蛋白的活性（Avalos et al. 2005；Denu 2005）。这些例子大部分与组蛋白修饰相关，但也有个别例子表明 DNA 甲基化相关酶类的活性可以受到代谢物如叶酸、甜菜碱、α- 酮戊二酸或对甲酚的调节。这些代谢物可以是细菌代谢的产物（Sun et al. 2012；Ly et al. 2011；Kanai and Hirohashi 2007；Wang et al. 2013）。

第四节　细菌代谢物在时间和空间上的潜在靶标

提到肠道微生物群所产生的代谢物，不得不说的是肠道上皮细胞，包括其干细胞，都很可能处于含有大量此类代谢物的环境中。这些代谢物的浓度足以对肠道上皮细胞的表观遗传状态产生影响。另外，肠道固有层以及肝脏中的免疫活性细胞也暴露于这些代谢物中。因此有理由相信，在特定的代谢环境下，这些细胞的表观基因组会因细菌代谢物的不同而不同。然而，对于绝大多数代谢物，我们并未对其浓度进行特异的测定。

目前已明确，在个体发育的关键阶段，包括在子宫内与刚刚出生后，DNA 甲基化是很容易受到损伤的，这就涉及"生命的最初 1 000 天"这个概念（Arenz et al. 2004；Zhang et al. 2012）。其中一个潜在原因可能是，分裂的细胞在这个时期需要相对高水平的甲基供体来对新合成 DNA 链上的 CpG 位点进行甲基化，以维持已经建立的 DNA 甲基化状态。当甲基供体供应不足时，甲基化标志会被稀释直至完全丢失（Wu and Zhang 2014）。

在分娩前后，机体会按照协调的步骤顺序发育成熟，形成不同类型的细胞与组织。不同器官的表观遗传脆弱期不同。例如，心脏这样在胚胎早期就形成的器官，只能通过母体间接地暴露于细菌代谢物，因此对于这些因素几乎是不敏感的。然而，较晚形成和分化的器官（如大脑）或一些具有很高细胞分裂速率的器官（如肠），则可能对微生物群产生的代谢物更为敏感。这应该能够解释刺激时间与所观察到的生理现象之间的联系（Rueda-Clausen et al. 2011）。另一个表观遗传改变的高峰可能出现在青春期，此时发生的大范围表观遗传重塑可能与表观基因组重排相关。

值得注意的是，在机体发育的特定阶段，除了需要摄入足量的底物（如甲基供体）以满足机体对底物的需求，还需要注意营养的平衡。不平衡的营养供应会导致底物的相对缺乏，从而影响机体的表观基因组。可以确信的是，微量营养素摄入减少而脂肪和蛋白质摄入过多（如肥胖），将很有可能打破必需底物在供需上的平衡。这一方面可能是低质量饮食和较大身体体积对底物的高需求所引起的直接效应，另一方面也可能是特定饮食对微生物群及其代谢组产生影响的结果。

第五节　对健康的影响

我们最近提出了一个观点，认为婴儿期的营养可能通过改变机体的表观基因组而对人体产生长期的生理学影响（Mischke and Plosch 2013）。我们推测生命早期的营养可能决定了早期肠道菌群的组成，并因此影响了包括丁酸盐和叶酸在内的细菌代谢物的绝对数量与比例。因此，暴露于高浓度此类代谢物的组织，如肠道上皮细胞或肝脏，会经历表观遗传改变，并因此影响它们的长期代谢调定点及其调节模式。相应地，这会改变与宿主健康状态密切相关的器官的适应性。显然，这一假说需要进一步的研究和检验。

对剖宫产婴儿微生物群代谢和宿主表观遗传的研究，是探究生命早期微生物群影响因素是否通过微生物群代谢组和宿主表观基因组改变影响宿主长期健康的典型例子。未来的研究应致力于阐明剖宫产过程中不同的微生物群是如何影响微生物代谢组及宿主表观基因组的（Dominguez-Bello et al. 2010）。

21 世纪的许多健康问题中，与之最相关的是肥胖，其发病率与严重性一直不断升高。多项动物实验以及临床研究均发现，瘦者与肥胖者的微生物群有着明显的区别。而且，调整微生物群能够直接改善代谢指标和体重。这表明肠道菌群可以作为体重控制的一个新靶标。然而，从瘦者向肥胖者进行粪便移植的第一个人体试验引发了一场关于此方法是否可以作为肥胖新疗法的争论，从此，关于益生菌和益生元是否可以作为膳食或补充干预手段来提高人类健康水平的讨论持续至今。

在我们看来，情况甚至更为复杂。影响宿主表观基因组的细菌代谢物，不仅对宿主的生理与健康具有直接作用，更可能具有长期意义。这意味着任何靶向肠道微生物群的干预手段都可能产生长期的效果，所以必须在干预前确定这种干预手段的安全性。从另一个角度来说，生命早期微生物群相关的干预策略可能不仅在短期内对宿主或微生物群产生巨大的影响，还可能帮助机体预防许多疾病，并在长时间内提升机体的健康水平。首先，一种极为简单的、可以减少分娩方式对婴儿微生物群、代谢组与表观基因组消极影响的方法，就是在剖宫产后为婴儿接种天然菌群。此外，将我们对于宿主 - 微生物群相互作用的知识与新的婴儿营养策略整合是可行的。除了调整菌群使其在总体上有利于机体的长期健康以外，这些策略也可以被用在具有某些特定疾病风险的群体，如应用于严重妊娠并发症孕妇所生婴儿，以抵消其带来的副作用。因此，未来的研究可能会针对目标微生物群的管理方法，并成为维持人体健康的预防或治疗手段（图 3-1）。

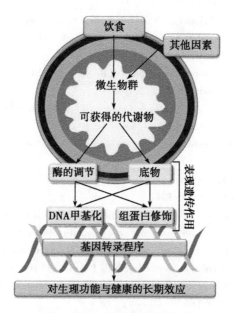

图 3-1　表观遗传作用的可能机制

通过微生物群及其代谢物与生命早期影响因素的关联，表观遗传作用可能对机体的生理功能和健康状态产生长期的影响（改编自 Mischke and Plosch，2013）。

（沙珊珊　辛　毅）

参考文献

Afanas'ev I（2014）New nucleophilic mechanisms of ros-dependent epigenetic modifications：comparison of aging and cancer. Aging Dis 5（1）：52-62

Albert MJ，Mathan VI，Baker SJ（1980）Vitamin B$_{12}$ synthesis by human small intestinal bacteria. Nature 283（5749）：781-782

Anderson OS，Sant KE，Dolinoy DC（2012）Nutrition and epigenetics：an interplay of dietary methyl donors，one-carbon metabolism and DNA methylation. J Nutr Biochem 23（8）：853-859

Angrisano T et al（2010）LPS-induced IL-8 activation in human intestinal epithelial cells is accompanied by specific histone H3 acetylation and methylation changes. BMC Microbiol 10：172

Arenz S et al（2004）Breast-feeding and childhood obesity-a systematic review. Int J Obes Relat Metab Disord 28（10）：1247-1256

Avalos JL，Bever KM，Wolberger C（2005）Mechanism of sirtuin inhibition by nicotinamide：altering the NAD（+）cosubstrate specificity of a Sir2 enzyme. Mol Cell 17（6）：855-868

Beloborodova N et al（2012）Effect of phenolic acids of microbial origin on production of reactive oxygen species in mitochondria and neutrophils. J Biomed Sci 19：89

Bernstein BE, Meissner A, Lander ES (2007) The mammalian epigenome. Cell 128 (4): 669-681

Blottiere HM et al (2003) Molecular analysis of the effect of short-chain fatty acids on intestinal cell proliferation. Proc Nutr Soc 62 (1): 101-106

Bosviel R et al (2012) Epigenetic modulation of BRCA1 and BRCA2 gene expression by equol in breast cancer cell lines. Br J Nutr 108 (7): 1187-1193

Cai L et al (2011) Acetyl-CoA induces cell growth and proliferation by promoting the acetylation of histones at growth genes. Mol Cell 42 (4): 426-437

Canani RB et al (2011) Epigenetic mechanisms elicited by nutrition in early life. Nutr Res Rev 24 (2): 198-205

Cedar H, Bergman Y (2009) Linking DNA methylation and histone modification: patterns and paradigms. Nat Rev Genet 10 (5): 295-304

Cell Signaling Technology. Histone modification table. Available from: http://www.cellsignal.com/contents/resources-reference-tables/histone-modification-table/science-tables-histone

Cho HJ et al (2006) Trans-10, cis-12, not cis-9, trans-11, conjugated linoleic acid inhibits G1-S progression in HT-29 human colon cancer cells. J Nutr 136 (4): 893-898

Claesson MJ et al (2012) Gut microbiota composition correlates with diet and health in the elderly. Nature 488 (7410): 178-184

Cook SI, Sellin JH (1998) Review article: short chain fatty acids in health and disease. Aliment Pharmacol Ther 12 (6): 499-507

Cummings JH (1984) Microbial digestion of complex carbohydrates in man. Proc Nutr Soc 43 (1): 35-44

Cummings JH, Englyst HN (1987) Fermentation in the human large intestine and the available substrates. Am J Clin Nutr 45 (5 Suppl): 1243-1255

Cummings JH, Macfarlane GT (1997) Colonic microflora: nutrition and health. Nutrition 13 (5): 476-478

David LA et al (2014) Diet rapidly and reproducibly alters the human gut microbiome. Nature 505 (7484): 559-563

Davie JR (2003) Inhibition of histone deacetylase activity by butyrate. J Nutr 133 (7 Suppl): 2485S-2493S

Denu JM (2005) Vitamin B_3 and sirtuin function. Trends Biochem Sci 30 (9): 479-483

Dominguez-Bello MG et al (2010) Delivery mode shapes the acquisition and structure of the initial microbiota across multiple body habitats in newborns. Proc Natl Acad Sci U S A 107 (26): 11971-11975

Dominguez-Salas P et al (2013) DNA methylation potential: dietary intake and blood concentrations of one-carbon metabolites and cofactors in rural African women. Am J Clin Nutr 97 (6): 1217-1227

Dumas ME et al (2006) Metabolic profiling reveals a contribution of gut microbiota to fatty liver phenotype in insulin-resistant mice. Proc Natl Acad Sci U S A 103 (33): 12511-12516

Duncan SH et al (2008) Human colonic microbiota associated with diet, obesity and weight loss. Int J Obes (Lond) 32 (11): 1720-1724

Hassan YI, Zempleni J (2008) A novel, enigmatic histone modification: biotinylation of histones by holocarboxylase synthetase. Nutr Rev 66 (12): 721-725

Heijmans BT et al (2008) Persistent epigenetic differences associated with prenatal exposure to famine in humans. Proc Natl Acad Sci U S A 105 (44): 17046-17049

Hermann A, Goyal R, Jeltsch A (2004) The Dnmt1 DNA-(cytosine-C5)-methyltransferase methylates DNA processively with high preference for hemimethylated target sites. J Biol Chem 279 (46): 48350-48359

Hill MJ (1997) Intestinal flora and endogenous vitamin synthesis. Eur J Cancer Prev 6 (Suppl 1): S43-S45

Hou H, Yu H (2010) Structural insights into histone lysine demethylation. Curr Opin Struct Biol 20 (6): 739-748

Jaenisch R, Bird A (2003) Epigenetic regulation of gene expression: how the genome integrates intrinsic and environmental signals. Nat Genet 33 (Suppl): 245-254

Jiang S et al (2012) Cross regulation of sirtuin 1, AMPK, and PPARgamma in conjugated linoleic acid treated adipocytes. PLoS One 7 (11), e48874

Jimenez-Chillaron JC et al (2012) The role of nutrition on epigenetic modifications and their implications on health. Biochimie 94 (11): 2242-2263

Jumpertz R et al (2011) Energy-balance studies reveal associations between gut microbes, caloric load, and nutrient absorption in humans. Am J Clin Nutr 94 (1): 58-65

Kalhan SC (2013) One-carbon metabolism, fetal growth and long-term consequences. Nestle Nutr Inst Work Ser 74: 127-138

Kanai Y, Hirohashi S (2007) Alterations of DNA methylation associated with abnormalities of DNA methyltransferases in human cancers during transition from a precancerous to a malignant state. Carcinogenesis 28 (12): 2434-2442

Lal G et al (2011) Distinct inflammatory signals have physiologically divergent effects on epigenetic regulation of Foxp3 expression and Treg function. Am J Transplant 11 (2): 203-214

Latham T et al (2012) Lactate, a product of glycolytic metabolism, inhibits histone deacetylase activity and promotes changes in gene expression. Nucleic Acids Res 40 (11): 4794-4803

Le Chatelier E et al (2013) Richness of human gut microbiome correlates with metabolic markers. Nature 500 (7464): 541-546

Lea MA, Tulsyan N (1995) Discordant effects of butyrate analogues on erythroleukemia cell proliferation, differentiation and histone deacetylase. Anticancer Res 15 (3): 879-883

Lea MA et al (2004) Induction of histone acetylation and inhibition of growth by phenyl alkanoic acids and structurally related molecules. Cancer Chemother Pharmacol 54 (1): 57-63

Ley RE et al (2006) Microbial ecology: human gut microbes associated with obesity. Nature 444 (7122): 1022-1023

Li L et al (2013) Brg1-dependent epigenetic control of vascular smooth muscle cell proliferation by hydrogen sulfide. Biochim Biophys Acta 1833 (6): 1347-1355

Lightfoot YL et al (2013) Targeting aberrant colon cancer-specific DNA methylation with lipoteichoic acid deficient Lactobacillus acidophilus. Gut Microbes 4 (1): 84-88

Ly A et al (2011) Effect of maternal and postweaning folic acid supplementation on mammary tumor risk in the offspring. Cancer Res 71 (3): 988-997

Marmorstein R (2001) Protein modules that manipulate histone tails for chromatin regulation. Nat Rev Mol Cell Biol 2 (6): 422-432

McBurney MI, Thompson LU (1990) Fermentative characteristics of cereal brans and vegetable fibers. Nutr Cancer 13 (4): 271-280

McHardy IH et al (2013) Integrative analysis of the microbiome and metabolome of the human intestinal mucosal surface reveals exquisite inter-relationships. Microbiomed 1(1):17

Mischke M, Plosch T(2013) More than just a gut instinct the potential interplay between a baby's nutrition, its gut microbiome, and the epigenome. Am J Physiol Regul Integr Comp Physiol 304(12): R1065-R1069

Nakamura T et al (2012) Impaired coenzyme A synthesis in fission yeast causes defective mitosis, quiescence-exit failure, histone hypoacetylation and fragile DNA. Open Biol 2(9):120117

Ortiz-Caro J et al (1986) Modulation of thyroid hormone nuclear receptors by short-chain fatty acids in glial C6 cells. Role of histone acetylation. J Biol Chem 261(30):13997-14004

Parks BW et al (2013) Genetic control of obesity and gut microbiota composition in response to high-fat, high-sucrose diet in mice. Cell Metab 17(1):141-152

Plass C et al (2013) Mutations in regulators of the epigenome and their connections to global chromatin patterns in cancer. Nat Rev Genet 14(11):765-780

Rajendran P et al (2011) Metabolism as a key to histone deacetylase inhibition. Crit Rev Biochem Mol Biol 46(3):181-199

Ramotar K et al (1984) Production of menaquinones by intestinal anaerobes. J Infect Dis 150(2): 213-218

Remely M et al (2013) Effects of short chain fatty acid producing bacteria on epigenetic regulation of FFAR3 in type 2 diabetes and obesity. Gene 537(1):85-92

Ridaura VK et al (2013) Gut microbiota from twins discordant for obesity modulate metabolism in mice. Science 341(6150):1241214

Round JL, Mazmanian SK (2009) The gut microbiota shapes intestinal immune responses during health and disease. Nat Rev Immunol 9(5):313-323

Rueda-Clausen CF, Morton JS, Davidge ST (2011) The early origins of cardiovascular health and disease: who, when, and how. Semin Reprod Med 29(3):197-210

Schaible TD et al (2011) Maternal methyl-donor supplementation induces prolonged murine offspring colitis susceptibility in association with mucosal epigenetic and microbiomic changes. Hum Mol Genet 20(9):1687-1696

Schwiertz A et al (2010) Microbiota and SCFA in lean and overweight healthy subjects. Obesity (Silver Spring) 18(1):190-195

Sealy L, Chalkley R (1978) The effect of sodium butyrate on histone modification. Cell 14(1): 115-121

Serino M et al (2012) Metabolic adaptation to a high-fat diet is associated with a change in the gut microbiota. Gut 61(4):543-553

Sharif J et al (2007) The SRA protein Np95 mediates epigenetic inheritance by recruiting Dnmt1 to methylated DNA. Nature 450(7171):908-912

Sun CY, Chang SC, Wu MS (2012) Suppression of Klotho expression by protein-bound uremic toxins is associated with increased DNA methyltransferase expression and DNA hypermethylation. Kidney Int 81(7):640-650

Suzuki-Mizushima Y et al (2002) Enhancement of NGF-and cholera toxin-induced neurite outgrowth by butyrate in PC12 cells. Brain Res 951(2):209-217

Takenaga K (1986) Effect of butyric acid on lung-colonizing ability of cloned low-metastatic Lewis lung carcinoma cells. Cancer Res 46(3):1244-1249

Tazume S et al (1991) Effects of germfree status and food restriction on longevity and growth of mice. Jikken Dobutsu 40(4):517-522

Tremaroli V, Backhed F (2012) Functional interactions between the gut microbiota and host metabolism. Nature 489(7415):242-249

Vrieze A et al (2012) Transfer of intestinal microbiota from lean donors increases insulin sensitivity in individuals with metabolic syndrome. Gastroenterology 143(4):913-916,e7

Waldecker M et al (2008) Inhibition of histonedeacetylase activity by short-chain fatty acids and some polyphenol metabolites formed in the colon. J Nutr Biochem 19(9):587-593

Wang Z et al (2011) Gut flora metabolism of phosphatidylcholine promotes cardiovascular disease. Nature 472(7341):57-63

Wang L et al (2013) A small molecule modulates Jumonji histone demethylase activity and selectively inhibits cancer growth. Nat Commun 4:2035

Wang Z et al (2014) Prognostic value of choline and betaine depends on intestinal microbiota-generated metabolite trimethylamine-N-oxide. Eur Heart J 35(14):904-910

Waterland RA et al (2010) Season of conception in rural gambia affects DNA methylation at putative human metastable epialleles. PLoS Genet 6(12),e1001252

Worthley DL et al (2011) DNA methylation in the rectal mucosa is associated with crypt proliferation and fecal short-chain fatty acids. Dig Dis Sci 56(2):387-396

Wu H, Zhang Y (2014) Reversing DNA methylation:mechanisms, genomics, and biological functions. Cell 156(1-2):45-68

Zempleni J et al (2008) Epigenetic regulation of chromatin structure and gene function by biotin: are biotin requirements being met? Nutr Rev 66(Suppl 1):S46-S48

Zhang H et al (2009) Human gut microbiota in obesity and after gastric bypass. Proc Natl Acad Sci U S A 106(7):2365-2370

Zhang TY et al (2012) Epigenetic mechanisms for the early environmental regulation of hippocampal glucocorticoid receptor gene expression in rodents and humans. Neuropsychopharmacology 38(1):111-123

第四章　口腔微生物群

4

Nicole B. Arweiler，Lutz Netuschil

摘要

　　口腔微生物群(oral microbiota)是人体微生物群的一个重要的组成部分,包含了多种微生物。它是口腔的正常组成成分,具有保护机体免受外源细菌定植和侵扰,从而维系身体健康的重要功能。而另一方面,一些常见的口腔疾病如龋齿、龈炎和牙周炎均与微生物密切相关。在过去的100多年里,(医学)研究关注的都是唾液中处于浮游状态的细菌,但现在大家普遍认为,口腔微生物群主要以生物膜的形式存在。在口腔中任何实体结构表面,牙菌斑都可以开始形成,这符合细菌生物膜(biofilm)形成的条件,我们称之为生物膜的演替。当这个敏感的生态系统由于过强或过弱的免疫状态而失去平衡时,机体将面临失去口腔或全身健康的风险。因此,预防龋齿、龈炎与牙周炎最常用的策略和"金标准"是通过定时刷牙将微生物生物膜从牙齿或义齿的表面去除。

关键词

　　生物膜　健康-疾病关系　牙周炎　牙菌斑

　　口腔微生物群是人体共生微生物群的一个重要组成部分。据多篇文献报道,口腔中具有数百至数千种不同的微生物,这种多样性包括如下几个方面:

　　1. 种类上的多样性　据估计,在人体口腔中至少有来自12个门,约700个不同的物种(Wade,2013),这些物种中甚至包括古菌(*Archaea*)。

　　2. 定植位置的多样性　唾液;软组织如黏膜和舌表面;硬组织(牙),牙生物膜(牙菌斑)可以在牙齿裂缝或龈缘上、下以及一些硬质材料如义齿表面形成,近来发现在种植体表面也经常形成牙菌斑。

　　3. 口腔内菌群的迁移　虽然这700多种微生物中的大部分喜欢以特定生态

位作为生境,但仍然发现一些微生物在不同的位置定植。例如,在唾液、牙(沟裂和龈缘上)菌斑及舌表面均检测到变异链球菌(*Streptococcus mutans*),这些链球菌以及其他一些微生物,还可以某种联系从口腔内的一个定植处迁移至另一个定植处。

4. 年龄相关的微生物学变化　存在两种不同的观点:①真正意义上的与年龄相关的微生物群改变;②由于牙齿萌出,即自然形成坚硬的表面所造成的微生物群改变,或者由于人工植入具有坚硬表面的牙齿矫正器、义齿或种植体而造成的微生物群改变。

5. 口腔微生物群的演替——生物膜的形成　口腔内坚硬表面上的口腔微生物群组成从第1天(链球菌、兼性厌氧菌)到第7天(革兰氏阴性杆菌、螺旋体等、厌氧菌)会有所变化,包括亚系统的发生发展,我们称之为"复合物(complex)"。

6. 生物膜的结构　口腔内坚硬表面上的牙菌斑是细菌生物膜的典型代表。

7. "健康 - 疾病关系"——口腔菌群对系统健康的重要性　除了龋齿、牙周炎、义齿性口炎(念珠菌病)以及免疫刺激相关的微生物群之外,口腔内还有一些正常的具有保护作用的微生物群。

第一节　多样性

多篇报道表明,人体口腔中约有700种细菌,这似乎是一个不可思议的数字(Moore and Moore 1994;Aas et al. 2005;Bik et al. 2010;Liu et al. 2012;Jakubovics and Palmer 2013)。

上述口腔微生物中,约50%的物种/种系迄今未被培养过(Marsh 2005;Aas et al. 2005)。由此,Wade提出了"不可培养的口腔细菌"这个主题(Wade 2013)。这个问题已经讨论了一个多世纪,讨论的内容主要是细菌(海洋细菌与其他细菌)的存活力(Winterberg 1898;Ziegler and Halvorson 1935;Postgate 1969;Davey 2011;Netuschil et al. 2014)。因为海洋微生物在休眠、低温或底物耗竭时无法培养,所以口腔微生物培养的主要问题是它们对特定营养素的需求、一定程度上对氧的极端敏感以及对其他相邻生物的依赖(Wade 2013)。例如,一些牙周炎相关微生物群受人类性激素水平影响(Kornman and Loesche 1980,1981;Jensen et al. 1981)。表4-1(Marsh et al. 2009)列举了难以确定其组成的口腔微生物群所具有的一些特性。

表 4-1　难以确定其组成的口腔微生物群落的特性（Marsh et al. 2009）

特性	说明
物种高度多样性	口腔微生物群，尤其是牙菌斑，由多种不同微生物种群所组成，其中某些种群的丰度非常低
表面附着／共聚集（共黏附）	口腔微生物牢固附着在口腔表面，且相互牢固黏附，因此，必须在不丧失其生命力的前提下将其分散
专性厌氧菌	许多口腔细菌在空气中暴露时间过长会失去其活力
苛刻的营养／不可培养	一些细菌在纯培养条件下难以生长，可能需要一些用于生长的特殊辅因子等
	一些群体（如某些螺旋体、TM7 群）迄今未能在实验室培养
生长缓慢	一些生物体的缓慢生长使计数过程耗时（如它们可能需要孵育 14~21 天）
鉴定	许多口腔微生物的分类仍未解决或仍不清楚；用于鉴定的简单标准并不总是可用（尤其对一些专性厌氧菌）

最近的遗传学分析手段，如 454 焦磷酸测序（Voelkerding et al. 2009；Zaura et al. 2009）检测出约 10 000 个物种（Keijser et al. 2008）。尽管需要谨慎对待这些数字，但它却是传统培养方法所得到的微生物数量的 10 倍以上（Zaura et al. 2009）。表 4-2 列举了 1990 年之后被发现并描述的口腔微生物中有代表性的菌属（Wade 2013）。

表 4-2　近期发现并描述的口腔代表性的菌属（自 1990 以来）（改编自 Wade 2013）

门	属
放线菌门（Actinobacteria）	放线杆状菌属（*Actinobaculum*）、阿托波菌属（*Atopobium*）、隐秘小杆菌属（*Cryptobacterium*）、考克氏菌属（*Kocuria*）、欧尔森氏菌属（*Olsenella*）、副斯卡尔维氏菌（*Parascardovia*）、斯卡多维氏菌属（*Scardovia*）、斯奈克氏菌属（*Slackia*）、营养不良菌属（*Tropheryma*）
拟杆菌门（Bacteroidetes）	伯杰氏菌属（*Bergeyella*）、普雷沃菌属（*Prevotella*）、坦纳菌属（*Tannerella*）
厚壁菌门（Firmicutes）	乏养菌属（*Abiotrophia*）、厌氧球菌属（*Anaerococcus*）厌氧球形菌属（*Aneroglobus*）、布雷德氏菌属（*Bulleidia*）、卡托氏菌属（*Catonella*）、小杆菌属（*Dialister*）、产线菌属（*Filifactor*）、芬戈尔德菌属（*Finegoldia*）、短链小球菌属（*Granulicatella*）、约翰森氏菌属（*Johnsonella*）、难养杆菌属（*Mogibacterium*）、小单胞菌属（*Parvimonas*）、嗜蛋白胨菌属（*Peptoniphilus*）、假氨基酸菌属（*Pseudoramibacter*）、施瓦茨氏菌属（*Schwartzia*）、沙特尔沃思氏菌属（*Shuttleworthia*）、细小杆菌属（*Solobacterium*）
变形菌门（Proteobacteria）	劳特普罗菌属（口动菌属，*Lautropia*）、萨顿氏菌属（*Suttonella*）
互养菌门（Synergistetes）	荣凯氏菌属（*Jonquetella*）、金字塔杆菌属（*Pyramidobacter*）

第二节 口腔微生物群的位置

图 4-1 描绘了口腔微生物群多样化的寄居位置。唾液中含有浮游状态的口腔微生物群,类似于实验室条件下的液体细菌培养,每毫升唾液中包含 10^9 个微生物,这些微生物会不断地被吞咽入体内。每天约有 5g 细菌以这种方式进入胃内。因此,通常认为唾液中没有自己的常驻微生物群,唾液中的微生物群也不会像牙菌斑中的微生物一样生长繁殖(Marsh et al. 2009)。然而,唾液是口腔内各个软组织和硬质表面不断定植的细菌的初始来源。

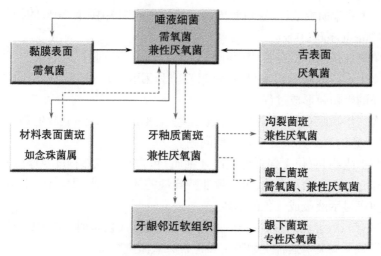

图 4-1 口腔细菌在不同口腔表面的定植策略及相互转移

深灰色:唾液,浮游期;浅灰色:脱落的表面;白色:非脱落(坚硬)的表面。

微生物在脱落组织表面(黏膜)如唇、颊、腭与舌上的定植,与其在硬质表面如牙以及一些人工材料如沟裂封堵物、牙体充填物、牙齿矫正器、义齿和种植体上的定植是不同的(图 4-1,表 4-3;Marsh et al. 2009;Zaura et al. 2009)。

表 4-3 口腔内独特的微生物生境(修改和补充自 Marsh et al. 2009)

生境	说明
唾液	浮游期
	不断被吞咽
唇、颊、腭(脱落的,单层)	细胞脱落限制了生物量
	一些表面有特殊类型的宿主细胞

续表

生境	说明
舌(脱落的,多层)	高度乳头状表面
	作为专性厌氧菌的储存库
自然的(牙)和人工硬质表面(牙科材料)(非脱落的,多层)(牙菌斑生物膜)	非脱落表面使大量微生物集聚
	牙有微生物定植的不同表面;每一个表面(如沟裂、光滑表面、邻面、龈缝)都因其固有的生物学特性而支持不同的微生物群落

此外,规律性脱落表面(如颊、腭)产生单层细菌,而舌表面具有稳定且多层的生物膜样细菌。据估计,舌的微生物群占据了口腔微生物群的主要部分,且相较于口腔内其他黏膜表面而言,舌的微生物群具有更高的细菌密度和菌群多样性。分子生物学研究表明,在口腔内所能检测到的细菌中,有 30% 的细菌种群仅见于舌(Marsh et al. 2009)。

牙菌斑在任何非脱落性表面开始形成,这符合生物膜形成的条件,并容易受到微生物生物膜演替的影响(见本章第六节和第五节)。在口腔内不同位置均发现了这样的生物膜形成过程。

• 沟裂生物膜(位于牙洞内,接近牙髓)主要含有兼性厌氧微生物,尤其是链球菌,可导致沟裂龋并最终导致牙髓问题。

• 龈上生物膜(位于邻近牙龈的牙釉质)包含与其成熟程度及厚度相关兼性厌氧菌和专性厌氧菌混合物,可导致非特异性的牙龈炎症(龈炎)(文末彩插图 4-2 显示被菌斑显示液染成红色的菌斑)。

• 只有当龈上菌斑存在很长时间并对龈缝造成伤害时,才会因为龈下菌斑的形成导致牙周炎。这种生物膜主要包含厌氧微生物。

• 人工表面(如牙科充填物)的菌斑大致类似于龈上菌斑。义齿表面的菌斑可能包含念珠菌属,可导致义齿性口炎。目前与种植体周围黏膜炎(类似于龈炎)和种植体周围炎(类似于牙周炎)相关的微生物群尚未完全阐明。

表 4-3 在大体描述了口腔微生物群多样的生境,表 4-4 总结了正常人体口腔中不同位置上所发现的细菌种属(两个表均源自 Marsh et al. 2009)。

表 4-4   在正常口腔不同部位一些可培养细菌种群的相对比例(Marsh et al. 2009)

细菌	唾液	颊黏膜	舌背	龈上菌斑
血链球菌(*Streptococcus sanguinis*)	1	6	1	7
唾液链球菌(*S. salivarium*)	3	3	6	2
口腔 / 缓症链球菌(*S. oralis / S. mitis*)	21	29	33	23
变异链球菌(*Streptococcus mutans*)	4	3	3	5

续表

细菌	唾液	颊黏膜	舌背	龈上菌斑
内氏放线菌（*Actinomyces naeslundii*）	2	1	5	5
龋齿放线菌（*A. odontolyticus*）	2	1	7	13
嗜血杆菌属（*Haemophilus* spp.）	4	7	15	7
二氧化碳噬纤维菌属（*Capnocytophaga* spp.）	<1	<1	1	<1
梭杆菌属（*Fusobacterium* spp.）	1	<1	<1	<1
产黑色素厌氧菌（*Black-pigmented anaerobes*）	<1	<1	1	+[a]

注：[a] 有时被检测到。

第三节 口腔内移位：相互转移

尽管口腔内 700 种微生物喜欢以特定生态位作为生境，但仍发现一些微生物可在多位置定植。例如，能够导致龋齿的变异链球菌（*Streptococcus mutans*），在唾液、牙（沟裂与龈上）菌斑以及舌上均可被检测到（Schlagenhauf et al. 1995），且之间存在着某种相互联系（Van Houte and Green 1974）。常用的半定量检测方法——龋病风险测试便是要依赖唾液中变异链球菌（*S. mutans*）的浓度（Beighton 1986）。然而，临床医师们在操作时是用测试棒在舌背擦拭（Schlagenhauf et al. 1995），因此检测结果更多地反映了舌生物膜中变异链球菌的数量。在用氯己定（洗必泰）消毒液抑制变异链球菌后，变异链球菌会以一种特异的方式重新定植（Emilson et al. 1987）。此外，现已知变异链球菌无法从口腔中彻底根除。

至于牙周病原体（主要是革兰氏阴性厌氧菌），情况也是如此。这些物种中的绝大多数定植于口腔的不同生态位，如口腔黏膜、舌、唾液、牙周袋，甚至口咽部（Quirynen et al. 2001）。一个代表性的例子就是伴放线放线杆菌（*Aggregatibacter actinomycetemcomitans*），这种细菌不仅在龈上与龈下菌斑中被发现，在唾液和黏膜中也可以检测到（Petit et al. 1994）。与变异链球菌类似，这些发现对于治疗有着一定的意义，因为牙周病原体口腔内的易位可能会影响牙周炎治疗的效果（Quirynen et al. 2001）。

有研究尝试去揭示牙周物种的亲缘关系，结果发现舌与牙周袋内的螺旋体、牙龈与唾液内的牙龈卟啉单胞菌（*Porphyromonas gingivalis*）以及唾液内的中间普雷沃菌（*Prevotella intermedia*）均有明显的亲缘关系。这项结果说明口腔内各处的生境共同组成了口腔微生物群（Van der Velden et al. 1993）。

第四节   细菌的口腔内传播和年龄相关的微生物学变化

对于年龄相关的微生物群改变有两种不同的观点：①真正意义上的与年龄相关的微生物群改变。②由于牙齿萌出，即自然形成坚硬的表面所造成的微生物群改变，或者由于人工植入具有硬质表面的正畸装置、种植体或义齿而造成的微生物群改变。表面来看，口腔微生物群在 20~70 岁人群没有明显变化。Percival 等并没有检测到龋齿相关的变异链球菌和牙周炎相关的螺旋体存在年龄相关性。然而，在大于 70 岁的老年人口腔中，乳杆菌、葡球菌和酵母的比例明显增加。这种数量上的增加与佩戴义齿或牙科疾病无关。据推测，年龄增长所导致的疾病增多和用药增加会大大减少唾液的分泌，从而使口腔酸化并最终导致上述微生物群的改变（Kraneveld et al. 2012）。然而，这些研究并没有考虑到儿童和青少年的情况。此外，龋齿相关的微生物群与牙周炎相关的微生物群必须要加以区分。

对于龋齿，上述第二种观点带来的变化更为重要。一个代表性的例子是出生后 6~7 个月牙齿的萌出。当时，一些链球菌如变异链球菌和茸毛链球菌（*S. sobrinus*）能定植在坚硬的釉质表面。令人惊讶的是，直到 1 岁后，人体才进入这些细菌的"易感窗口期"，这个窗口期在 19~31 个月，平均约为 26 个月。

随后几年，牙齿矫正装置开始佩戴（例如在德国，45% 的 12 岁儿童和 58% 的 15 岁青少年佩戴牙齿矫正装置；Micheelis et al. 2006），这些新材料提供的固体表面使得唾液中诸如变异链球菌等龋齿相关细菌的水平显著升高。最后同样重要的是，当使用义齿时，念珠菌属微生物可能会增加（Gendreau and Loewy 2011；Salerno et al. 2011）。相关文献给出了模棱两可的说法。一方面，念珠菌的过度生长与义齿佩戴无关（Percival et al. 1991；Kraneveld et al. 2012）；另一方面，义齿性口炎成为这种老年人牙科问题的专有名词。

目前，厌氧菌的传播已基本阐明。这个过程发生在儿童出生的第一年，这些菌中的一部分是牙周病原体（Könönen 1999）。韦荣球菌属（*Veillonella* spp.）和产黑色素普雷沃菌（*P. melaninogenica*）甚至在出生两个月后就被发现。而伴放线放线杆菌（*A. actinomycetemcomitans*）似乎是一个"晚期定植者"，在 4—7 岁时才出现（Alaluusua and Asikainen，1988；Könönen，1999）。表 4-5 对各种微生物的传播时间进行了一个简短的概述。

表 4-5　幼儿牙齿萌出对可培养口腔微生物群落组成的影响（Marsh et al. 2009）

细菌	分离频率 /%	
	平均年龄	
	3 个月	32 个月
产黑色素普雷沃菌（*Prevotella melaniogenica*）	76	100
非色素普雷沃菌（Non-pigmented *Prevotella*）	62	100
洛氏普雷沃菌（*Prevotella loescheii*）	14	90
中间普雷沃菌（*Prevotella intermedia*）	10	67
栖牙普雷沃菌（*Prevotella denticola*）	未检测到	71
具核梭杆菌（*Fusobacterium nucleatum*）	67	100
梭杆菌属（*Fusobacterium* spp.）	未检测到	71
月形单胞菌属（*Selenomonas* spp.）	未检测到	43
二氧化碳嗜纤维菌属（*Capnocytophaga* spp.）	19	100
纤毛菌属（*Leptotrichia* spp.）	24	71
弯曲杆菌属（*Campylobacter* spp.）	5	43
啮蚀艾肯菌（*Eikenella corrodens*）	5	57
韦荣球菌属（*Veillonella* spp.）	63	63

　　与变异链球菌类似，这些菌种绝大多数来自母亲的唾液（Könönen et al. 1992），甚至还有由狗向儿童传播伴放线放线杆菌的报道（Preus and Olsen 1988）。这些厌氧菌的定植模式甚至受到了乳牙萌出的影响（Könönen et al. 1994），尽管这些微生物与口腔内牙釉质等硬质组织相关疾病无关。在 2—12 岁的儿童中经常能检测到牙周病原体（Okada et al. 2001）。

　　目前研究表明，家庭内尤其是夫妻之间存在着细菌传播（Alaluusua et al. 1991；Petit et al. 1994）。疾病相关细菌能够在（临床）健康的和患有牙周炎的家庭成员之间相互传播（Offenbacher et al. 1985；Saarela et al. 1993）。有研究发现，14%~60% 的夫妻之间有伴放线放线杆菌的水平传播，30%~75% 的夫妻之间有牙龈卟啉单胞菌的水平传播；伴放线放线杆菌的垂直传播比例达到了 30%~60%，但牙龈卟啉单胞菌的垂直传播却很少发现（Van Winkelhoff and Boutaga 2005）。因此，有必要探讨一下这种口腔细菌传播的现象是否限制了口腔疾病的治疗结果（Von Troil-Linden et al. 1997；Kleinfelder et al. 1999）。

　　幼年以后直到青春期，口腔微生物群看起来似乎并没有进一步的变化（Könönen，1999），但青春期却发现了韦荣球菌属（*Veillonella* spp.）、栖牙普雷沃菌（*Prevotella denticola*）和产黑色素普雷沃菌（*Prevotella melaninogenica*）的变化

(Gusberti et al. 1990；Moore et al. 1993)。这是因为，如前所述，牙周炎相关微生物群中某些微生物会受到人类激素水平的影响(Kornman and Loesche1980；Jensen et al. 1981)。Moore 等人研究了口腔微生物群与睾酮水平之间的关系(Moore et al. 1993)，但并未得到相关的结果。

　　一个特别的但可能被忽视的问题是种植体周围黏膜炎和种植体周围炎症(被称为"种植体牙周炎")。种植体表面同牙齿表面一样，能够被细菌轻易并快速地定植(Fürst et al. 2007)。但相较于牙齿，种植体表面似乎存在着不同的定植模式(Salvi et al. 2008)。令人不解的是，只有少数研究关注于种植体的微生物群，而大部分文献关注的则是牙周炎的微生物群。据报道，种植体周围微生物群与牙周炎的微生物群很相似(Leonhardt et al. 1993)，但也有一些区别(Persson and Renvert 2013)。例如，金黄色葡萄球菌在种植体周围菌斑中更为常见(Rams et al. 1990)，因为这种细菌能够吸附在钛表面(Harris and Richards 2004)。图 4-3 是因种植牙周炎而被拔除的种植体表面生物膜的扫描电子显微镜照片。

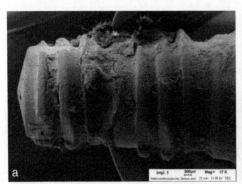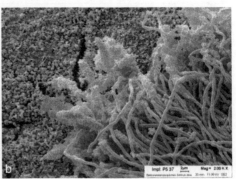

图 4-3(a、b)　因种植牙周炎而被拔除的种植体表面生物膜的扫描电子显微镜(SEM)照片(高度多样性)

　　这些局部细菌变化对于免疫系统来说也是一个系统性的挑战和刺激，相关内容将在本章第七节予以讨论。

第五节　口腔微生物群的演替：生物膜形成

　　由于唾液经常被咽下，所以不会发生演替。唾液中的细菌有规律地定植于黏膜细胞(Slots and Gibbons 1978)。尽管口腔内软组织占据了细菌可定植表面的80%(Collins and Dawes 1987)，但因为与唾液类似，软组织上的黏膜细胞经常脱落并被吞咽，因此在黏膜表面只有一层非致病性的单层菌群，不会引起细菌感染的问题。

相比之下,硬组织会立即被"薄膜"所覆盖(Sönju 1987;Hannig 1997)(如在仔细的洁牙操作后),并随即发生细菌的定植(Rönström et al. 1977;Kolenbrander and London 1993)。第一阶段后,生物膜菌斑中的微生物群开始日渐变化,即演替的过程(Theilade et al. 1966;Ritz 1967;Marsh 1990)。以链球菌为主的"初始菌群"在经过 7 天的发展后会变为以革兰氏阴性杆菌为主的、厌氧的"顶级群落"(Morhardt and Fitzgerald 1980)。由于不同的定位以及多样的外源影响因素,最终会形成不同厚度和不同菌群组成的菌斑。不仅仅在宏观尺度上如此,在微生态水平也是如此。这与氧张力、局部 pH、基质结构及营养物的可用性等有关(Marsh et al. 2009)。由此,口腔内产生了具有多样性的亚系统(Garlichs et al. 1974;Morhardt and Fitzgerald 1980;van Palenstein Helderman 1981;Babaahmadi et al. 1998)。一个典型的例子是 Tanner 等人所描述的牙周炎相关微生物的位点特异性分布模式(Tanner et al. 1998)。

第六节 生物膜发展的几个阶段

演替的过程依据特征分为多个阶段。这不仅适用于口腔生物膜,也适用于其他自然发生的生物膜,如医疗操作以及环境中的生物膜。牙生物膜的形成过程可以被直观地观察到,如通过激光扫描共聚焦显微镜(confocal laser scanning microscopy,CLSM)观察釉质层上生物膜的形成(图 4-4)。

诱发——这是第一阶段,其特点是形成之前所提到的称为"条件膜"或"连接膜"的薄膜(Busscher and van der Mei 1997),但有时也可见最初始定植的细菌(图 4-4a)(Marsh and Bradshaw 1995;Hannig 1999)。

积累——这是第二阶段,包含细菌黏附、细菌生长以及所谓的群体感应(参见第六章)。

生存——这是第三阶段,此阶段生物膜处于一种生长与破坏的平衡中。这种生物膜的破坏是通过所谓"生物膜侵蚀"和"生物膜脱落"的过程实现的,这时微生物细胞或细胞集群从其定植的表面上脱落。

口腔微生物群的演替是由 Socransky 和 Haffajee 等人在对龈下菌斑的研究中发现的(Socransky et al. 1998;Haffajee et al. 1999)。利用分子生物学技术,作者对约 13 000 份菌斑样本进行评估和分组,这些分组称为"复合体"。第一种"黄色复合体"主要由链球菌组成,这与其他作者的研究结果相符合(Theilade et al. 1966;Kolenbrander et al. 1999)。这些链球菌是最早的定植者。第二种"橙色复合体"中,不同的种群进行了分组,最重要的是具核梭杆菌(*Fusobacterium nucleatum*)。这种细菌具有很强的与其他细菌共聚集能力(Kolenbrander et al. 1989),因此它是早期"黄色复合体"与晚期"红色复合体"之间的桥梁微生

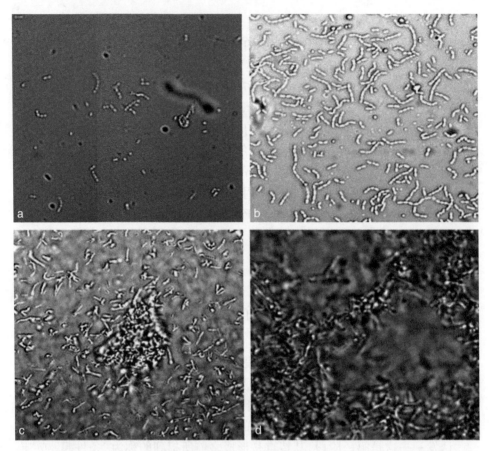

图4-4(a~d)　激光扫描共聚焦显微镜(灰色成像)追踪牙釉质上的生物膜形成

物。最后一种"红色复合体"包括牙龈卟啉单胞菌(*P. gingivalis*)、福赛斯坦纳菌
(*Tannerella forsythus*)和齿垢密螺旋体(*Treponema denticola*),这与牙周炎的迁延
和恶化密切相关。有趣的是,具核梭杆菌被证明是1岁婴儿口腔内最常见的厌
氧菌(Könönen 1999)。这项发现与具核梭杆菌在微生物属间聚集以及生物膜形
成过程中具有关键作用的观点完美契合(Kolenbrander et al. 1989)。总而言之,
口腔微生物从兼性厌氧物种(部分参与龋齿发生)为主向越来越多厌氧群落的
演替,与龈炎和牙周炎的发病密切相关(Theilade et al. 1966;van Palenstein and
Helderman 1981;Socransky et al. 1998;Haffajee et al. 1999)。

第七节　牙菌斑:典型的生物膜

对于生物膜,有几种不同的定义。例如,"生物膜是一种含有大量细菌并相互

黏附和 / 或黏附于物体表面或交界面的基质"(Costerton et al. 1995；Costerton and Lewandowsky 1997)；"在任何暴露于微生物、水和少量营养素的表面所形成的生物膜"(Wimpenny 1997)；或者更为详尽的定义"生物膜是一种细菌的集合，通常以紧密的群落形式存在，黏附于各种天然或人造的物体表面，并在具有足量营养物质的含水环境中形成，以满足微生物群的代谢需求"(Listgarten 1999)。从这个角度出发，牙菌斑展示出了生物膜的基本特征(Wimpenny et al. 2000；Costerton et al. 1999)；此外，如上所述，牙菌斑包含大量的细菌种群，具有很强的异质性，具体见表 4-6。

表 4-6　生物膜的特征

参数	浮游期	生物膜
一般定义	自由漂浮，不黏附、不固定	黏附、固定
密度	细菌 10^8~10^9 个 /ml=10^8~10^9 个 /g	细菌 10^{11}~10^{12} 个 /cm^3=10^{11}~10^{12} 个 /g
发生率	10%~20%	80%~90%
研究热点	1880—1980 年	1960 年至今
对抗菌化合物的抗性	通常较低	通常较高或很高
(医学)重要性	例如，军团菌属(*Legionella*)；大肠埃希菌(*E. coli*)	医学导管、镜头
		口腔疾病
		食品 / 造纸 / 石油工业
		航海

　　虽然世界上近 80%~90% 的微生物存在于生物膜中，但在过去 100 多年中，(医学)研究多关注浮游期的细菌。每克生物膜包含的细菌数量是浮游期细菌数量的 1 000 倍，而且，生物膜的存在使得细菌对抗菌化合物的抗性提高了 500~1 000 倍。值得注意的是，这两个特性是同等重要的，但更高的细菌密度并不是更高抗性的原因。表 4-6 展示了几个生物膜在生态学、医疗和工业中发挥重要作用的例子。

　　Donlan 和 Costerton 的研究说明，不仅结构和其他易于观察到的特性，如黏附、细胞外基质是生物膜与浮游状态细菌的重要区别，其他固有属性，如生长速率的改变、抗生素抗性等也是两者的重要区别。生物膜中的微生物会转录一些浮游状态细菌不转录的基因。此外，由于"持留菌"特点，结合于生物膜环境中的细菌显示出对变性剂、抗生素或其他抗菌化合物以及吞噬作用的抗性(Donlan and Costerton 2002；Obst et al. 2006；Anwar et al. 1992)。其中的机制很复杂，且与多种因素有关(del Pozo and Patel 2007)。因此生物膜的现代定义需要囊括生物膜中的微生物表现在生长速率、基因转录和群体感应(quorum sensing)方面的表型改变等。其中群体感应也可称为"生物膜信号"，指的是微生物属间的相互交流

(信号转导),这依赖于细胞的密度并出现于成熟中的生物膜中(Kaiser and Losick 1993;Fuqua et al. 1996;Costerton et al. 1999;Prosser1999)。

至于生物膜研究的方法,在评估口腔(菌斑)生物膜时,有几个关键性的先决条件:①口腔内夹板系统,它使得在釉质层(Auschill et al. 2004;Arweiler et al. 2004)或其他牙科材料(Auschill et al. 2002)表面上的生物膜集聚不受干扰;②天然菌膜的伴随生成(Hannig 1997,1999)。

总体来讲,口腔内牙齿相关的微生物群可以通过传统的微生物学方法(微生物培养;Theilade et al. 1966;Theilade and Theilade 1970;Mikkelsen 1993)或电子显微镜(透射电子显微镜和扫描电子显微镜;Listgarten 1965;Theilade and Theilade 1970;Saxton 1973;Newman and Wilson 1999)来进行评估。此外,活体(荧光)染色技术可揭示口腔生物膜中存活与死亡细菌的比例(Netuschil et al. 1989,2014),激光扫描共聚焦显微镜(CLSM)也可使抗菌药物的作用可视化,文末彩插图 4-5 用活体荧光染色(vital fluorescence,VF)显示口腔生物膜中的活细菌和死细菌,文末彩插图 4-6 采用 VF 与 CLSM 联用显示口腔生物膜中的活细菌和死细菌分布。近来,荧光原位杂交(fluorescence in situ hybridization,FISH)技术被用来测定特定的细菌物种,并描述它们在生物膜网络中的分布(Al-Ahmad et al. 2007)。因此,不同的可视化方法结合 CLSM,揭示了口腔生物膜的三维结构(Netuschil et al. 1998,2014;Auschill et al. 2002,2004;Arweiler et al. 2004,2013;Zaura et al. 2001;Al-Ahmad et al. 2007,2009,2010)。

第八节　"健康 - 疾病关系"及口腔菌群对系统健康的意义

如上所述,高度多样性的口腔微生物群是口腔的正常组成部分。它具有防止影响系统健康的外源细菌定植的重要作用。

以前我们建议父母要达到较高的口腔卫生标准,以防止微生物定植于婴儿的口腔。但最近的研究发现,父母对婴儿奶嘴或勺子的吮吸能够降低婴儿发生过敏性疾病的风险,其原因可能是转移的微生物刺激了婴儿的免疫系统(Hesselmar et al. 2013)。

另一个方面,最常见的口腔疾病如龋齿、龈炎和牙周炎的发生均与微生物息息相关。细菌是这些疾病发生的必要但非充分条件。通常认为生态学条件(尤其是宿主的生态学条件)在这些疾病的发生中起到关键作用。这一规律同样适用于念珠菌感染和义齿性口炎(念珠菌病)。绝大多数人都携带念珠菌,但口腔念珠菌病却非常罕见。

作为一个危险因素,牙周疾病在多种系统性疾病(如糖尿病、类风湿关节炎、心血管疾病、不良妊娠结局和头颈部肿瘤)的发生和 / 或进展中的作用已成为近年来许多研究的目标(Han et al. 2014)。

第九节　前景

由于口腔生物膜的高度多样性,接种疫苗已不能成为一种以增强正常保护性的微生物群为目的的新型替代疗法。某些情况下,如抗生素应用后,益生菌能够促进天然微生物群的产生与恢复。同时,包含乳杆菌或脆弱拟杆菌等的多种益生菌产品已经商品化,并已经被广泛地用来提升健康水平。从牙齿健康的角度来看,利用益生菌使口腔菌群尤其是口腔生物膜菌群定植于口腔的想法是令人害怕的,因为它们能够使糖类发酵产生酸,这将导致牙釉质的溶解和龋齿的产生。益生菌能否在口腔生物膜中定植并长期存在的问题仍需要更进一步的研究来解答。近来的研究表明,益生菌(如乳杆菌)在口腔生物膜中不占优势,但可以明显地抑制变异链球菌属的生长(Al-Ahmad et al. 2014)。

第十节　总结

微生物群是我们口腔中的一个重要组成部分。然而,当这个敏感的生态系统由于过强或过弱的免疫反应偏离其稳态,就会对局部或整体的健康造成极大的挑战。因此,预防龋齿、龈炎和牙周炎最常见的策略和"金标准"是通过规律刷牙、日常牙缝清洁和定期专业口腔医师清理,从牙齿、种植体和义齿表面机械性地去除生物膜。这种习惯需要从儿童时期就进行训练。还有一点可以确定,在生物膜被破坏后的几分钟内,新生成的生物膜仅处于早期状态,是薄层且为非厌氧微生物的生物膜。

(沙珊珊　金泰阳)

参考文献

Aas JA, Paster BJ, Stokel LN, Olsen I, Dewhirst FE (2005) Defining the normal bacterial flora of the oral cavity. J Clin Microbiol 43:5721-5732

Al-Ahmad A, Wunder A, Auschill TM, Follo M, Braun G, Hellwig E, Arweiler NB (2007) The in vivo dynamics of Streptococcus spp., Actinomyces naeslundii, Fusobacterium nucleatum and Veillonella spp. in dental plaque biofilm as analysed by five-colour multiplex fluorescence in situ hybridization. J Med Microbiol 56:681-687

Al-Ahmad A, Follo M, Selzer AC, Hellwig E, Hannig M, Hannig C (2009) Bacterial colonization of enamel in situ investigated using fluorescence in situ hybridization. J Med Microbiol 58:1359-1366

Al-Ahmad A, Wiedmann-Al-Ahmad M, Faust J, Bächle M, Follo M, Wolkewitz M, Hannig C, Hellwig E, Carvalho C, Kohal R (2010) Biofilm formation and composition on different implant materials in vivo. J Biomed Mater Res B Appl Biomater 95:101-109

Al-Ahmad A, Hellwig E, Follo M, Auschill TM, Arweiler NB (2014) Probiotic lactobacilli do not integrate into oral biofilm in situ. In: The ESCMID Study Group for Biofilms meeting, 09-10 October 2014, Rome

Alaluusua S, Asikainen S (1988) Detection and distribution of Actinobacillus actinomycetemcomitans in the primary dentition. J Periodontol 59:504-507

Alaluusua S, Asikainen S, Lai C-H (1991) Intrafamilial transmission of Actinobacillus actinomycetemcomitans. J Periodontol 62:207-210

Anwar H, Strap JL, Costerton JW (1992) Establishment of aging biofilms: possible mechanism of bacterial resistance to antimicrobial therapy. Antimicrob Agents Chemother 36:1347-1351

Arweiler NB, Hellwig E, Sculean A, Hein N, Auschill TM (2004) Individual vitality pattern of in situ dental biofilms at different locations in the oral cavity. Caries Res 38:442-447

Arweiler NB, Netuschil L, Beier D, Grunert S, Heumann C, Altenburger MJ, Sculean A, Nagy K, Al-Ahmad A, Auschill TM (2013) Action of food preservatives on 14-days dental biofilm formation, biofilm vitality, and biofilm-derived enamel demineralisation in situ. Clin Oral Invest. [Epub ahead of print] doi:10.1007/s00784-013-1053-9

Auschill TM, Arweiler NB, Brecx M, Reich E, Sculean A, Netuschil L (2002) The effect of dental restorative materials on dental biofilm. Eur J Oral Sci 110:48-53

Auschill TM, Hellwig E, Sculean A, Hein N, Arweiler NB (2004) Impact of the intraoral location on the rate of biofilm growth. Clin Oral Invest 8:97-101

Babaahmady KG, Challacombe SJ, Marsh PD, Newman HN (1998) Ecological study of Streptococcus mutans, Streptococcus sobrinus and Lactobacillus spp. at sub-sites from approximal dental plaque from children. Caries Res 32:51-58

Beighton D (1986) A simplified procedure for estimating the level of Streptococcus mutans in the mouth. Br Dent J 160:329-330

Bik EM, Armitage GC, Loomer P, Emerson J, Mongodin EF, Nelson KE, Gill SR, Raser-Liggett CM, Relman DA (2010) Bacerial diversity in the oral cavity of 10 healthy individuals. ISME J 4:962-974

Busscher HJ, van der Mei HC (1997) Physico-chemical interactions in initial microbial adhesion and relevance for biofilm formation. Adv Dent Res 11:24-32

Caufield PW, Cutter GR, Dasanayake AP (1993) Initial Acquisition of mutans streptococci by infants: evidence for a discrete window of infectivity. J Dent Res 72:37-45

Collins LMC, Dawes C (1987) The surface area of the adult human mouth and thickness of the salivary film covering the teeth and oral mucosa. J Dent Res 66:1300-1302

Costerton JW, Lewandowski Z (1997) The biofilm lifestyle. Adv Dent Res 11:192-195

Costerton JW, Lewandowski Z, Caldwell DE, Korber DR, Lappin-Scott HM (1995) Microbial biofilms. Ann Rev Microbiol 49:711-745

Costerton JW, Cook G, Lamont R (1999) The community architecture of biofilms: dynamic structures and mechanisms. In: Newman HN, Wilson M (eds) Dental plaque revisited. BioLine, Antony Rowe Ltd, Chippenham, pp 5-14

Davey HM (2011) Life, death, and in-between: meanings and methods in microbiology. Appl

Environ Microbiol 77:5571-5576

del Pozo JL,Patel R (2007) The challenge of treating biofilm-associated bacterial infections. Clin Pharmacol Ther 82:204-209

Donlan RM,Costerton JW (2002) Biofilms:survival mechanisms of clinically relevant microorganisms. Clin Microbiol Rev 15:167-193

Emilson CG,Lindquist B,Wennerholm K (1987) Recolonization of human tooth surfaces by Streptococcus mutans after suppression by Chlorhexidin treatment. J Dent Res 66:1503-1508

Fuqua C,Winans SC,Greenberg EB (1996) Census and consensus in bacterial ecosystems:the LuxR-LuxI family of quorum-sensing transcriptional regulators. Ann Rev Microbiol 50:727-751

Fürst MM,Salvi GE,Lang NP,Persson GR (2007) Bacterial colonization immediately after installation on oral titanium implants. Clin Oral Implants Res 18:501-508

Garlichs UA,Brandau H,Bössmann K (1974) Histotopochemical determination of metabolic activity of carbohydrate metabolism in plaque from sound and carious enamel. Caries Res 8:234-248

Gendreau L,Loewy ZG (2011) Epidemiology and etiology of denture stomatitis. J Prosthodont 20:251-260

Gusberti FA,Mombelli A,Lang NP,Minder CE (1990) Changes in subgingival microbiota during puberty:a 4-year longitudinal study. J Clin Periodontol 17:685-692

Haffajee AD,Socransky SS,Feres M,Ximenez-Fyvie LA (1999) Plaque microbiology in health and disease. In:Newman HN,Wilson M (eds) Dental plaque revisited. BioLine,Antony Rowe Ltd, Chippenham,pp 255-282

Han YW,Houcken W,Loos BG,Schenkein HA,Tezal M (2014) Periodontal disease, atherosclerosis,adverse pregnancy outcomes,and head-and-neck cancer. Adv Dent Res 26:47-55

Hannig M (1997) Transmission electron microscopic study of in vivo pellicle formation on dental restorative materials. Eur J Oral Sci 105:422-433

Hannig M (1999) Ultrastructural investigation of pellicle morphogenesis at two different intraoral sites during a 24-h period. Clin Oral Invest 3:88-95

Harris LG,Richards RG (2004) Staphylococcus aureus adhesion to different treated titanium surfaces. J Mater Sci Mater Med 15:311-314

Hesselmar B,Sjöberg F,Saalman R,Aberg N,Adlerberth I,Wold AE (2013) Pacifier cleaning practices and risk of allergy development. Pediatrics 131:1829-1837

Jakubovics NS,Palmer RJ Jr (2013) Oral microbial ecology-current research and new perspectives. Caister Academic Press,Norfolk

Jensen J,Liljemark W,Bloomquist C (1981) The effect of female sex hormones on subgingival plaque. J Periodontol 52:599-602

Kaiser D,Losick R (1993) How and why bacteria talk to each other. Cell 73:873-885

Keijser BJ,Zaura E,Huse SM,van der Vossen JM,Schuren FH,Mntijn RC,ten Cate JM, Crielaard W (2008) Pyrosequencing analysis of the oral microflora of healthy adults. J Dent Res 87: 1016-1020

Kleinfelder JW,Müller RF,Lange DE (1999) Intraoral persistence of Actinobacillus actinomycetemcomitans in periodontally healthy subjects following treatment of diseases family members. J Clin Periodontol 26:583-589

Kolenbrander PE,London J (1993) Adhere today,here tomorrow:oral bacterial adherence. J Bacteriol 175:3247-3252

Kolenbrander PE, Andersen RN, Moore LHV (1989) Coaggregation of Fusobacterium nucleatum, Selenomonas flueggei, Selenomonas infelix, Selenomonas noxia, and Selenomonas sputigena with strains from 11 genera of oral bacteria. Infect Immun 57:3194-3203

Kolenbrander PE, Andersen RN, Clemans DL, Whittaker CJ, Klier CM (1999) Potential role of functionally similar coaggregation mediators in bacterial succession. In: Newman HN, Wilson M (eds) Dental plaque revisited. BioLine, Antony Rowe Ltd, Chippenham, pp 171-186

Könönen E (1999) Oral colonization by anaerobic bacteria during childhood: role in health and disease. Oral Dis 5:278-285

Könönen E, Jousimies-Somer H, Asikainen S (1992) Relationship between oral gramnegative anaerobic bacteria in saliva of the mother and the colonization of her edentulous infant. Oral Microbiol Immunol 7:273-276

Könönen E, Asikainen S, Saarela M, Karjalainen J, Jousimies-Somer H (1994) The oral gram-negative anaerobic microflora in young children: longitudinal changes from edentulous to dentate mouth. Oral Microbiol Immunol 9:136-141

Kornman KS, Loesche WJ (1980) The supragingival microbial flora during pregnancy. J Periodontal Res 15:111-112

Kornman KS, Loesche WJ (1981) Effects of estradiol and progesterone on Bacteroides melaninogenicus and Bacteroides gingivalis. Infect Immun 35:256-257

Kraneveld EA, Buijs MJ, Bonder MJ, Visser M, Keijser BJ, Crielaard W, Zaura E (2012) The relation between oral candida load and bacterial microbiome profiles in Dutch older adults. PLoS One 8(8):e42770. doi:10.1371/journal.pone.0042770

Leonhardt A, Adolfsson B, Lekholm U, Wikström M, Dahlén E (1993) A longitudinal microbiological study on osseointegrated titanium implants in partially edentulous patients. Clin Oral Implants Res 4:113-120

Listgarten MA (1965) Electron microscopic observation on the bacterial flora of acute necrotizing ulcerative gingivitis. J Periodontol 36:328-339

Listgarten MA (1999) Formation of dental plaque and other oral biofilms. In: Newman HN, Wilson M (eds) Dental plaque revisited. BioLine, Antony Rowe Ltd, Chippenham, pp 187-210

Liu B, Falle LL, Klitgord N, Mazumdar V, Ghodsi M, Sommer DD, Gibbons TH, Teangen TJ, Chang Y-C, Li S, Stine OC, Hasturk H, Kasif S, Segrè D, Pop M, Amar S (2012) Deep sequencing of the oral microbiome reveals signatures of periodontal disease. PLoS One 7:e37919. doi:10.1371/journal.pone.0037919

Marsh PD (1990) Microbial succession in relation to enamel demineralisation. Microb Ecol Health Dis 3:i-iii

Marsh PD (2005) Dental plaque: biological significance of a biofilm and community life-style. J Clin Periodontol 32(Suppl 6):7-15

Marsh PD, Bradshaw DJ (1995) Dental plaque as a biofilm. J Ind Microbiol 15:169-175

Marsh PD, Martin MV, Lewis MAO, Williams DW (2009, 2010, 2013) Oral microbiology, 5th ed. Churchill Livingstone Elsevier, Edinburgh

Micheelis W, Schiffner U, Hoffmann T, Kerschbaum T, John MT (2006) Vierte Deutsche Mundgesundheitsstudie (DMS IV). Deutscher Zahnärzte Verlag, Köln

Mikkelsen L (1993) Influence of sucrose intake on saliva and number of microorganisms and acidogenic potential in early dental plaque. Microb Ecol Health Dis 6:253-264

Moore WEC, Moore LVH (1994) The bacteria of periodontal diseases. Periodontol 2000 5:66-77

Moore WEC, Burmeister JA, Brooks CN, Ranney RR, Hinkelmann KH, Schieken RM, Moore LVH (1993) Investigation of the influences of puberty, genetics, and environment on the composition of subgingival periodontal floras. Infect Immun 61:2891-2898

Morhart R, Fitzgerald R (1980) Composition and ecology of the oral flora. In: Menaker L (ed) The biologic basis of dental caries. Harper & Row, Hagerstown, pp 263-277

Netuschil L, Reich E, Brecx M (1989) Direct measurement of the bactericidal effect of chlorhexidine on human dental plaque. J Clin Periodontol 16:484-488

Netuschil L, Reich E, Unteregger G, Sculean A, Brecx M (1998) A pilot study of confocal laser scanning microscopy for the assessment of undisturbed dental plaque vitality and topography. Arch Oral Biol 43:277-285

Netuschil L, Auschill TM, Sculean A, Arweiler NB (2014) Confusion over live/dead stainings for the detection of vital microorganisms in oral biofilms-which stain is suitable? BMC Oral Health 14:2

Newman HN, Wilson M (eds) (1999) Dental plaque revisited. BioLine, Antony Rowe Ltd, Chippenham

Obst U, Schwartz T, Volkmann H (2006) Antibiotic resistant pathogenic bacteria and their resistance genes in bacterial biofilms. Int J Artif Organs 29:387-394

Offenbacher S, Olsvik B, Tonder A (1985) The similarity of periodontal microorganisms between husband and wife cohabitants. J Periodontol 6:317-323

Okada M, Hayashi F, Nagasaka N (2001) PCR detection of 5 putative periodontal pathogens in dental plaque samples from children 2 to 12 years of age. J Clin Periodontol 28:576-582

Paster BJ, Olsen I, Aas JA, Dewhirst FE (2006) The breadth of bacterial diversity in the human periodontal pocket and other oral sites. Periodontol 2000 42:80-87

Percival RS, Challacombe SJ, Marsh PD (1991) Age-related microbiological changes in the salivary and plaque microflora of healthy adults. J Med Microbiol 35:5-11

Persson GR, Renvert S (2013) Cluster of bacteria associated with peri-implantitis. Clin Implant Dent Relat Res. doi:10.1111/cid.12052 [Epub ahead of print]

Petit MDA, van Steenbergen TJM, Timmerman MF, de Graaff J, van der Velden U (1994) Prevalence of periodontitis and suspected periodontal pathogens in families of adult periodontitis patients. J Clin Periodontol 21:76-85

Postgate JR (1969) Viable counts and viability. Meth Microbiol 1:611-628

Preus HR, Olsen I (1988) Possible transmittance of A. actinomycetemcomitans from a dog to a child with rapidly destructive periodontitis. J Periodont Res 23:68-71

Prosser JI (1999) Quorum sensing in biofilms. In: Newman HN, Wilson M (eds) Dental plaque revisited. BioLine, Antony Rowe Ltd, Chippenham, pp 79-88

Quirynen M, De Soete M, Dierickx K, van Steenberghe D (2001) The intra-oral translocation of periodontopathogens jeopardises the outcome of periodontal therapy. A review of the literature. J Clin Periodontol 28:499-507

Rams TE, Feik D, Slots J (1990) Staphylococci in human periodontal diseases. Oral Microbiol Immunol 5:29-32

Ritz HL (1967) Microbial population shifts in developing human dental plaque. Arch Oral Biol 12:1561-1568

Rönström A, Edwardsson S, Attström R (1977) Streptococcus sanguis and Streptococcus salivarius in early plaque formation on plastic films. J Periodontol Res 12:331-339

Saarela M, von Troil-Lindén B, Torkko H, Stucki A-M, Alahuusua S, Jousimies-Somer H, Asikainen S (1993) Transmission of oral bacterial species between spouses. Oral Microbiol Immunol 8: 349-354

Salerno C, Pascale M, Contaldo M, Esposito V, Busciolano M, Milillo L, Guida A, Petruzzi M, Serpico R (2011) Candida-associated denture stomatitis. Med Oral Patol Oral Cir Bucal 16:139-143

Salvi GE, Fürst MM, Lang NP, Persson GR (2008) One-year bacterial colonization patterns of Staphylococcus arueus and other bacteria at implants and adjacent teeth. Clin Oral Implants Res 19: 242-248

Saxton CA (1973) Scanning electron microscope study of the formation of dental plaque. Caries Res 7:102-119

Schlagenhauf U, Pommerencke K, Weiger R (1995) Influence of toothbrushing, eating and smoking on Dentocult SM Strip mutans test scores. Oral Microbiol Immunol 10:98-101

Slots J, Gibbons RJ (1978) Attachment of Bacteroides melaninogenicus subsp. assaccharolyticus to oral surfaces and its possible role in colonization of the mouth and of periodontal pockets. Infect Immun 19:254-264

Socransky SS, Haffajee AD, Cugini MA, Smith C, Kent RL Jr (1998) Microbial complexes in subgingival plaque. J Clin Periodontol 25:134-144

Sönju T (1987) Pellicle-formation, composition and possible role. Chapter 4. In:Thylstrup A, Fejerskov O (eds) Textbook of cariology. Munksgaard, p 46-55

Tanner A, Maiden MFJ, Macuch PJ, Murray LL, Kent RL Jr (1998) Microbiota of health, gingivitis, and initial periodontitis. J Clin Periodontol 25:85-98

ten Cate JM (2006) Biofilms, a new approach to the microbiology of dental plaque. Odontology 94:1-9

Theilade E, Theilade J (1970) Bacteriological and ultra-structural studies of developing dental plaque. In:McHugh (ed) Dental plaque. Livingstone, Edinburgh, pp 27-40

Theilade E, Wright WH, Jensen SB, Löe H (1966) Experimental gingivitis in man. Ⅱ. A longitudinal clinical and bacteriological investigation. J Periodontol Res 1:1-13

Van der Velden U, Abbas F, Armand S, de Graaff J, Timmerman MF, van der Weijden GA, van Winkelhoff AJ, Winkel EG (1993) The effect of sibling relationship on the periodontal condition. J Clin Periodontol 20:683-690

Van Houte J, Green DB (1974) Relationship between the concentration of bacteria in saliva and the colonization of teeth in humans. Infect Immun 9:624-630

Van Palenstein Helderman WH (1981) Longitudinal microbial changes in developing human supragingival and subgingival dental plaque. Archs Oral Biol 26:7-12

Van Winkelhoff AJ, Boutaga K (2005) Transmission of periodontal bacteria and models of infection. J Clin Periodontol 32 (Suppl 6):16-27

Voelkerding KV, Dames SA, Durtschi JD (2009) Next-generation sequencing:from basic research to diagnostics. Clin Chem 55:641-658

Von Troil-Lindén B, Alahuusua S, Wolf J, Jousimies Somer H, Torppa J, Asikainen S (1997) Periodontitis patient and the spouse:periodontal bacteria before and after treatment. J Clin Periodontol 24:893-899

Wade WG (2013) Detection and culture of novel oral Bacteria. In: Jakubovics NS, Palmer RJ Jr (eds) Oral microbial ecology-current research and new perspectives. Caister Academic Press, Norfolk

Wimpenny JWT (1997) The validity of models. Adv Dent Res 11:150-159

Wimpenny J, Manz W, Szewzyk U (2000) Heterogeneity in biofilms. FEMS Microbiol Rev 24: 661-671

Winterberg H (1898) Zur Methodik der Bakterienzählung [Concerning methods to count bacteria]. Z Hyg 29:75-93

Zaura E, Keijser BJ, Huse SM, Crielaard W (2009) Defining the healthy "core microbiome" of oral microbial communities. BMC Microbiol 9:259

Zaura-Arite E, van Marle J, ten Cate JM (2001) Confocal microscopy study of undisturbed and chlorhexidine-treated dental biofilm. J Dent Res 80:1436-1440

Ziegler NR, Halvorson HO (1935) Application of statistics to problems in bacteriology. IV. Experimental comparison of the dilution method, the plate count, and the direct count for the determination of bacterial populations. J Bacteriol 29:609-634

第五章　人体皮肤微生物群

5

Markus Egert,Rainer Simmering

摘要

本章总结了近年皮肤微生物群研究的重要进展。

皮肤是人体最大的器官,也是人体功能较多的器官之一。皮肤是人体重要的保护性屏障,其表面有多种活性微生物定植。皮肤微生物群与人体健康密切相关,其参与多种皮肤疾病的发生,并在创伤感染过程中发挥一定的作用。许多美容相关的皮肤问题也与皮肤微生物群紊乱有关。此外,皮肤微生物群,尤其是手部微生物群,是卫生学领域研究的重点内容。值得注意的是,皮肤微生物群不仅与皮肤疾病及感染有关,还可通过多种方式保护皮肤。人类皮肤微生物群结构及功能的相关研究,还可帮助我们从进化角度观察人类与微生物之间的相互作用关系。

人体皮肤微生物群研究领域的重点内容包括:①不同部位或不同年龄阶段人体皮肤微生物群组成及功能;②皮肤常驻微生物群与暂驻微生物群之间的关系;③皮肤共生微生物群与致病微生物群之间的关系;④影响皮肤微生物群结构的因素及其对人体健康的影响;⑤皮肤微生物群组成的干预手段。

关键词

皮肤微生物群　细菌　古菌　真菌　放线菌门　厚壁菌门　变形菌门　稳态　皮肤疾病　皮肤防御与免疫　化妆品　汗液

第一节　引言

皮肤是人体最大的器官,也是人体功能较多的器官之一。它是人体与外界环境之间重要的保护性屏障,其表面有多种微生物定植。皮肤表面微生物的数量少于胃肠道、口腔及阴道,排第四位(Wilson,2008)。皮肤微生物群参与多种皮肤疾病(如痤疮、银屑病、特应性皮炎等)的发生,并在创伤感染过程中发挥一定的作用。一些美容相关皮肤问题如油性肌肤、头皮屑、体味等也与皮肤微生物群(skin microbiota)紊乱有关。皮肤微生物群还与卫生学密切相关(如临床卫生、生殖卫生、个人卫生等),其中以手部微生物群尤为重要。尽管微生物群紊乱可引发相关皮肤疾病,但皮肤微生物群本身还具有重要的保护作用,如可促进皮肤酸性环境的形成、激活皮肤免疫系统、通过生物拮抗作用有效抑制其他病原微生物在皮肤定植等。此外,对皮肤微生物群结构及功能的分析还可以帮助我们从进化角度理解人体与微生物之间的相互作用关系。

综上,皮肤微生物群对人类健康的重要性毋庸置疑。本章总结了近年人体皮肤微生物群研究领域所取得的一系列重要进展,重点阐述人类皮肤表层(表皮、真皮)的微生物,而定植于人体内部上皮细胞表面的微生物群(如口腔微生物群、消化道微生物群)将在其他章节介绍。除本章内容外,读者还可以参考另外几篇与人体皮肤微生物群结构和功能相关的经典综述(Grice and Segre 2011;Kong 2011;Kong and Segre 2012;Rosenthal et al. 2011;Schommer and Gallo 2013)。Grice 和 Segre 的综述对皮肤微生物群研究历史进行了简要介绍(2011);Wilson的相关著作(Wilson 2008)及 Roth(1988)、Bojar(2002)等的综述则全面介绍了一系列基于微生物培养的相关研究成果。

皮肤微生物群研究领域的重点内容包括:①人体不同部位或不同年龄阶段人体皮肤微生物群组成及其分布情况;②皮肤常驻微生物群与暂驻微生物群的区别;③皮肤共生微生物群与致病微生物群的区别;④影响皮肤微生物群落组成(结构)的生物因素及非生物因素;⑤皮肤微生物群组成的干预手段。

第二节　皮肤——微生物的寄居地

皮肤是一个多功能的器官,是宿主与外界环境之间的天然屏障。皮肤具有机械屏障与生物屏障的作用,可保护体内组织器官免受外界各种不利理化因素及病原微生物的侵袭。皮肤具有体温调节及免疫支持等功能。此外,皮肤还参与黑色素的生成,从而有效防止紫外线对人体的伤害。皮肤结构复杂,含有多种功能细胞,具有多种生理功能。皮肤由表皮及真皮构成。表皮位于皮肤最外层,主要由角质细胞构成,其内无血管;真皮位于表皮之下,是由胶原纤维与弹性纤维互相交织构成的富含成纤维细胞的网络结构,纤维组织赋予了皮肤很好的韧度与弹性。真皮层内含有丰富的毛细血管及淋巴管,是免疫细胞进出的通道。此外,真皮层内还含有毛囊、皮脂腺、汗腺等皮肤附属器官以及丰富的神经末梢。有关正常人体皮肤组织的相关知识可参考 Urmacher 的著作(Urmacher 1990)。

　　皮肤表面汗腺及皮脂腺分布不均匀,导致不同部位皮肤生理状态不同。如头皮、前额、颈部、上背部等区域富含皮脂,大量亲脂性微生物定植于此;腋窝、外生殖器、跖等部位皮肤常处于温暖潮湿状态;而前臂、腿部、下背部等部位皮肤则相对干燥。皮肤生理状态的差异导致不同部位皮肤表面定植的微生物种类不同,即不同部位皮肤表面具有不同的微生态系统。

　　皮肤的一个重要作用是保持人体内环境的稳态,如维持体温恒定、防止体内水分丢失等(Percival et al. 2012)。体温调节是重要的生理过程,若人体核心温度长期处于 40℃以上,会导致体内蛋白变性,细胞死亡,器官衰竭(Wilke et al. 2007)。人体通过汗液的蒸发调节体温。汗液由皮肤附属器官汗腺所分泌。汗腺分为外泌汗腺(小汗腺)和顶泌汗腺(大汗腺)两种。同时具有这两种汗腺特征的汗腺称为顶外泌汗腺(apoeccrine sweat glands)。皮肤表面的汗腺分布不均。不同类型的汗腺功能不同,刺激因素亦不同(Wilke et al. 2007;Noël et al. 2012)。

　　外泌汗腺是人体最丰富的汗腺,平均每平方厘米皮肤分布 100~200 个,手掌、足底部外泌汗腺可多达 600 个 /cm² 左右。仅唇部、甲床等少数部位无外泌汗腺分布(Noël et al. 2012)。从出生开始,外泌汗腺就一直在执行其生理功能——调节体温。外泌汗腺分泌汗液受到环境温度、湿度、皮肤状态、体温等多因素影响,此外,健康状况、昼夜节律、月经周期等也会影响汗液分泌。温度是分泌汗液的主要始动因素,疼痛、压力、恐惧以及焦虑等也可引起汗液分泌。有报道称,食物的消化过程也参与调节汗腺的分泌。然而外泌汗腺分泌汗液的内在机制尚不明确(Wilke et al. 2007)。

　　汗液的另一个重要功能是引起皮肤表面的酸化,从而有效阻止细菌在皮肤表面的定植及生长(Grice and Segre 2011)。外泌汗腺所分泌的汗液清澈透明,除含大量水分外,还含有钠离子、钾离子、氨基酸、糖类、乳酸盐及糖蛋白(Kelly and Wood 2010)。汗液的具体成分受激素、身体状态、环境以及分泌量的影响(Noël et al. 2012)。

　　1989 年,Sato 等首次提出顶外泌汗腺的概念(Sato et al. 1989)。皮肤顶外泌汗腺的数量远少于外泌汗腺。眼周、耳周以及乳腺皮肤约分布 2 000 个顶外泌汗腺;也有报道指出,顶外泌汗腺在腋窝及腹股沟皮肤的分布密度最大。

　　顶泌汗腺分布于体表含有毛发的部位,其分泌汗液至毛囊管腔(Wilke et al. 2007;Kelly and Wood 2010;Noël et al. 2012)。顶泌汗腺在性成熟前呈静止状态,青春期后受性激素影响,分泌活跃。顶泌汗腺分泌物呈黏稠乳状液,含有脂质、乳酸盐、含氮物质、电解质、类固醇、蛋白质、维生素及金属离子(Noël et al. 2012; Fredrich et al. 2013)。此外,有学者推测外泌汗腺分泌物中可能还含有激素(Wilke et al. 2007)。但由于缺乏高纯度样品,目前尚无法阐明顶泌汗腺分泌物的确切成分。此外,情绪因素亦可引发顶泌汗腺汗液的分泌,但具体机制不明(Wilke et al. 2007;Fredrich et al. 2013)。外泌汗腺分泌物对体味影响甚微,而顶泌汗腺分泌物则会在细菌作用下产生特殊气味(Wilke et al. 2007;Kelly and Wood 2010;Grice and Segre 2011;Noël et al. 2012;Fredrich et al. 2013)。

皮肤黏膜不同于非生物表面的一个重要特征就是其可不断产生新的细胞,并对微生物感染及微生物降解产物产生免疫应答。这种固有免疫系统是影响皮肤表面微生物平衡的另一个重要因素。位于表皮的朗格汉斯细胞以及位于真皮层的树突状细胞、巨噬细胞、肥大细胞、T淋巴细胞、B淋巴细胞、浆细胞以及自然杀伤细胞共同参与皮肤的免疫应答。多种皮肤细胞如角质细胞、皮脂腺细胞、汗腺细胞、肥大细胞等均可产生抗菌肽(Schauber and Gallo 2008)。

人体皮肤抗微生物防御系统(antimicrobial defense system)的一个重要部分即由阳离子短肽(如人β-防御素 hBD-1、hBD-2、hBD-3、hBD-4)(García et al. 2001;Harder et al. 2001;Schauber and Gallo 2008)、人抗菌肽 LL-37(Frohm et al. 1997)、抗菌酶(如溶菌酶、RNase7)(Harder and Schroder 2002)及多种具有抗菌能力的分子(Braff et al. 2005)组成。

活性抗菌肽 LL-37 由前体蛋白 Hcap18 经丝氨酸蛋白酶裂解产生,其分子中含有 37 个氨基酸残基,呈 α-螺旋结构,具有抗细菌、抗真菌及抗病毒活性(Braffand Gallo 2006)。

β-防御素是含有 3 个二硫键结构的短肽,分子量 4~5kDa。其中 hBD-1 在上皮细胞中组成性表达,而 hBD-2 与 hBD-3 仅在炎症诱导下表达。在痤疮病变的脓疱中,hBD-2 的表达明显升高,hBD-1 仅中等程度表达(Philpott 2003)。特应性皮炎 hBD-2 的表达无明显上调(Ong et al. 2002),而银屑病皮损中 hBD-2 与 hBD-3 表达显著升高(Harder and Schroder 2002;Nomura et al. 2003)。体外实验发现,金黄色葡萄球菌可诱导角质细胞 hBD-2 显著表达,而 hBD-1 与抗菌肽 LL-37 仅中等程度表达,hBD-1 表达水平并无明显变化(Midorikawa et al. 2003)。进一步研究指出,糠秕马拉色菌(*Malassezia. furfur*)通过蛋白激酶 C 诱导角质细胞 hBD-2 而非 hBD-1 的表达(Donnarumma et al. 2004)。此外,研究者还发现热灭活病原菌成分(如铜绿假单胞菌、金黄色葡萄球菌、大肠埃希菌、酿脓链球菌等)可诱导角质细胞表达 RNase7(Harder et al. 2001)。

以上这些抗菌肽均是皮肤固有免疫系统的组成成分。它们不仅可以直接限制微生物的侵袭,还可作为信号分子诱发细胞产生应答。如抗菌肽 LL-37 可通过细胞表面受体激活 IL-6、IL-10 等细胞因子的表达,引发级联反应(Schauber and

Gallo 2008)。

最终，皮肤通过其表面相对低温及酸性环境阻止了病原微生物的定植及感染（Grice and Segre 2011）。

第三节　正常皮肤微生物群结构及变化

人体皮肤微生物群包含细菌、真菌（绝大多数为酵母）、病毒及古菌。此外，真核生物（多数为节肢动物，如螨虫）也可寄生于皮肤表面，但由于其不属于狭义微生物范畴，因此本章不予讨论。新一代高通量测序技术极大地推动了人类皮肤微生物群结构的研究。该方法不仅能够同时检测数以百万计的核酸序列（16S rRNA 或 18S rRNA），还可对培养困难甚至目前尚无培养方法的微生物进行检测。然而新技术也有一定的局限性，其无法区分活菌体或死菌体，且测定结果易受实验操作误差的影响，如核酸提取不完全、引物错配造成序列识别偏差等均可影响实验结果（Forney et al. 2004）。但值得注意的是，在进行人体皮肤微生物群结构分析及优势菌鉴定的研究中，无论是采取传统微生物培养方法，还是利用新一代高通量测序技术，所得结果非常相似。

一、健康成年人的正常皮肤微生物群

为明确皮肤正常微生物群的组成，学者们对多名健康成年人皮肤表面微生物进行了分析。健康成年人皮肤表面有 $10^8 \sim 10^{11}$ 个微生物定植，皮肤表面微生物分布不规则，指尖、后背处微生物数量相对较少，约 $10^2/cm^2$，额头、腋下微生物数量较多，可达 $10^6/cm^2$。皮肤表面主要有嗜常温菌、嗜旱菌、嗜酸菌、耐渗透压菌及兼性好氧菌定植，此外，一些特殊部位皮肤还会有特殊微生物定植。长期以来，学者们一直认为健康状态下皮肤微生物仅局限在表皮及皮脂腺、汗腺等皮肤附属器内（Grice and Segre 2011），然而近期的研究发现真皮及皮下脂肪组织等皮肤深层部位也有微生物存在（Nakatsuji et al. 2013）。可见，这些以往被认为是无菌组织的部位实际上存在着宿主与微生物之间的直接交流，这是一个新的免疫学观点。

（一）细菌

细菌是数量最多且研究最为深入的皮肤微生物。大部分皮肤表面定植菌隶属于以下三个门类（其后列举了皮肤表面相对丰度较高的细菌属），放线菌门（Actinobacteria）：棒状杆菌属（*Corynebacterium*）、丙酸杆菌属（*Propionibacterium*）、微球菌属（*Micrococcus*）、短杆菌属（*Brevibacterium*）；厚壁菌门（Firmicutes）：葡萄球

菌属 (*Staphylococcus*)、链球菌属 (*Streptococcus*); 变形菌门 (Proteobacteria): 不动杆菌属 (*Acinetobacter*)、甲基杆菌属 (*Methylobacterium*)。近期高通量测序研究显示, 皮肤微生物群具有高度多样性,包含多达 25 个门的细菌,但大多细菌丰度较低。研究还发现,皮肤微生物群结构具有高度个体差异性,且随时间发生显著变化。

在最初开展的一项小规模研究中,Gao 等人(2007)对 6 名健康成年人前臂皮肤擦拭物进行鉴定。通过对约 1 200 个克隆的 16S rRNA 测序结果进行分析,研究者共发现 182 种细菌,它们分别来自 8 个门 91 个属。每名受试者皮肤表面平均含有 48 种细菌。其中约 95% 的细菌来自放线菌门、厚壁菌门及变形菌门。值得注意的是,受试者皮肤表面 85% 的细菌是目前已知并可培养的,这与自然界的微生物生态系统明显不同。8~10 个月后,Gao 等再次收集其中 4 名受试者的前臂皮肤擦拭物样本,在此次获得的 817 个克隆中,研究者又新发现了来自 2 个门 28 个属的 65 种细菌。前后两次实验共鉴定出来自 119 个属的细菌,然而仅有丙酸杆菌属、棒状杆菌属、葡萄球菌属及链球菌属 4 个属(3.4%)的细菌在两次实验中均存在,54.4% 的克隆都属于以上 4 个属。

随后 Grice 等人(2009)开展了一项具有里程碑意义的研究。Grice 等分析了来自 10 名健康成年人体表 20 个不同部位的微生物群组成,并于 4~6 个月后对其中 5 名受试者再次进行取样分析。通过对 112 000 余细菌的 16S rRNA 序列进行分析,研究者鉴定得到了隶属于 19 个门的细菌,其中绝大多数细菌分属于以下 4 个门:放线菌门(52%)、厚壁菌门(24%)、变形菌门(17%)及拟杆菌门(6%)。而在所鉴定出的 205 个属的细菌中,约 62% 的细菌来自以下 3 个属:放线菌门棒状杆菌属(23%)、放线菌门丙酸杆菌属(23%)、厚壁菌门葡萄球菌属(17%)。研究表明,微生物群的多样性及时间稳定性与不同部位皮肤的性质有关:在富含皮脂区,丙酸杆菌属与葡萄球菌属占优势;在潮湿部位,棒状杆菌属占优势,还有少量葡萄球菌属;而在皮肤干燥部位则有多种细菌定植,其中 β- 变形菌门及黄杆菌目(Flavobacteriales)细菌所占数量最多。由于革兰氏阴性菌通常仅生存于潮湿环境,因此 Grice 等人的发现很出乎意料。此外,根据香农(Shannon)多样性指数的计算结果,研究者还发现皮肤微生物群多样性与部位密切相关:后背、耳后褶皱与脚趾缝隙处样本的香农多样性指数最低,细菌种类最少,而腘窝、足后跟及肘窝处样本香农多样性指数最高,说明该处细菌多样性最高。皮肤微生物群的纵向稳定性(时间稳定性)也与部位相关:皮肤表面受保护部位如鼻孔、外耳道处微生物群组成较为稳定,而暴露部位如臀部、腘窝处微生物群组成稳定性较低。可见,特定微生境对皮肤微生物群组成至关重要,部位对皮肤微生物群组成的影响远大于个体的影响(Grice and Segre 2011)。Grice 等认为,此研究成果可为今后皮肤微生物群相关研究提供重要的理论依据。

此外,Fiever 等(2008)的研究成果也具有重要意义。研究选取 27 名健康男性及 24 名健康女性,并对受试者双手掌面获得的 350 000 余条细菌的 16S rRNA

序列进行分析。研究者共鉴定出 4 700 余种细菌,平均每只手掌表面有 158 种不同细菌定植。这些细菌隶属于 25 个门,其中 94% 来自放线菌门、厚壁菌门及变形菌门。这些细菌中以丙酸杆菌属丰度最高(31.6%),其次为链球菌属(17.2%)、葡萄球菌属(8.3%)、棒状杆菌属(4.3%)及乳杆菌属(3.1%)。几乎所有样品中都含有以上种属细菌。令研究者们震惊的是,手掌皮肤微生物群多样性竟与肠道微生物群相似。但这也比较容易理解,因为手掌是重要的"抓取器官",经常与各种有菌表面接触,并时常暴露于各种影响皮肤微生物群组成的环境中。

研究者还发现,不同个体以及同一个体不同部位皮肤的微生物群组成具有显著差异。同一人双手皮肤表面细菌仅有 17% 相同,而不同人双手细菌则仅有 13% 相同。女性手部皮肤微生物群多样性高于男性,此外,手部皮肤微生物群组成受左右手使用习惯、上次洗手时间及性别影响。手部皮肤常驻微生物群与暂住微生物群在卫生学上有很实际的意义,具体可参考 Edmonds-Wilson 等的相关研究(Edmonds-Wilson et al. 2015)。

Hulcr 等(2012)开展了一项非常有趣的研究——肚脐微生物群结构。研究发现,脐部微生物群与其他部位皮肤微生物群一样,具有极高的菌种多样性,平均每个人的脐部有 67 种不同种属细菌定植。然而仅部分种属细菌占优势,其中约 80% 的细菌来自以下 6 个种系:葡萄球菌属、棒状杆菌属、放线菌门中某些属(如微球菌属)、梭菌目中某些属[如厌氧球菌属(*Anaerococcus*)、芬戈尔德菌属(*Finegoldia*)、嗜蛋白胨菌属(*Peptoniphilus*)]、芽孢杆菌属及少量 γ- 变形菌门中的某些属[如不动杆菌属(*Acinetobacter*)]。研究者指出,可用宏观生态学中"寡头"的概念来解释皮肤微生物群的特点:"寡头"即一组关系密切的优势菌,与"核心物种"不同,仅大部分样本而并非所有样本都以"寡头"菌作为优势菌。"寡头"菌即进化上对此部位最为适应的菌种。

(二) 真菌、古菌与病毒

与细菌相比,人们对皮肤微生物群其他成员如真菌、古菌与病毒知之甚少。微生物培养及早期分子生物学手段证实,人体皮肤真菌主要为酵母,尤其是马拉色菌属。Findely 等人(2013)利用新一代测序技术(NGS)对 10 名健康成年人不同部位皮肤表面微生物进行鉴定,通过 18S rRNA 及内转录间隔区(internal transcribed spacer,ITS)分析,研究者发现在选取的 14 个部位的皮肤微生物样本中,位于躯干及手臂等 11 个部位的样本优势真菌均为马拉色菌属。相比之下,3 个足部取样部位则表现出极高的真菌多样性,除马拉色菌属外,还可见曲菌属(*Aspergillus*)、隐球菌属(*Cryptococcus*)、红酵母属(*Rhodotorula*)、附球菌属(*Epicoccum*)等真菌存在。此外,足部真菌的时间稳定性也较低。皮肤真菌的定植也与部位密切相关,但相对于细菌而言,研究者对真菌的分布特点了解较少。Park 等人(2012)利用新一代测序技术对健康受试者头皮及头皮屑样品进行分析,发现其中 62% 的真菌来自支顶孢属（*Acremonium*），而仅 0.07% 的真菌为马拉色菌属。

除消化道古菌外，人体其他部位古菌在微生物群中的作用仍不明确（Horz and Conrads 2010；Horz 2015）。长期以来，人们无论是采用微生物培养还是 PCR 技术，都未检测到皮肤古菌的存在（Gao et al. 2008），因此皮肤表面是否有古菌定植尚存争议（Griceand Segre 2011）。然而最新报道指出，在人体皮肤原核微生物群中约 4% 为古菌，其中绝大多数古菌属于奇古菌门（Thaumarchaeota），少量来自广古菌门（Euryarchaeota）（Probst et al. 2013）。目前尚不明确这些皮肤古菌的生理作用，但对奇古菌门古菌在环境生态系统中作用的研究提示古菌可能在皮肤氨代谢中发挥一定作用。

人们一直认为皮肤尤其是手掌部位的皮肤可以传播病毒（Julian et al. 2010），但对皮肤共生 / 常驻病毒微生物群（病毒组）却知之甚少。Foulongne 等人（2012）利用高通量宏基因组测序技术，对 5 名病愈患者及 1 名皮肤癌患者的皮肤微生物群进行鉴定，发现无论是皮肤癌患者还是病愈患者，其皮肤表面都有大量病毒存在。研究者指出，超过 87% 的皮肤表面微生物为病毒，这些病毒多属于多瘤病毒、乳头瘤病毒及圆环病毒（circoviruses）。然而，这些皮肤表面病毒的生理作用尚待进一步阐明。

二、影响皮肤微生物群组成的因素

多种因素可从时间及空间上影响皮肤微生物群组成，研究者将这些影响因素归为两类，即内在因素（宿主）和外在因素（环境）（Grice and Segre 2011）。表 5-1 对近期报道的一些影响皮肤微生物群组成的相关因素进行了总结。皮肤微生物群组成与疾病之间的关系将在本章第四节"微生物群与皮肤疾病"中详细阐述。此外，SanMiguel 等（2015）还在其最新发表的综述中更为详细地介绍了皮肤微生物群与宿主之间的相互作用关系。

表 5-1　改变 / 影响皮肤微生物群组成的宿主因素（h）及环境因素（e）

影响因素	效应 / 观察结果	参考文献
部位（h）	不同部位的皮肤具有不同的生理特点，对微生物群组成具有显著的影响。同一个体不同部位皮肤表面的微生物群组成的差异性要明显高于不同个体之间相同部位的微生物群组成	Findley et al. (2013)，Grice et al. (2009)
性别（h）	男性与女性的皮肤微生物群组成具有显著区别，其原因可能与两性间生理特点及行为习惯不同有关	Fierer et al. (2008)，Giacomoni et al. (2009)
早期经历（e）	出生后第一年皮肤微生物群多样性上升；不同分娩方式对皮肤微生物群组成所造成的影响消失	Capone et al. (2011)

续表

影响因素	效应/观察结果	参考文献
分娩方式(e)	经阴道分娩婴儿皮肤表面微生物主要来源于母体阴道,剖宫产分娩婴儿皮肤表面有典型皮肤微生物定植。这可为新生儿感染病原菌的寻找提供线索	Dominguez-Bello et al. (2010)
卫生习惯/化妆品使用(e)	腋下化妆品的使用可改变腋窝部位微生物群组成,影响产生体味的细菌	Callewaert et al. (2014)
生活方式/运动(e)	运动员之间的皮肤接触可改变皮肤微生物群的组成	Meadow et al. (2013)
洗手(e)	洗手会减少手上细菌的相对丰度,但对微生物群多样性不发生影响	Fierer et al. (2008)
遗传易感性(h)	中间丝蛋白基因的突变可破坏皮肤屏障功能,并与特应性皮炎及皮肤微生物群组成变化相关	McAleer and Irvine (2013)
免疫状态(h)	原发性免疫缺陷患者皮肤微生物群组成明显改变	Ohet et al. (2013)
皮肤疾病(h)	大多数皮肤疾病都伴随着微生物群的显著变化。目前尚不清楚微生物群组成变化是皮肤疾病的"因"还是"果"。抗生素治疗在有些情况下可以减轻皮肤病的症状	见本章第四节"微生物群与皮肤疾病"部分及相关引用
伴随疾病(h)	糖尿病患者皮肤易被金黄色葡萄球菌(*S. aureus*)所定植(即使是在他们的前臂)。皮肤微生物群组成的改变可能在伤口感染及愈合过程中发挥作用	Redel et al. (2013)
地域(e)	与人群无接触的微生物群可视为一种未受工业化影响或受较少工业化影响的基础的"天然"微生物群	Clemente et al. (2015)

　　除表5-1所列举的因素以外,饮食、气候、阳光/紫外线辐射、职业、抗生素全身应用及应激等均可影响皮肤微生物群组成,具体机制仍有待进一步阐明。

　　此外,皮肤微生物群不同成员之间的相互作用也可影响其组成,但目前相关研究较少。葡萄球菌对皮肤微生物群组成的影响研究相对较深入,表皮葡萄球菌是人体皮肤主要的共生菌,它可以分泌产生抗菌肽(如酚可溶性调节肽),这些抗菌肽可选择性抑制金黄色葡萄球菌、A群链球菌等病原菌的生长(Cogen et al. 2010)。Iwase等(2010)研究发现表皮葡萄球菌分泌的丝氨酸蛋白酶(Esp)可破坏金黄色葡萄球菌形成的生物膜,抑制金黄色葡萄球菌定植,人体鼻腔中的优势共生菌——表皮葡萄球菌即通过上述机制抑制金黄色葡萄球菌的侵袭。相对于消化道微生物群,人们对皮肤表面真菌和/或病毒之间的相互作用了解较少(Minot et al. 2011),有学者推测噬菌体可能影响皮肤微生物群组成。Findley等(2013)的研究揭示了皮肤真菌与细菌之间的相互作用,他们发现足部放线菌门细菌与子囊菌门(Ascomycota)及担子菌门(Basidiomycota)真菌数量呈负相关,而与厚壁菌门及变形菌门细菌数量呈正相关。

从皮肤微生物间相互作用可见,皮肤微生物群与人体健康关系密切(见本章第四节)。理解皮肤微生物间相互作用关系是合理预防及治疗(应用益生菌治疗)皮肤微生物群紊乱相关疾病的先决条件(见本章第五节)。Harris 等(2009)的初步研究发现,蛙皮肤接种产紫色杆菌素的詹森杆菌(*Janthinobacterium lividum*)可有效保护青蛙免受致死性皮肤真菌疾病——壶菌病的侵害。

第四节 人体皮肤微生物群的功能

随着 DNA 测序技术的快速发展,近年来皮肤微生物群多样性及其影响因素相关研究取得巨大进展。然而皮肤微生物群与人体健康的相关研究则相对较少,有关内容可参见部分综述(Rosenthal et al. 2011;Sanford and Gallo 2013;Zeeuwen et al. 2013)。

一、人体皮肤微生物群的保护功能

皮肤表面正常微生物群的定植有益于健康,微生物群平衡可保护机体皮肤免受感染及其他皮肤疾病,这种现象称为"定植抗力"。然而,由于不同时间、不同部位以及不同个体间微生物群多样性存在显著差异,因此无法准确定义正常的皮肤微生物群(即皮肤稳态)。此外,鉴定复杂皮肤微生物群中某一种属的功能,甚至是目前尚无法培养的种属的功能,则更具挑战性。尽管如此,近年来皮肤微生物群功能相关研究仍取得了重大进展。

皮肤表面含有一层 pH 约为 5 的"酸性外膜",它是皮肤对抗致病微生物的重要防线。这层保护性酸性外膜主要是由定植于皮脂腺内的兼性厌氧菌如痤疮丙酸杆菌(*Propionibacterium acnes*)等向皮肤表面分泌游离脂肪酸所致(Grice and Segre 2011)。除酸性外膜外,皮肤表面定植的微生物也具有保护功能,如定植于皮肤表面的表皮葡萄球菌(*Staphylococcus epidermidis*)可分泌抗菌肽来抵御皮肤病原菌如金黄色葡萄球菌和 A 群链球菌的侵袭。

消化道微生物群与免疫系统关系密切(Min and Rhee 2015)。肠道微生物群在先天免疫及适应性免疫的发生和调节以及肠道微生态平衡的维持等方面均发挥重要作用。皮肤微生物群也具有同样的作用(Belkaid and Segre 2014;Nakamizo et al. 2015)。

Lai 等(2009)通过研究指出,皮肤微生物群可以调节 Toll 样受体依赖的皮肤炎症反应。研究者发现,表皮葡萄球菌细胞壁的脂磷壁酸不仅可抑制角质细胞分泌促炎因子,还可抑制由受损皮肤细胞释放 RNA 所引发的 Toll 样受体 2 依赖型免疫应答,从而有效阻止皮肤损伤介导的炎症反应。此研究颠覆了以往对细菌与皮肤炎症之间关系的认知,以往研究一直认为细菌导致了皮肤炎症,而 Lai 等则提出细菌能够减轻皮肤炎症反应。此外,研究者还指出,表皮葡萄球菌可通过增加自身抗菌肽(如人 β- 防御素等)基因的表达而增强皮肤对感染的防御能力(Lai et al. 2010)。进一步研究还发现,表皮葡萄球菌可以调节皮肤常驻型 T 细胞的功能,从而对皮肤进行免疫保护(Naik et al. 2012)。Naik 等发现,无菌小鼠皮肤 T 细胞 IL-17A 及干扰素 γ 的表达与无特定病原体小鼠相比明显减少,若将表皮葡萄球菌定植于无菌小鼠皮肤,T 细胞可恢复 IL-17A 的表达。此外,当利什曼原虫感染无菌小鼠时,小鼠表现出异常免疫应答,而当表皮葡萄球菌定植于无菌小鼠皮肤后,T 细胞恢复其对机体的免疫保护作用。可见,皮肤微生物群具有免疫调控作用。

综上,皮肤共生菌如表皮葡萄球菌及痤疮丙酸杆菌等是人体皮肤免疫的重要 "驱动者" 及 "效应放大器"(Nakamizo et al. 2015)。除消化道外,体内还含有许多微生境,这些部位的共生微生物群可局部调控人体免疫监视系统(Belkaid and Naik 2013)。皮肤共生菌是宿主的 "监护者"(Christensen and Brüggemann 2014)。破坏皮肤微生态平衡可导致皮肤功能异常甚至疾病的发生。

二、微生物群与皮肤疾病

皮肤微生物群结构改变可导致许多皮肤疾病发生,但具体机制不详。多数情况下无法判断微生物群结构改变是疾病的"因"还是"果",但微生物群的变化情况却是人们选择治疗方法的重要基础。

痤疮(寻常痤疮)是最常见的皮肤疾病,它是毛囊皮脂腺发生的慢性炎症性疾病。长期以来,人们一直认为痤疮的发生与痤疮丙酸杆菌直接相关。尽管人体皮肤微生物群具有显著多样性,但研究发现,无论是健康状态还是疾病状态的毛囊内,几乎仅有痤疮丙酸杆菌专一定植(Bek-Thomsen et al. 2008),提示痤疮丙酸杆菌在痤疮发病中具有重要作用。痤疮丙酸杆菌的全基因组分析可帮助我们更好地了解引起痤疮发生的多种毒力因子(如透明质酸酶、脂肪酶、蛋白酶等)(Brüggemann et al. 2004)。全基因组分析发现痤疮丙酸杆菌不同菌株在基因组成上高度一致,但毒力却明显不同,提示我们各菌株的基因表达存在差异(Brüggemann 2005)。值得注意的是,痤疮的主要发病机制是由于在激素作用下皮脂腺分泌增加,在毛囊内形成了一个无氧且富含脂质的环境,痤疮丙酸杆菌在此理想环境下过度繁殖,进而引发痤疮。

银屑病和特应性皮炎的发生发展与遗传及环境因素相关(Schommer and Gallo 2013)。Gao 等(2008)的研究发现,与正常皮肤或银屑病患者自身未受累皮肤相比,银屑病皮损区微生物群结构发生改变,其中厚壁菌门细菌丰度增加,而放线菌(尤其是丙酸杆菌)丰度降低。Alekseyenko 等(2013)对 51 组银屑病皮损区样本、非皮损区样本及正常(对照)皮肤样本进行分析,发现银屑病不仅导致皮损区生理状态改变,还可引起全身性生理变化。银屑病皮损区微生物多样性降低,微生物群组成发生改变,其中棒状杆菌属、丙酸杆菌属、葡萄球菌属和链球菌属(厚壁菌门 - 放线菌为主的皮肤微生物群)丰度相对增加,而贪铜菌属(*Cupriavidus*)、甲基杆菌属(*Methylobacterium*)和施莱格尔氏菌(*Schlegelella*)(变形菌门为主的皮肤微生物群)的丰度明显降低。虽然目前还不清楚微生物群组成变化与银屑病发病之间的确切关系,但其在银屑病诊断、预防以及治疗上都具有重要意义。

特应性皮炎(atopic dermatitis,AD)是以皮肤屏障功能受损为基本特征的一种炎症性皮肤病,患者皮肤表面细菌数量增多,金黄色葡萄球菌频繁感染。特应性皮炎的主要致病因素包括皮肤抗菌肽分泌减少及丝聚蛋白突变引起的皮肤角化异常(Schommer and Gallo 2013)。特应性皮炎皮损好发部位微生物组成明显改变,葡萄球菌明显增多(Kong et al. 2012;Seite et al. 2014)。使用润肤剂可以恢复病变部位的微生物群结构(Seite et al. 2014)。研究发现,润肤剂治疗有效的特应性皮炎患者,其皮肤表面寡养单胞菌属(*Stenotrophomonas*)含量明显升高,提示该种属细菌在皮损恢复中具有一定作用。

皮肤微生物群中的非细菌组分也与一些疾病的发生相关,如蠕形螨(*Demodex*)和马拉色菌(*Malassezia*),它们分别在酒渣鼻及脂溢性皮炎的发生中发挥重要作用,导致皮肤微生态系统免疫紊乱以及原核微生物群失调(Schommer and Gallo 2013)。Picardo 等总结了酒渣鼻皮肤表面微生物群组成的变化以及酒渣鼻发生同时小肠微生物群的变化,具体详见相关文章(Picardo and Ottaviani 2014)。头部脂溢性皮炎导致的头皮屑增多困扰着全球约一半的人口,限制性马拉色菌(*M. restricta*)及球形马拉色菌(*M. globosa*)与发病相关,其产生的脂肪酸刺激头皮部位皮肤细胞过度增殖及角化,并脱落形成头皮屑,但目前对导致其脂肪酸产生的具体因素尚不清楚(Schommer and Gallo 2013)。

皮肤微生物群在创伤修复中也发挥着重要作用。Hannigan 等(2014)对开放性骨折创面组织内微生物群组成进行观察,发现创面中心与创面周围皮肤微生物组成有着显著区别,创面中心处含有大量假单胞菌(*Pseudomonds*),而创面周围皮肤微生物群与正常皮肤微生物群组成相似。随着创面修复,两者皮肤微生物群组成的差异消失。一般来说,创伤部位微生物群组取决于以下因素:创伤类型(钝器伤、锐器伤、慢性损伤、急性损伤等)、创面部位,以及机体是否患有慢性疾病等(Tomic-Canic et al. 2014)。然而 Canesso 等(2014)在对无菌小鼠皮肤创伤修复研究中发现,无共生微生物群存在时,皮肤创面的愈合速度更快且不留瘢痕,考虑其原因可能是无菌状态下创伤部位中性粒细胞聚集减少,替代性激活的修复巨噬细胞聚集增多,以及创伤部位血管生成增多等。

皮肤微生物群除引起上述皮肤功能失调及皮肤疾病外,还与美容问题相关,如油性肌肤、敏感肌肤、头皮屑、体臭等。事实上,这些美容相关问题也属于皮肤疾病范畴,只是程度较轻。近年有关体臭发生的研究取得了重要进展(James et al. 2013)。腋窝是人体皮肤微生物定植密度较高的部位之一,腋窝顶泌汗腺的分泌物本身没有特殊气味,在微生物水解酶(如氨基酰化酶、碳-硫裂解酶等)作用下发出难闻气味。一直以来,人们认为棒状杆菌是导致狐臭发生的主要细菌,但近期研究显示其他微生物如厌氧球菌(*anaerococii*)(Fujii et al. 2014)、葡萄球菌(Egert et al. 2013,2014;Bawdon et al. 2015)等也参与了狐臭发生的过程(Troccaz et al. 2015)。腋窝处皮肤微生物群组成存在性别差异(Egert et al. 2014;Troccaz et al. 2015)。此外,通过差异16S rRNA和16S rRNA测序发现,左、右腋窝微生物群的活性不同(Egert et al. 2011)。由于狐臭是一种病理现象,因此其预防及治疗不仅具有商业价值,也是医学领域的重要研究方向。此外,研究发现蚊子对人体的气味有选择性,这种选择性可能与疟疾等传染病的传播相关(Verhulstet al. 2011)。

第五节   人体皮肤微生物群的干预

皮肤微生物群随时间和空间不断变化。最近有研究发现,同一个体不同部位皮肤微生物群组成的差异显著大于不同个体相同部位微生物群组成的差异(Grice and Segre 2011)。一些人为因素如药物等也可造成微生物群组成和微生物群密度发生改变。人为干预皮肤微生物群组成的方式主要有以下两种:①应用抗菌药物,减少皮肤表面微生物数量;②应用特殊营养素(益生元,prebiotics)或活性微生物(益生菌,probiotics),有选择性地增加皮肤表面有益微生物的数量(文末彩插图5-1)。

抗生素能够有效治疗微生物感染,但是广谱抗生素的应用能够破坏宿主与肠道微生物群之间的互利关系,且这种影响具有长期效应(Dethlefsen and Relman 2011;Modi et al. 2014)。虽然目前尚无针对皮肤微生物群抗生素干预的相关研究,但可预测抗生素的应用同样会破坏皮肤微生态平衡。因此,研究者试图寻找一些可以利用宿主-微生物群相互作用的方式来进行治疗,以维持微生态系统的平衡(Krutmann 2009;Scharschmidt and Fischbach 2013;Al-Ghazzewiand Tester 2014;Grice 2014)。

皮肤微生物群组成取决于多种因素,其中尤为重要的是维持保护性/有益微生物处于平衡状态。应用益生元可帮助人们保持皮肤微生态平衡。Gibson和Roberfroid在1995年首次提出益生元的概念,他们将益生元定义为"不易被消化的食品成分,通过选择性刺激一种或几种细菌的生长与活性而对宿主产生有益的影响,从而改善宿主健康的物质"(Gibson and Roberfroid 1995)。2004 年,Bockmühl(2004)首次将益生元应用于美容护肤产品领域,随后 Carolan 等(2008)也将益生元引入到护肤产品中。

近年来,市场益生元产品不断增多。Bockmühl 等(2006)分析了不同植物提取物对痤疮丙酸杆菌及表皮葡萄球菌生长的影响,发现多种植物提取物可抑制痤疮丙酸杆菌生长,促进表皮葡萄球菌生长,其中凤梨与黑加仑混合作用效果非常明显,然而黑加仑提取物单独作用则无明显效果。由于痤疮丙酸杆菌是皮肤炎症发生的主要因素(见本章第四节"微生物群与皮肤疾病"部分),减少其在皮肤表面的定植可有效治疗痤疮及炎症皮肤,因此,Bockmühl 等的研究结果具有重要的实际意义。

随后,Bockmühl 等(2006)将以上植物成分添加到化妆品中,观察发现,每日 2 次、持续 3 周使用含 0.5% 凤梨、黑加仑及人参提取物的化妆品后,人皮肤表面痤疮丙酸杆菌生长受到了显著抑制,而表皮葡萄球菌等凝固酶阴性葡萄球菌(CNS)的生长不受影响。痤疮丙酸杆菌相对丰度下降,而凝固酶阴性葡萄球菌相对丰度升高。Janssen 等(2008)亦开展了临床研究,选取 30 名具有轻度皮肤问题的志愿者,给予含有啫喱、增色剂、护肤液及 1% 益生元的化妆品,观察发现应用含有益生元的护肤品后,志愿者丘疹、粉刺、脓疮和皮脂异常等症状明显改善。

益生元的应用还有助于维持特应性皮炎患者和皮肤干燥人群皮肤表面的微生态平衡。特应性皮炎的发生与遗传因素相关,但环境因素却影响着疾病的严重程度。金黄色葡萄球菌可产生大量毒素及酶,导致皮肤状态恶化(Kozuka 2002)。研究发现,不只重度特应性皮炎患者,仅表现为皮肤干燥的轻度特应性皮炎患者皮肤表面也可检测到金黄色葡萄球菌定植,并伴有皮肤微生态失调(Akiyama et al. 2000;Katsuyama et al.1997;Ogawa et al. 1994;Williams et al. 1990)。Katsuyama 等(2005)应用法尼醇与木糖醇对特应性皮炎患者皮肤微生物群进行干预,发现它们可以有效预防并去除金黄色葡萄球菌定植。

将益生菌直接作用于皮肤表面,是干预皮肤微生物群组成、改善皮肤微生态平衡的另一种方式。Ouwehand 等(2003)首次将丙酸杆菌应用于美容护肤产品(考虑到皮肤来源的菌株可能造成感染,因此所选取丙酸杆菌为食品级菌株),研究发现,丙酸杆菌对糠秕马拉色菌(*M. furfur*)、白念珠菌(*C.albicans*)和金黄色葡萄球菌等皮肤病原菌具有很好的抗菌活性,推测抗菌机制可能与丙酸杆菌分泌的有机酸具有抗菌作用有关;此外,丙酸杆菌还可能干扰了病原菌在皮肤角蛋白上附着。

Iovieno 等(2008)应用灭活的嗜酸乳杆菌(*Lactobacillus acidophilus*)治疗轻 - 中度春季角结膜炎(一种过敏性眼部疾病)。应用含有益生菌的滴眼液治疗 2~4 周以后,患者眼部症状减轻,且伴有体内天然免疫系统分子标志物 ICAM-1 及

Toll 样受体 4(TLR4)的表达下调。

干酪乳杆菌(*L. paracasei*)、短乳杆菌(*L. brevis*)和发酵乳杆菌(*L. fermentum*)是益生菌护肤产品的推荐配方成分。体外培养及人体试验均证实,上述乳酸菌能够促进表皮葡萄球菌的生长,并阻断金黄色葡萄球菌、大肠埃希菌或藤黄微球菌(*M. luteus*)在皮肤的定植及生长(Lang et al. 2006)。

原则上,益生菌产品可使用活菌,但美容用品多选用灭活益生菌。益生菌产品可通过菌体或其他活性物质刺激皮肤免疫系统。人们不能仅局限于认识益生菌 / 益生元对皮肤和口腔微生物生长的直接促进或抑制作用,更应关注益生菌 / 益生元、微生物、上皮细胞三者之间的复杂关系,尤其是益生菌很可能参与皮肤的固有免疫。因此,用益生菌 / 益生元活性物质直接刺激皮肤免疫防御是很有发展前景的治疗方式(Finlay and Hancock 2004)。

Donnarumma 等(2004)发现一种牛油果提取物可影响糠秕马拉色菌对角质细胞的黏附,并诱导人体产生 β- 防御素 2(hBD-2)。该提取物主要含有两种稀有糖——甘露庚酮糖及甘露庚糖醇。进一步研究发现,该牛油果提取物与酵母细胞壁结构相似,推测这可能是其影响糠秕马拉色菌与角质细胞黏附的原因。此外,研究者还对该提取物与受体结合模式及其对细胞因子表达的影响进行了分析。

此外,研究者还指出,益生菌能够参与更复杂的免疫反应,如唾液链球菌 K12 菌株(*Streptococcus salivarius* K12)能够刺激抗炎应答反应(Cosseau et al. 2008)。

在益生菌 / 益生元刺激皮肤免疫防御的同时,可能会引起过敏、重度炎症反应甚至败血症等过度反应现象。如何避免益生菌 / 益生元引起的过度免疫反应,是我们今后研究的重点方向之一(Finlay and Hancock 2004)。皮肤过度免疫反应的发生,取决于角质细胞的筛选系统,Pernet 等(2005)选取一系列天然产物提取物,观察其对 hBD-2 及 hBD-3 的诱导表达。研究发现有 9 种天然提取物不但具有很好的免疫效应,而且无促炎细胞因子如 IL-8、IL-1α 或 MIP-3α 等的诱导表达。因此,如山金车、蒌叶、黑接骨木、艾叶等的提取物可作为化妆品添加剂或用于治疗。

值得注意的是,抗菌肽 cathelicidin LL-37 的表达受维生素 D_3 反应元件调控。维生素 D_3 口服或皮肤用药均有助于对特应性皮炎的治疗,但动物实验发现小鼠皮肤用药后,其免疫效应可能会受到皮肤刺激的影响(Schauber and Gallo 2008)。

在最近的一项双盲试验中,研究者发现,与对照安慰剂组相比,女性在口服乳酸乳球菌(*Lactococcus lactis*)菌株后,皮肤特征(如皮肤弹性)及身体指标均获得了明显改善(Kimoto-Nira et al. 2012)。以上这些研究拉动了益生菌 / 益生元化妆品市场的快速增长。

第六节 展望:趋势与挑战

皮肤微生物群是人体微生物群重要组成部分,与人类健康密切相关。对皮肤微生物群的相关研究不能仅停留于描述性阶段,而需进一步加深对微生物、宿主、环境三者相互作用关系的了解。阐明三者相互作用机制,可为皮肤疾病及美容问题的诊断及治疗提供新的策略和理论依据。未来皮肤微生物群相关研究可能围绕以下方面开展:

(1)正常皮肤微生物群定义。

(2)环境与宿主因素对皮肤微生物群结构(组成)及功能(代谢)的影响。

(3)人体皮肤表面细菌、古菌、真菌、病毒与真核生物之间的相互作用关系。

(4)人体皮肤微生物群与宿主免疫系统之间的相互作用。

(5)微生物群在皮肤疾病及美容相关皮肤问题中的作用及因果关系。

(6)皮肤微生物群与身体其他部位微生物群(如消化道微生物群)之间的相互作用关系。

(7)皮肤表面微生物介导的宿主表观遗传改变。

(8)寻找皮肤疾病相关的标志性微生物种属,实现皮肤疾病的早期准确诊断。

(9)以宿主-微生物共生关系为理论基础,研发利用益生菌/益生元治疗皮肤疾病的新方法。

(康 健 金泰阳)

参考文献

Akiyama H, Yamasaki O, Tada J, Arata J (2000) Adherence characteristics and susceptibility to antimicrobial agents of Staphylococcus aureus strains isolated from skin infections and atopic dermatitis. J Dermatol Sci 23:155-160

Alekseyenko AV, Perez-Perez GI, De Souza A, Strober B, Gao Z, Bihan M, Li K, Methé BA, Blaser MJ (2013) Community differentiation of the cutaneous microbiota in psoriasis. Microbiome 1:31. doi:10.1186/2049-2618-1-31

Al-Ghazzewi FH, Tester RF (2014) Impact of prebiotics and probiotics on skin health. Benefic Microbes 5:99-107. doi:10.3920/BM2013.0040

Bawdon D, Cox DS, Ashford D, James AG, Thomas GH (2015) Identification of axillary Staphylococcus sp. involved in the production of the malodorous thioalcohol 3-methyl-3-sufanylhexan-1-ol. FEMS Microbiol Lett 362:fnv111. doi:10.1093/femsle/fnv111

Bek-Thomsen M, Lomholt HB, Kilian M (2008) Acne is not associated with yet-uncultured bacteria. J Clin Microbiol 46:335-3360. doi:10.1128/JCM.00799-08

Belkaid Y, Naik S (2013) Compartmentalized and systemic control of tissue immunity by commensals. Nat Immunol 14:646-653. doi:10.1038/ni.2604

Belkaid Y, Segre JA (2014) Dialogue between skin microbiota and immunity. Science 346:954-959. doi:10.1126/science.1260144

Bockmühl DP (2004) Präbiotika für kosmetische Anwendungen. SÖFW J 130:3-6

Bockmühl DP, Jassoy C, Nieveler S, Scholtyssek R, Wadle A, Waldmann-Laue M (2006) Prebiotic cosmetics:an alternative to antibacterial products. IFSCC Mag 9:197-200

Bojar, Holland (2002) Review:the human cutaneous microflora and factors controlling colonisation. World J Microbiol Biotechnol 18:889-903. doi:10.1023/A:1021271028979

Braff MH, Gallo RL (2006) Antimicrobial peptides:an essential component of the skin defensive barrier. Curr Top Microbiol Immunol 306:91-110

Braff MH, Bardan A, Nizet V, Gallo RL (2005) Cutaneous defense mechanisms by antimicrobial peptides. J Invest Dermatol 125:9-13. doi:10.1111/j.0022-202X.2004.23587.x

Brüggemann H (2005) Insights in the pathogenic potential of Propionibacterium acnes from its complete genome. Semin Cutan Med Surg 24:67-72. doi:10.1016/j.sder.2005.03.001

Brüggemann H, Henne A, Hoster F, Liesegang H, Wiezer A, Strittmatter A, Hujer S, Dürre P, Gottschalk G (2004) The complete genome sequence of Propionibacterium acnes, a commensal of human skin. Science 305:671-673. doi:10.1126/science.1100330

Callewaert C, Hutapea P, Van de Wiele T, Boon N (2014) Deodorants and antiperspirants affect the axillary bacterial community. Arch Dermatol Res. doi:10.1007/s00403-014-1487-1

Canesso MCC, Vieira AT, Castro TBR, Schirmer BGA, Cisalpino D, Martins FS, Rachid MA, Nicoli JR, Teixeira MM, Barcelos LS (2014) Skin wound healing is accelerated and scarless in the absence of commensal microbiota. J Immunol 193:5171-5180. doi:10.4049/jimmunol.1400625

Capone KA, Dowd SE, Stamatas GN, Nikolovski J (2011) Diversity of the human skin microbiome early in life. J Investig Dermatol 131:2026-2032. doi:10.1038/jid.2011.168

Carolan H, Watkins S, Bradshaw D (2008) The prebiotic concept-a novel aproach for skin health. Euro Cosmet 7(8):22-27

Christensen GJM, Brüggemann H (2014) Bacterial skin commensals and their role as host guardians. Benefic Microbes 5:201-215. doi:10.3920/BM2012.0062

Clemente JC, Pehrsson EC, Blaser MJ, Sandhu K, Gao Z, Wang B, Magris M, Hidalgo G, Contreras M, Noya-Alarcón Ó, Lander O, McDonald J, Cox M, Walter J, Oh PL, Ruiz JF, Rodriguez S, Shen N, Song SJ, Metcalf J, Knight R, Dantas G, Dominguez-Bello MG (2015) The microbiome of uncontacted Amerindians. Sci Adv 1:e1500183. doi:10.1126/sciadv.1500183

Cogen AL, Yamasaki K, Sanchez KM, Dorschner RA, Lai Y, MacLeod DT, Torpey JW, Otto M, Nizet V, Kim JE, Gallo RL (2010) Selective antimicrobial action is provided by phenol-soluble modulins derived from Staphylococcus epidermidis, a normal resident of the skin. J Invest Dermatol 130:192-200. doi:10.1038/jid.2009.243

Cosseau C, Devine DA, Dullaghan E, Gardy JL, Chikatamarla A, Gellatly S, Yu LL, Pistolic J, Falsafi R, Tagg J, Hancock REW (2008) The commensal Streptococcus salivarius K12 downregulates the innate immune responses of human epithelial cells and promotes host-microbe homeostasis. Infect Immun 76:4163-4175. doi:10.1128/IAI.00188-08

Dethlefsen L, Relman DA (2011) Incomplete recovery and individualized responses of the human distal gut microbiota to repeated antibiotic perturbation. Proc Natl Acad Sci U S A 108 (Suppl 1): 4554-4561. doi: 10.1073/pnas.1000087107

Dominguez-Bello MG, Costello EK, Contreras M, Magris M, Hidalgo G, Fierer N, Knight R (2010) Delivery mode shapes the acquisition and structure of the initial microbiota across multiple body habitats in newborns. Proc Natl Acad Sci U S A 107: 11971-11975. doi: 10.1073/pnas.1002601107

Donnarumma G, Paoletti I, Buommino E, Orlando M, Tufano MA, Baroni A (2004) Malassezia furfur induces the expression of beta-defensin-2 in human keratinocytes in a protein kinase C-dependent manner. Arch Dermatol Res 295: 474-481. doi: 10.1007/s00403-003-0445-0

Edmonds-Wilson SL, Nurinova NI, Zapka CA, Fierer N, Wilson M (2015) Review of human hand microbiome research. J Dermatol Sci. doi: 10.1016/j.jdermsci.2015.07.006

Egert M, Schmidt I, Höhne H-M, Lachnit T, Schmitz RA, Breves R (2011) rRNA-based profiling of bacteria in the axilla of healthy males suggests right-left asymmetry in bacterial activity. FEMS Microbiol Ecol 77: 146-153. doi: 10.1111/j.1574-6941.2011.01097.x

Egert M, Höhne H-M, Weber T, Simmering R, Banowski B, Breves R (2013) Identification of compounds inhibiting the C-S lyase activity of a cell extract from a Staphylococcus sp. isolated from human skin. Lett Appl Microbiol 57: 534-539. doi: 10.1111/lam.12146

Egert M, Simmering R, Banowski B, Breves R (2014) In Deo veritas—Entstehung und Verhinderung humanen Körpergeruchs. BIOspektrum 20: 497-499. doi: 10.1007/s12268-014-0469-3

Fierer N, Hamady M, Lauber CL, Knight R (2008) The influence of sex, handedness, and washing on the diversity of hand surface bacteria. Proc Natl Acad Sci 105: 17994-17999. doi: 10.1073/pnas.0807920105

Findley K, Oh J, Yang J, Conlan S, Deming C, Meyer JA, Schoenfeld D, Nomicos E, Park M, Becker J, Benjamin B, Blakesley R, Bouffard G, Brooks S, Coleman H, Dekhtyar M, Gregory M, Guan X, Gupta J, Han J, Hargrove A, Ho S, Johnson T, Legaspi R, Lovett S, Maduro Q, Masiello C, Maskeri B, McDowell J, Montemayor C, Mullikin J, Park M, Riebow N, Schandler K, Schmidt B, Sison C, Stantripop S, Thomas J, Thomas P, Vemulapalli M, Young A, Kong HH, Segre JA (2013) Topographic diversity of fungal and bacterial communities in human skin. Nature 498: 367-370. doi: 10.1038/nature12171

Finlay BB, Hancock REW (2004) Can innate immunity be enhanced to treat microbial infections? Nat Rev Microbiol 2: 497-504. doi: 10.1038/nrmicro908

Forney L, Zhou X, Brown C (2004) Molecular microbial ecology: land of the one-eyed king. Curr Opin Microbiol 7: 210-220. doi: 10.1016/j.mib.2004.04.015

Foulongne V, Sauvage V, Hebert C, Dereure O, Cheval J, Gouilh MA, Pariente K, Segondy M, Burguière A, Manuguerra J-C, Caro V, Eloit M (2012) Human skin microbiota: high diversity of DNA viruses identified on the human skin by high throughput sequencing. PLoS One 7: e38499. doi: 10.1371/journal.pone.0038499

Fredrich E, Barzantny H, Brune I, Tauch A (2013) Daily battle against body odor: towards the activity of the axillary microbiota. Trends Microbiol 21: 305-312. doi: 10.1016/j.tim.2013.03.002

Frohm M, Agerberth B, Ahangari G, Stâhle-Bäckdahl M, Lidén S, Wigzell H, Gudmundsson GH (1997) The expression of the gene coding for the antibacterial peptide LL-37 is induced in human keratinocytes during inflammatory disorders. J Biol Chem 272: 15258-15263

Fujii T, Shinozaki J, Kajiura T, Iwasaki K, Fudou R (2014) A newly discovered Anaerococcus strain responsible for axillary odor and a new axillary odor inhibitor, pentagalloyl glucose. FEMS

Microbiol Ecol 89:198-207. doi:10.1111/1574-6941.12347

Gao Z,Tseng C,Pei Z,Blaser MJ (2007) Molecular analysis of human forearm superficial skin bacterial biota. Proc Natl Acad Sci U S A 104:2927-2932. doi:10.1073/pnas.0607077104

Gao Z,Tseng C,Strober BE,Pei Z,Blaser MJ (2008) Substantial alterations of the cutaneous bacterial biota in psoriatic lesions. PLoS One 3:e2719. doi:10.1371/journal.pone.0002719

García JR,Krause A,Schulz S,Rodríguez-Jiménez FJ,Klüver E,Adermann K,Forssmann U,FrimpongBoateng A,Bals R,Forssmann WG (2001) Human beta-defensin 4:a novel inducible peptide with a specific salt-sensitive spectrum of antimicrobial activity. FASEB J 15:1819-1821

Giacomoni PU,Mammone T,Teri M (2009) Gender-linked differences in human skin. J Dermatol Sci 55:144-149. doi:10.1016/j.jdermsci.2009.06.001

Gibson GR,Roberfroid MB (1995) Dietary modulation of the human colonic microbiota: introducing the concept of prebiotics. J Nutr 125:1401-1412

Grice EA (2014) The skin microbiome:potential for novel diagnostic and therapeutic approaches to cutaneous disease. Semin Cutan Med Surg 33:98-103

Grice EA,Segre JA (2011) The skin microbiome. Nat Rev Microbiol 9:244-253. doi:10.1038/nrmicro2537

Grice EA,Kong HH,Conlan S,Deming CB,Davis J,Young AC,Comparative Sequencing Program NISC,Bouffard GG,Blakesley RW,Murray PR,Green ED,Turner ML,Segre JA (2009) Topographical and temporal diversity of the human skin microbiome. Science 324:1190-1192. doi:10.1126/science.1171700

Hannigan GD,Hodkinson BP,McGinnis K,Tyldsley AS,Anari JB,Horan AD,Grice EA,Mehta S (2014) Culture-independent pilot study of microbiota colonizing open fractures and association with severity,mechanism,location,and complication from presentation to early outpatient follow-up. J Orthop Res 32:597-605. doi:10.1002/jor.22578

Harder J,Schroder J-M (2002) RNase 7,a novel innate immune defense antimicrobial protein of healthy human skin. J Biol Chem 277:46779-46784.doi:10.1074/jbc.M207587200

Harder J,Bartels J,Christophers E,Schroder JM (2001) Isolation and characterization of human beta-defensin-3,a novel human inducible peptide antibiotic. J Biol Chem 276:5707-5713. doi:10.1074/jbc.M008557200

Harris RN,Brucker RM,Walke JB,Becker MH,Schwantes CR,Flaherty DC,Lam BA,Woodhams DC,Briggs CJ,Vredenburg VT,Minbiole KPC (2009) Skin microbes on frogs prevent morbidity and mortality caused by a lethal skin fungus. ISME J 3:818-824. doi:10.1038/ismej.2009.27

Horz H-P (2015) Archaeal lineages within the human microbiome:absent,rare or elusive? Life (Basel) 5:1333-1345. doi:10.3390/life5021333

Horz H-P,Conrads G (2010) The discussion goes on:what is the role of euryarchaeota in humans? Archaea 2010:1-8. doi:10.1155/2010/967271

Hulcr J,Latimer AM,Henley JB,Rountree NR,Fierer N,Lucky A,Lowman MD,Dunn RR (2012) A jungle in there:bacteria in belly buttons are highly diverse,but predictable. PLoS One 7:e47712. doi:10.1371/journal.pone.0047712

Iovieno A,Lambiase A,Sacchetti M,Stampachiacchiere B,Micera A,Bonini S (2008) Preliminary evidence of the efficacy of probiotic eye-drop treatment in patients with vernal keratoconjunctivitis. Graefes Arch Clin Exp Ophthalmol 246:435-441. doi:10.1007/s00417-007-

0682-6

Iwase T, Uehara Y, Shinji H, Tajima A, Seo H, Takada K, Agata T, Mizunoe Y (2010) Staphylococcus epidermidis Esp inhibits Staphylococcus aureus biofilm formation and nasal colonization. Nature 465:346-349. doi:10.1038/nature09074

James AG, Austin CJ, Cox DS, Taylor D, Calvert R (2013) Microbiological and biochemical origins of human axillary odour. FEMS Microbiol Ecol 83:527-540. doi:10.1111/1574-6941.12054

Janssen F, Waldmann-Laue M (2008) Efficacy of a prebiotic product combination against skin impurities. Presented at the IFSCC Conference, Barcelona

Julian TR, Leckie JO, Boehm AB (2010) Virus transfer between fi ngerpads and fomites: virus transfer between fingerpads and fomites. J Appl Microbiol 109:1868-1874. doi:10.1111/j.1365-2672.2010.04814.x

Katsuyama M, Wachi Y, Ikezawa Z, Kitamura K, Suga C, Ohnuma S (1997) Correlation between the population of Staphylococcus aureus on the skin and severity of a score of dry type atopic dermatitis conditions. Nippon Hifuka Gakkai Zasshi 107:1103-1111

Katsuyama M, Masako K, Kobayashi Y, Yusuke K, Ichikawa H, Hideyuki I, Mizuno A, Atsuko M, Miyachi Y, Yoshiki M, Matsunaga K, Kayoko M, Kawashima M, Makoto K (2005) A novel method to control the balance of skin microflora Part 2. A study to assess the effect of a cream containing farnesol and xylitol on atopic dry skin. J Dermatol Sci 38:207-213. doi:10.1016/j.jdermsci.2005.01.003

Kelly DP, Wood AP (2010) Skin microbiology, body odor, and methylotrophic bacteria. In: Timmis KN (ed) Handbook of hydrocarbon and lipid microbiology.Biomedical and life sciences. Springer, Heidelberg, pp 3203-3213

Kimoto-Nira H, Aoki R, Sasaki K, Suzuki C, Mizumachi K (2012) Oral intake of heat-killed cells of Lactococcus lactis strain H61 promotes skin health in women. J Nutr Sci 1:e18. doi:10.1017/jns.2012.22

Kong HH (2011) Skin microbiome: genomics-based insights into the diversity and role of skin microbes. Trends Mol Med 17:320-328. doi:10.1016/j.molmed.2011.01.013

Kong HH, Segre JA (2012) Skin microbiome: looking back to move forward. J Investig Dermatol 132:933-939. doi:10.1038/jid.2011.417

Kong HH, Oh J, Deming C, Conlan S, Grice EA, Beatson MA, Nomicos E, Polley EC, Komarow HD, Comparative Sequence Program NISC, Murray PR, Turner ML, Segre JA (2012) Temporal shifts in the skin microbiome associated with disease flares and treatment in children with atopic dermatitis. Genome Res 22:850-859. doi:10.1101/gr.131029.111

Kozuka T (2002) Patch testing to exclude allergic contact dermatitis caused by povidone-iodine. Dermatol (Basel) 204 (Suppl 1):96-98, doi:57734

Krutmann J (2009) Pre-and probiotics for human skin. J Dermatol Sci 54:1-5. doi:10.1016/j.jdermsci.2009.01.002

Lai Y, Di Nardo A, Nakatsuji T, Leichtle A, Yang Y, Cogen AL, Wu Z-R, Hooper LV, Schmidt RR, von Aulock S, Radek KA, Huang C-M, Ryan AF, Gallo RL (2009) Commensal bacteria regulate Toll-like receptor 3-dependent inflammation after skin injury. Nat Med 15:1377-1382. doi:10.1038/nm.2062

Lai Y, Cogen AL, Radek KA, Park HJ, Macleod DT, Leichtle A, Ryan AF, Di Nardo A, Gallo RL (2010) Activation of TLR2 by a small molecule produced by Staphylococcus epidermidis increases antimicrobial defense against bacterial skin infections. J Invest Dermatol 130:2211-2221. doi:

10.1038/jid.2010.123

Lang C, Heilmann A, Veen M, Budde E, Böttner M, Reindl A, Knöll R (2006) Methods and means for protecting the skin against pathogenic bacteria. U.S. patent WO 2006/136420 A2

Mao G-Y, Yang S-L, Zheng J-H (2008) Etiology and management of axillary bromidrosis: a brief review. Int J Dermatol 47: 1063-1068. doi: 10.1111/j.1365-4632.2008.03735.x

McAleer MA, Irvine AD (2013) The multifunctional role of filaggrin in allergic skin disease. J Allergy Clin Immunol 131: 280-291. doi: 10.1016/j.jaci.2012.12.668

Meadow JF, Bateman AC, Herkert KM, O'Connor TK, Green JL (2013) Significant changes in the skin microbiome mediated by the sport of roller derby. Peer J 1: e53. doi: 10.7717/peerj.53

Midorikawa K, Ouhara K, Komatsuzawa H, Kawai T, Yamada S, Fujiwara T, Yamazaki K, Sayama K, Taubman MA, Kurihara H, Hashimoto K, Sugai M (2003) Staphylococcus aureus susceptibility to innate antimicrobial peptides, beta-defensins and CAP18, expressed by human keratinocytes. Infect Immun 71: 3730-3739

Min YW, Rhee P-L (2015) The role of microbiota on the gut immunology. Clin Ther 37: 968-975. doi: 10.1016/j.clinthera.2015.03.009

Minot S, Sinha R, Chen J, Li H, Keilbaugh SA, Wu GD, Lewis JD, Bushman FD (2011) The human gut virome: inter-individual variation and dynamic response to diet. Genome Res 21: 1616-1625. doi: 10.1101/gr.122705.111

Modi SR, Collins JJ, Relman DA (2014) Antibiotics and the gut microbiota. J Clin Invest 124: 4212-4218. doi: 10.1172/JCI72333

Naik S, Bouladoux N, Wilhelm C, Molloy MJ, Salcedo R, Kastenmuller W, Deming C, Quinones M, Koo L, Conlan S, Spencer S, Hall JA, Dzutsev A, Kong H, Campbell DJ, Trinchieri G, Segre JA, Belkaid Y (2012) Compartmentalized control of skin immunity by resident commensals. Science 337: 1115-1119. doi: 10.1126/science.1225152

Nakamizo S, Egawa G, Honda T, Nakajima S, Belkaid Y, Kabashima K (2015) Commensal bacteria and cutaneous immunity. Semin Immunopathol 37: 73-80. doi: 10.1007/s00281-014-0452-6

Nakatsuji T, Chiang H-I, Jiang SB, Nagarajan H, Zengler K, Gallo RL (2013) The microbiome extends to subepidermal compartments of normal skin. Nat Commun 4: 1431. doi: 10.1038/ncomms2441

Noël F, Piérard-Franchimont C, Piérard GE, Quatresooz P (2012) Sweaty skin, background and assessments. Int J Dermatol 51: 647-655. doi: 10.1111/j.1365-4632.2011.05307.x

Nomura I, Gao B, Boguniewicz M, Darst MA, Travers JB, Leung DY m (2003) Distinct patterns of gene expression in the skin lesions of atopic dermatitis and psoriasis: a gene microarray analysis. J Allergy Clin Immunol 112: 1195-1202. doi: 10.1016/j.jaci.2003.08.049

Ogawa T, Katsuoka K, Kawano K, Nishiyama S (1994) Comparative study of staphylococcal flora on the skin surface of atopic dermatitis patients and healthy subjects. J Dermatol 21: 453-460

Oh J, Freeman AF, Comparative Sequencing Program NISC, Park M, Sokolic R, Candotti F, Holland SM, Segre JA, Kong HH (2013) The altered landscape of the human skin microbiome in patients with primary immunodeficiencies. Genome Res 23: 2103-2114. doi: 10.1101/gr.159467.113

Ong PY, Ohtake T, Brandt C, Strickland I, Boguniewicz M, Ganz T, Gallo RL, Leung DYM (2002) Endogenous antimicrobial peptides and skin infections in atopic dermatitis. N Engl J Med 347: 1151-1160. doi: 10.1056/NEJMoa021481

Ouwehand AC, Båtsman A, Salminen S (2003) Probiotics for the skin: a new area of potential application? Lett Appl Microbiol 36:327-331

Park HK,Ha M-H,Park S-G,Kim MN,Kim BJ,Kim W (2012) Characterization of the fungal microbiota (mycobiome) in healthy and dandruff-afflicted human scalps. PLoS One 7:e32847. doi: 10.1371/journal.pone.0032847

Percival SL,Emanuel C,Cutting KF,Williams DW (2012) Microbiology of the skin and the role of biofilms in infection. Int Wound J 9:14-32. doi:10.1111/j.1742-481X.2011.00836.x

Pernet I,Reymermier C,Guezennec A,Viac J,Guesnet J,Perrier E (2005) An optimized method for intensive screening of molecules that stimulate beta-defensin 2 or 3 (hBD2 or hBD3) expression in cultured normal human keratinocytes. Int J Cosmet Sci 27:161-170. doi:10.1111/j.1467-2494.2005.00262.x

Philpott MP (2003) Defensins and acne. Mol Immunol 40:457-462

Picardo M,Ottaviani M (2014) Skin microbiome and skin disease:the example of rosacea. J Clin Gastroenterol 48 (Suppl 1):S85-S86. doi:10.1097/MCG.0000000000000241

Probst AJ,Auerbach AK,Moissl-Eichinger C (2013) Archaea on human skin. PLoS One 8: e65388. doi:10.1371/journal.pone.0065388

Redel H,Gao Z,Li H,Alekseyenko AV,Zhou Y,PerezPerez GI,Weinstock G,Sodergren E, Blaser MJ (2013) Quantitation and composition of cutaneous microbiota in diabetic and nondiabetic men. J Infect Dis 207:1105-1114. doi:10.1093/infdis/jit005

Rosenthal M,Goldberg D,Aiello A,Larson E,Foxman B (2011) Skin microbiota:microbial community structure and its potential association with health and disease. Infect Genet Evol 11:839-848. doi:10.1016/j.meegid.2011.03.022

Roth RR,James WD (1988) Microbial ecology of the skin. Annu Rev Microbiol 42:441-464. doi:10.1146/annurev.mi.42.100188.002301

Sanford JA,Gallo RL (2013) Functions of the skin microbiota in health and disease. Semin Immunol 25:370-377. doi:10.1016/j.smim.2013.09.005

SanMiguel A,Grice EA (2015) Interactions between host factors and the skin microbiome. Cell Mol Life Sci 72:1499-1515. doi:10.1007/s00018-014-1812-z

Sato K,Kang WH,Saga K,Sato KT (1989) Biology of sweat glands and their disorders. I. Normal sweat gland function. J Am Acad Dermatol 20:537-563

Scharschmidt TC,Fischbach MA (2013) What lives on our skin:ecology. Genomics and therapeutic opportunities of the skin microbiome. Drug Discov Today Dis Mech 10:e83-e89. doi: 10.1016/j.ddmec.2012.12.003

Schauber J,Gallo RL (2008) Antimicrobial peptides and the skin immune defense system. J Allergy Clin Immunol 122:261-266. doi:10.1016/j.jaci.2008.03.027

Schommer NN,Gallo RL (2013) Structure and function of the human skin microbiome. Trends Microbiol 21:660-668. doi:10.1016/j.tim.2013.10.001

Seite S,Flores GE,Henley JB,Martin R,Zelenkova H,Aguilar L,Fierer N (2014) Microbiome of affected and unaffected skin of patients with atopic dermatitis before and after emollient treatment. J Drugs Dermatol 13:1365-1372

Simmering R,Breves R (2009) Pre-and probiotic cosmetics. Hautarzt 60:809-814. doi:10.1007/s00105-009-1759-4

Tomic-Canic M,Perez-Perez GI,Blumenberg M (2014) Cutaneous microbiome studies in the times of affordable sequencing. J Dermatol Sci 75:82-87. doi:10.1016/j.jdermsci.2014.05.001

Troccaz M, Gaïa N, Beccucci S, Schrenzel J, Cayeux I, Starkenmann C, Lazarevic V (2015) Mapping axillary microbiota responsible for body odours using a culture-independent approach. Microbiome 3:3. doi:10.1186/s40168-014-0064-3

Urmacher C (1990) Histology of normal skin. Am J Surg Pathol 14:671-686

Verhulst NO, Qiu YT, Beijleveld H, Maliepaard C, Knights D, Schulz S, Berg-Lyons D, Lauber CL, Verduijn W, Haasnoot GW, Mumm R, Bouwmeester HJ, Claas FHJ, Dicke M, van Loon JJA, Takken W, Knight R, Smallegange RC (2011) Composition of human skin microbiota affects attractiveness to malaria mosquitoes. PLoS One 6:e28991. doi:10.1371/journal.pone.0028991

Wilke K, Martin A, Terstegen L, Biel SS (2007) A short history of sweat gland biology. Int J Cosmet Sci 29:169-179. doi:10.1111/j.1467-2494.2007.00387.x

Williams RE, Gibson AG, Aitchison TC, Lever R, Mackie RM (1990) Assessment of a contact-plate sampling technique and subsequent quantitative bacterial studies in atopic dermatitis. Br J Dermatol 123:493-501

Wilson M (2008) Bacteriology of humans an ecological perspective. Blackwell Pub, Malden

Zeeuwen PLJM, Kleerebezem M, Timmerman HM, Schalkwijk J (2013) Microbiome and skin diseases. Curr Opin Allergy Clin Immunol 13:514-520. doi:10.1097/ACI.0b013e328364ebeb

第六章　阴道微生物群

6

Werner Mendling

摘要

过去几年,人们对阴道微生物群(vaginal microbiota)的认识发生了重大变化。传统微生物培养手段不再适用于阴道微生物群的鉴定。现代分子生物学技术则为我们揭示了一个以乳杆菌为优势菌的复杂多变的阴道微生态系统。

阴道微生物群是一个复杂的生态系统,其中包含200多种不同种属的细菌,遗传、种族、环境及行为等因素均可对阴道微生物群的结构产生影响。在健康女性阴道内,乳杆菌作为优势微生物群,与抗菌物质、细胞因子、防御素等共同构成了一道防御屏障,以防止阴道微生态失调,避免感染及早产,维持正常妊娠。

阴道微生态失调时,惰性乳杆菌(*Lactobacillus iners*)数量有所增加。

多种致病菌[如细菌性阴道病相关细菌(bacterial vaginosis associated bacteria,BVAB)、阴道阿托波菌(*Atopobium vaginae*)、梭菌目(Clostridiales),以及不同种类阴道加德纳菌]可以形成不同类型的混合微生物群,黏附于阴道上皮细胞形成生物膜。常规抗生素治疗无法去除细菌生物膜结构,从而导致感染复发。

需氧菌性阴道炎可能由阴道免疫系统紊乱导致。阴道免疫系统影响微生物群结构,导致阴道需氧菌如无乳链球菌(*Streptococcus agalactiae*)和大肠埃希菌(*Escherichia coli*)占优势。但目前尚不清楚它们在需氧菌性阴道炎发病中的具体作用。

口服或阴道给予乳杆菌制剂可明显改善细菌性阴道病和阴道微生态失调的治疗效果。

关键词

　　阴道微生物群　微生态失调　细菌性阴道病　需氧菌性
阴道炎　乳杆菌　益生菌

第一节　阴道微生物群研究历史

　　1892 年,Albert Döderlein(1860—1941)首次阐述了阴道产乳酸菌的重要
性(Döderlein 1892)。随后,Döderlein 的同事 Krönig 指出,阴道内的产乳酸菌
是一种厌氧的弧形细菌(Krönig 1895)。1913 年,Curtis 首次通过体外培养获得
了阴道产乳酸菌,并将其命名为柯氏动弯杆菌(*Mobiluncus curtisii*)(Spiegel and
Roberts 1984)。1928 年,Stanley Thomas 将此菌更名为嗜酸乳杆菌(*Lactobacillus
acidophilus*)。20 世纪 80 年代,Lauer、Helming 和 Kandler 利用 DNA 分子杂交技
术区分出几种以前被称为嗜酸乳杆菌的乳杆菌。

　　20 世纪初,人们首次尝试对阴道微生物群进行分级。Manu af Heurlin
(1914)对女童、孕妇、非孕妇以及老年女性的阴道微生物群结构进行了分析,
试图建立阴道微生物群的健康等级概念。Robert Schröder(1921)首次应用
"清洁度等级"(reinheitsgrade)概念对 3 种不同类型的阴道微生物群进行
了定义。Otto Jirovec 等(1948)也对 6 种不同来源的阴道微生物群(正常阴
道微生物群、异常阴道微生物群、伴随大量白细胞的异常阴道微生物群、淋
病患者阴道微生物群、滴虫病患者阴道微生物群、念珠菌病患者阴道微生物
群)进行了区分。

　　1955 年,Herman Gardner 和 Charles Dukes 指出,阴道嗜血杆菌(*Haemophilus
vaginalis*)是细菌性阴道病(bacterial vaginosis,BV)的主要致病菌。此外,他们
强调了病理诊断在细菌性阴道病诊断中的重要性,并将"线索细胞"作为诊断
标志物。1980 年,为纪念 Herman Gardner,阴道嗜血杆菌更名为阴道加德纳菌
(*Gardnerella vaginalis*)(Greenwood and Pickett 1980)。

　　直至 20 世纪末,学者们仍一致认为细菌性阴道病是一类以阴道乳杆菌减
少,代之以其他细菌数量增加,并伴有阴道分泌物性状改变的疾病(Mardh et al.
1984)。然而随着分子生物学及遗传学技术的发展,许多新菌种得到鉴定,加之微
生物生物膜、阴道微生物群类型等概念的提出,学者们不得不重新定义正常阴道
微生物群。

第二节　正常阴道微生物群

经阴道分娩的新生儿身体所定植的微生物主要来自母亲阴道,而出生后,来源于母亲皮肤及口腔的微生物则开始转移至婴儿身体定植。近年研究证实,母乳中存在一群特殊的以乳杆菌属为主的微生物,这些微生物可通过吮吸传递给婴儿(Martin et al. 2003)。月经初潮前,女性阴道内的微生物群主要来自皮肤及肠道微生物,而且微生物群落种类不稳定,其中可能含有少量乳杆菌(Fettweis et al. 2012)。而进入生育期后,随着体内雌激素及孕酮分泌增加,阴道环境发生改变,开始适合乳杆菌的生长。雌激素可以促进阴道上皮细胞增殖以及上皮细胞内糖原生成,而孕酮则可引发上皮细胞溶解,使胞内糖原释放。糖原在阴道乳杆菌及其他细菌作用下分解为葡萄糖及麦芽糖,并进一步转变为乳酸,使阴道局部形成弱酸性环境,pH 为 3.8~4.4。

迄今为止,自然界已鉴定出 120 余种乳杆菌(de Vos et al. 2012)。在育龄妇女阴道内,通常可检测到 10 余种不同的乳杆菌,但往往仅有 1~2 种占优势,其中最常见的优势乳杆菌为卷曲乳杆菌(*L. crispatus*)、格氏乳杆菌(*L. gasseri*)、詹氏乳杆菌(*L. jensenii*)和惰性乳杆菌(*L. iners*)(Vasquez et al. 2002)。阴道内的乳杆菌能够分泌细菌素、生物表面活性剂以及共聚集分子,并以此来抑制病原菌的黏附(Reid 2001)。此外,乳杆菌还可以产生过氧化氢(H_2O_2)。乳杆菌是严格厌氧菌,但由于许多(并非所有)乳杆菌能够通过生成 H_2O_2 来降低氧的毒性作用,因此在富含氧的环境中常可以发现乳杆菌的存在。研究者还发现,阴道中产 H_2O_2 乳杆菌的含量与细菌性阴道病的发生呈负相关(Eschenbach et al. 1989)。

一、正常阴道微生物群:平衡中的多种细菌混合物

过去研究者们认为,乳杆菌是健康女性阴道内的优势菌。然而随着基因测序技术的发展及应用,这种观点已被动摇。目前为止,人们已在女性阴道中分离鉴定出超过 250 个种属的细菌,除乳杆菌外,尚有大量其他种属细菌的存在(Li et al. 2012),如放线菌属(*Actinomyces*)、气球菌属(*Aerococcus*)、阿里松氏菌属(*Allisonella*)、别样斯卡多维氏菌属(*Alloscardovia*)、厌氧球菌属(*Anaerococcus*)、隐秘杆菌属(*Arcanobacterium*)、阿托波菌属(*Atopobium*)、拟杆菌属(*Bacteroides*)、浴室单胞菌属(*Balneimonas*)、双歧杆菌属(*Bifidobacterium*)、芽殖球菌属(*Blastococcus*)、布劳特氏菌属(*Blautia*)、布雷德氏菌属(*Bulleidia*)、弯曲杆菌属(*Campylobacter*)、柠檬酸杆菌属(*Citrobacter*)、红蝽菌科(*Coriobacteriaceae*)、棒状杆

菌属(*Corynebacterium*)、肠杆菌属(*Enterobacter*)、埃希菌属(*Escherichia*)、法克兰氏菌属(*Facklamia*)、栖粪杆菌属(*Faecalibacterium*)、芬戈尔德菌属(*Finegoldia*)、加德纳菌属(*Gardnerella*)、孪生球菌属(*Gemella*)、嗜血杆菌属(*Haemophilus*)、毛螺菌科(Lachnospiracea)、马赛菌属(*Massilia*)、巨球菌属(*Megasphera*)、动弯杆菌属(*Mobiluncus*)、柔膜菌纲(Mollicutes)、摩里氏菌属(*Moryella*)、欧尔森氏菌属(*Olsinella*)、小单胞菌属(*Parvimonas*)、嗜蛋白胨菌属(*Peptinophilus*)、消化链球菌属(*Peptostreptococcus*)、普雷沃菌属(*Prevotella*)、卟啉单胞菌属(*Porphyromonas*)、变形菌门(Proteobacteria)、普鲁威登菌属(*Providencia*)、根瘤菌目(Rhizobialis)、瘤胃球菌科(Ruminococcaceae)、沙门菌属(*Salmonella*)、志贺菌属(*Shigella*)、沙特尔沃思氏菌属(*Shuttleworthia*)、斯尼思梭杆菌属(*Sneathia*)、细小杆菌属(*Solobacterium*)、葡萄球菌属(*Staphylococcus*)、链球菌属(*Streptococcus*)、韦荣球菌属(*Veillonella*)、脲原体属(*Ureaplasma*)及多种乳酸菌(Gajer et al. 2012)。

在人体微生物组计划的框架下,阴道微生物组计划对阴道微生物群结构与阴道生理状态及感染状态之间的联系进行了深入探讨(Fettweis et al. 2012)。已鉴别出的各种各样的"阴道型"细菌中,许多是单一细菌类群起主导作用的优势菌,另一些则由广谱的不同细菌构成。有趣的是,妇女的种族背景对阴道微生物群有影响,如白种人(高加索)女性的阴道中,惰性乳杆菌(*L. iners*)为优势菌,亚洲女性则以卷曲乳杆菌(*L. crispatus*)为主要优势菌,黑种人与西班牙女性阴道内的优势菌为詹氏乳杆菌(*L. jensenii*)。然而,还有一个重要的女性群体,其阴道内没有乳杆菌存在(Ravelet al. 2011;Hickley et al. 2012)。

Jespers 等人(2012)在比利时安特卫普的健康未绝经女性和性病门诊细菌性阴道病(BV)高危女性阴道内发现了三组相似的阴道微生物群。

其中一组女性阴道内以卷曲乳杆菌、惰性乳杆菌、詹氏乳杆菌和阴道乳杆菌(*L. vaginalis*)为主,同时还存在少量(<30%)格氏乳杆菌和阴道阿托波菌(*Atopobium vaginae*)。另一组女性阴道内以格氏乳杆菌及阴道乳杆菌为主,詹氏乳杆菌、惰性乳杆菌和卷曲乳杆菌含量相对较少。第三组女性阴道内则以格氏乳杆菌、阴道阿托波菌和惰性乳杆菌为主,且该组女性大多来自非洲或亚洲。微生物群类型会随月经周期发生动态变化,且受性行为等外界因素的影响。然而Gajer 等(2012)进行的一项长期追踪研究显示,健康女性阴道微生物群可以在很大程度上抵抗外界环境的干扰而维持一个相对稳定的状态。Gajer 等将受试女性按照 Ravel 等(2011)提出的"群落状态类型"(community state types)进行分组,连续 16 周对受试者阴道分泌物的微生物群结构进行分析。此外,一些其他因素如月经周期、卫生棉使用情况、性行为方式、性用具和润滑剂的使用情况等也纳入了考量范围。结果发现,尽管存在多种干扰因素,大部分受试女性的阴道微生物群结构并没有发生变化。再次强调,黑种人女性在群落状态类型上与其他种族女性有显著区别。

阴道微生物群受肛周及口腔微生物群的影响。Petricevic 等(2012)分别对 30 名孕期女性和 30 名绝经期女性的阴道、口腔及肛周微生物群进行分析，发现 80% 的孕期女性及 40% 的绝经期女性的阴道和直肠中同时具有一种或多种相同种类的乳杆菌。此外，50% 的孕期女性和 30% 的绝经期女性的口腔中也有一种或多种乳杆菌定植。维持阴道微生物群的平衡状态，不仅可以抵抗病原菌的上行感染及 HIV 病毒入侵，还可以有效预防早产(Hoyme and Hübner 2010；Donders et al. 2011；Lamont et al. 2011；Martin 2012；Mendling et al.2013)。

然而，阴道乳杆菌的过度繁殖(Cibley and Cibley 1991)或异常长乳杆菌(Horowitz et al. 1994)的存在可引起外阴瘙痒及排尿困难等症状，导致"细胞溶解性阴道炎"(亦称"乳杆菌阴道病")的发生，该病在临床上极易误诊为"念珠菌性阴道炎"(Demirezen 2003)。

二、基因多态性与阴道免疫

阴道微生物群不仅受种族背景的影响，也与基因多态性密切相关。不同个体抗微生物或促微生物因子分泌能力的高低将影响阴道微生物群结构。白介素 -1 受体拮抗剂和 Toll 样受体 4 与革兰氏阴性菌的固有免疫识别密切相关，其编码基因的多态性可影响女性阴道细菌数量(Rodriguez et al. 1999)及对妊娠并发症的易感性(Genc and Onderdonk 2011)。不同种族人群之间的基因多态性各异，这可能与人群所处的生态系统不同有关(Linhares et al. 2010)。值得注意的是，牙周疾病与细菌性阴道病均受基因多态性影响，且两者都与早产相关(Sanu and Lamont 2011)。

阴道的固有免疫系统主要由甘露糖结合凝集素(MBL)、防御素、分泌型白细胞蛋白酶抑制剂、一氧化氮等可溶性因子，Toll 样受体(现已发现 11 种 Toll 样受体)及巨噬细胞构成。不同的 Toll 样受体可分别识别革兰氏阳性菌表面的脂蛋白和肽聚糖、革兰氏阴性菌表面的脂多糖、鞭毛蛋白等(Linhares et al. 2010；Mirmonsef et al. 2011)。阴道细胞可以分泌具有非特异性抗菌活性的防御素。雌激素能够促进特定防御素的生成，孕酮则抑制防御素的释放。孕期妇女细菌性阴道病的发生与阴道防御素 3 浓度降低有关(Mitchell et al. 2013)。遗传多态性所致的甘露糖结合凝集素缺陷女性更容易罹患反复发作的白念珠菌性阴道炎(Babula et al. 2003)。

Toll 样受体的配体及阴道细菌产生的脂肪酸可对阴道免疫功能产生巨大影响。细菌性阴道病时，厌氧菌代谢可产生大量难闻的胺类物质(如腐胺、尸胺等)、琥珀酸盐、唾液酸酶及免疫调节物质(脂多糖、磷壁酸、肽聚糖等)，这些物质可对细胞因子的释放及免疫应答产生多种影响(Mirmonsef et al. 2011)。

第三节　异常阴道微生物群

阴道微生态失衡可导致多种疾病。本节介绍两种与阴道微生物群失调直接相关的疾病。

一、细菌性阴道病(BV)

1955年,Gardner和Dukes(1955)首次报道了阴道嗜血杆菌阴道炎,并对"线索细胞"进行了介绍。随后该病被命名为"细菌性阴道病",其是以阴道内乳杆菌减少,代之以其他病原菌大量繁殖,并伴随阴道分泌物性状改变为特征的一种疾病(Weström et al. 1984)。

1983年,Amsel等(1983)提出了一种结合临床的BV诊断标准:均质、稀薄、白色的阴道分泌物;阴道pH>4.5;胺臭味试验阳性(即取少量阴道分泌物加入10%氢氧化钾1~2滴,产生烂鱼肉样腥臭气味即为阳性);线索细胞阳性(悬滴法在高倍显微镜下可见20%以上的线索细胞)。随后,Eschenbach等(1989)指出,产过氧化氢乳酸菌缺乏,阴道加德纳菌(*G. vaginalis*)、厌氧革兰氏阴性杆菌及厌氧革兰氏阳性球菌的过度生长是BV的必要因素。为了提高BV诊断的准确性,Nugent等(1991)提出阴道分泌物革兰氏染色评分法(Nugent评分):总分0~3分为正常态;4~6分为过渡态;7~10分为BV。然而,按照Nugent评分标准,20%的德国孕妇被诊断为BV,但并非所有人都有临床症状(Mendling et al. 2013)。

BV的发病与阴道加德纳菌(*G. vaginalis*)密切相关。迄今为止,人们发现了4种不同的阴道加德纳菌菌株,但其中仅有2种菌株能够产生BV特有的标志物——唾液酸酶,仅有1种菌株在BV患者中占优势(Jayaprakash et al. 2012)。由此可见,阴道加德纳菌并非BV的必需因素。近年研究证实,BV并非由单一菌种导致。有学者相继报道了几种临床未知的BV相关细菌(BV associated bacteria,BVAB),如BVAB1、BVAB2、BVAB3。携带BVAB的女性,尤其是高浓度阴道加德纳菌和纤毛菌属(*Leptotrichia*)/斯尼思梭杆菌属(*Sneathia*)或巨球菌属(*Megasphera*)的女性,BV的发病率显著升高(*P*=0.001)(Marrazzoet al. 2012;Hillier et al. 2010)。Fredricks等(2005)指出,惰性乳杆菌与BV高度相关。惰性乳杆菌虽然属于阴道正常定植菌,但其与阴道微生物群结构的异常转变密切相关,因此称为"篮子中的毒苹果"。此外,携带卷曲乳杆菌的女性发生BV的风险显著低于非携带者(*P*=0.02)。

BV受环境及遗传因素的影响,基因多态性可影响阴道内阴道加德纳菌和阴道阿托波菌水平(Verstraelen et al. 2009)。此外,雌激素水平降低会影响阴道乳杆菌的数量及多样性,这是一些女性发生泌尿生殖系统感染的危险因素。

性交方式与 BV 的发生相关,口交及指交行为是 BV 发生的重要危险因素,这也是女同性恋者 BV 发病率高的主要原因(Marrazzo et al. 2012)。此外,吸烟、黑色人种以及阴道性交前发生肛交也是 BV 发生的危险因素(Cherpes et al. 2008;Manhart et al.2012)。值得注意的是,Gardner and Dukes(1955)将培养的 BV 患者阴道加德纳菌转移至正常女性阴道,并未引起 BV 发病,然而将 BV 患者阴道分泌物转移至正常女性阴道,则导致 BV 发生。由此可见,BV 发生是由多种 BV 相关细菌共同作用导致。阴道中某种特殊的乳杆菌出现,同时伴有其他类型乳杆菌的缺失,是 BV 发生的关键,而大量单一菌种无法导致 BV 发生(Lamont et al. 2011)。Lamont 等(2011)认为,乳杆菌属菌株或物种 H_2O_2 的生成决定了 BV 是否发生。然而,人们在 BV 患者阴道内分离得到了产 H_2O_2 的格氏乳杆菌,尽管检出率很低,但也引起了相关的争议,有学者认为,H_2O_2 的产生仅作为保护性乳杆菌的生物标志,它并不能限制阴道厌氧菌的生长。

二、细菌性阴道病的多微生物细菌生物膜和性接触传播

微生物可在物质表面上黏附生长,形成生物膜。Swidsinski 等于 2005 年报道了一例形成于 BV 患者阴道内的生物膜,这是在妇产科学领域内首次关于生物膜形成的报道。健康育龄/绝经后妇女以及儿童的阴道上皮细胞无细菌存在。然而 BV 患者阴道上皮细胞上则有多种微生物黏附,形成了有结构的生物膜。Gardner 和 Dukes(1955)在阴道分泌物中发现的线索细胞就来自阴道壁黏附的生物膜结构。BV 患者阴道上皮细胞表面的细菌生物膜主要由阴道加德纳菌(>50%~90%)与阴道阿托波菌(10%~40%)组成,也存在少量乳杆菌及其他种类细菌。体外实验发现,当加入具核梭杆菌(*Fusobacterium nucleatum*)或双路普雷沃菌(*Prevotella bivia*)后,阴道加德纳菌形成生物膜的能力明显增强(Machado et al. 2013)。不同 BV 患者阴道内的菌群组成及生物膜组成各不相同。

目前尚不清楚 BV 生物膜中的乳杆菌是否为惰性乳杆菌。甲硝唑治疗无法破坏细菌的生物膜结构,这也是 BV 高复发率的重要原因。

此外,在 BV 患者及其性伴侣尿液样本的上皮脱落细胞表面也发现了 BV 特征性生物膜的存在,甚至在捐赠的冷冻精液中、未孕女性子宫内膜及流产胎儿组织内,均曾发现具有 BV 特征的生物膜结构(Swidsinski et al. 2013)。若男性在排尿前暴露尿道外口,尿液中则无生物膜结构检出,这也是男性行包皮环切术可降低其女性性伴侣溃疡、滴虫病和 BV 发病风险的原因(Gray et al. 2009)。男性包皮环切后可使女性性伴侣阴道微生物群结构发生显著变化,厌氧菌数量明显减少,尤其是梭菌目(Clostridiales)及普雷沃菌科(Prevotellaceae)细菌(Price et al.

2010）。已治愈的 BV 患者若在未使用安全套的情况下与同一性伴侣发生性行为，BV 复发率将升高（Marrazzo et al. 2012；Guédou et al. 2013）。

三、需氧菌性阴道炎

2002 年，Donders 等（2002）描述了一种新型阴道炎。不同于细菌性阴道病，此种阴道炎患者阴道内含有大量无乳链球菌（*Streptococcus agalactiae*）及大肠埃希菌（*Escherichia coli*），因此称为需氧菌性阴道炎（aerobic vaginitis，AV）。AV 患者阴道分泌物呈黄绿色，阴道黏膜充血明显，阴道 pH 可升至 5.5~6.5，阴道分泌物镜检可见大量基底层细胞和含有中毒颗粒的白细胞，乳杆菌减少或缺失，代之以稀疏的球状微生物群。与 BV 患者相比，AV 患者体内白介素 -1β、白介素 -6、白介素 -8 以及白血病抑制因子水平明显升高。重症 AV 病例与脱屑性阴道炎症状相似，被认为是阴道红苔藓的早期阶段。AV 引起早产的风险较 BV 更高（Donders et al. 2011）。一些学者认为 AV 主要由人体免疫功能异常导致，异常免疫反应造成了阴道微生物群结构改变或阴道上皮病变，从而导致 AV 发生（Edwards 2010）。AV 患者有宫颈低级别鳞状上皮内病变风险（Jahic et al. 2013）。育龄女性 AV 发病率约为 5%，然而有文献报道 AV 发病率可高达 23%（Fan et al. 2013）。性伴侣治疗并不能改善 AV 的疗效。

第四节　利用益生菌进行预防和治疗

益生菌是一类对宿主健康有益的活性微生物。它们定植在胃肠道，通过多种方式影响宿主免疫系统（Sherman et al. 2009）。虽然乳杆菌用于改善阴道分泌物已有几十年的历史，但近 30 年，益生菌才开始广泛应用于妇科炎症的治疗（Spurbeck and Arvidson 2011；Reid 2012）。在早期的一项临床研究中，实验组复发性念珠菌性外阴阴道炎患者每天口服 250g 含嗜酸乳杆菌（*L. acidophilus*）的酸奶并持续 6 个月，结果显示与对照组相比，实验组患者阴道炎复发率明显降低，两者复发率之比为 2.5∶0.38（*P*=0.001）（Hilton et al. 1992）。此后，研究者陆续报道了多种具有保护作用的益生菌。Coudeyras 等（Coudeyras et al. 2008a, b）发现，鼠李糖乳杆菌（*L. rhamnosus*）Lcr 35 菌株将糖原转化为乳酸的能力较强，体外培养条件下，该菌株可抑制阴道加德纳菌（*G. vaginalis*）和白念珠菌（*C. albicans*）的生长。经过生产加工后，相较于其他 3 种鼠李糖乳杆菌菌株，Lcr 35 菌株的效果更好。Lcr 35 菌株可黏附于子宫颈阴道细胞表面，是 BVAB 的拮抗物（Coudeyras et al. 2008a, b）。

体外实验发现，鼠李糖乳杆菌 GR-1 菌株能够显著杀伤大肠埃希菌，并导致

BV 生物膜中的细菌死亡（McMillan et al. 2011）。鼠李糖乳杆菌 GR-1 菌株和路氏乳杆菌 RC-14（*L. reuteri* RC-14）［既往称发酵乳杆菌（*L. fermentum*）］菌株在体外培养条件下可抑制白念珠菌生长，并上调人阴道上皮细胞系炎症性白介素的表达水平（Martinezet al. 2009a,b）。它们可使白念珠菌失去代谢活性，应激相关基因表达水平升高，氟康唑耐药相关基因表达水平降低（Köhler et al. 2012）。目前这两种菌株已被制成阴道片剂应用于临床。Sanchez 等（2008）对鼠李糖乳杆菌 GG 菌株进行分析，也发现了相似的效应。鼠李糖乳杆菌 GG 菌株可保护体外培养的单层细胞免受白念珠菌的破坏，调节黏膜表面细胞的免疫应答及免疫状态（Schaller 2012）。与口服安慰剂比较，每日口服益生菌并持续 6 个月，可明显增强受试者对人乳头瘤病毒相关宫颈病变的清除（Verhoeven et al. 2013）。

目前，已对多种益生菌开展了阴道或口服给药的临床试验。卷曲乳杆菌 CTV-05 是应用于妇科领域的一种新型益生菌，人体对其耐受性良好（Hemmerling et al. 2010）。阴道性交（精液）和阴道给药过程中同种乳杆菌菌株的存在可抑制定植（Antonio et al. 2009）。这是内源性乳杆菌与外源性乳杆菌的一种竞争效应。

口服益生菌也可对阴道微生物群产生影响。Hilton 等（1992）首次进行了口服益生菌治疗念珠菌性阴道炎相关研究。随后，Shalev 等（1996）报道了口服益生菌治疗念珠菌性阴道炎和 / 或 BV 的相关研究。靠近阴道的直肠乳杆菌能够转移并定植于阴道，同样，阴道乳杆菌也可重新定位于直肠。Strus 等曾开展一项临床研究，受试者连续 60 天每天口服益生菌混合制剂［其中含发酵乳杆菌 57A、植物乳杆菌（*L. plantarum*）57B 和格氏乳杆菌 57C 三种乳杆菌，菌量达 10^8/L］，结果发现，口服菌株在 20~70 天内即可定植于直肠和阴道部位，受试者阴道 pH 降低，Nugent 评分降低（Strus et al. 2012）。Anukam 等也报道，BV 患者在口服甲硝唑治疗后，连续 30 天口服含鼠李糖乳杆菌 GR-1 和卷曲乳杆菌 RC-14 的益生菌混合制剂，治愈率明显改善（Anukam et al. 2006）。此外，一项前瞻性研究表明，口服鼠李糖乳杆菌 Lcr 35 可使受试者 Nugent 评分恢复正常。

益生菌不仅可以改善 BV 的症状，还可以降低外阴阴道念珠菌病的复发（Homayouni et al. 2014；Huang et al. 2013）。Ehrström 等连续 5 天给予 BV 或念珠菌性外阴阴道炎患者含有格氏乳杆菌 LN40、发酵乳杆菌 LN99、干酪乳杆菌鼠李糖亚种 LN113 菌株（*L. casei* sub sp. *Rhamnosus* LN113）和乳酸片球菌（*P. acidilactici*）LN23 菌株的益生菌阴道制剂，发现患者的治愈率得到明显提高（Ehrström et al.2010）。Martinez 等（2009a,b）应用氟康唑联合鼠李糖乳杆菌 GR-1 和路氏乳杆菌 RC-14 菌株口服治疗念珠菌性外阴阴道炎，发现疗效得到明显改善（Kern et al. 2012）。

益生元如菊粉、糖原等可促进益生菌代谢，因此常将其添加至益生菌制剂中，但目前妇科领域尚无对益生元与益生菌两者疗效比较的相关临床研究。

第五节　总结和结论

迄今为止,人们仍未完全了解阴道微生物群的结构。阴道微生物群受遗传、种族、环境及行为等多种因素影响。在阴道中,有多达100~200种细菌定植,其中包括共生菌、暂住菌及内源性细菌,这些细菌还受到口腔、直肠及性伴侣阴茎表面微生物群的影响。传统的微生物培养技术只能鉴定出少量菌种,且大部分为需氧菌,已无法满足阴道微生物群鉴定的需要。乳杆菌作为优势菌,与其他细菌一起,维持阴道处于正常(至少是在高加索女性和亚洲女性中)酸性环境(pH 3.8~4.5)。乳杆菌凭借其抗菌性质与免疫因素为阴道创造了一个避免微生态紊乱及感染的防御系统。这个系统与生殖道内外的健康、性行为后阴道微生物群恢复,以及正常怀孕与适时分娩至关重要。

（康　健　金泰阳）

参考文献

Abdo CL,Safdar N(2009)The role of Lactobacillus probiotics in the treatment or prevention of urogenital infections-a systematic review. J Chemother 21:243-252

Adams MR(1999)Safety of industrial lactic acid bacteria. J Biotechnol 68:171-178

af Heurlin M(1914)Bakteriologische Untersuchungen des Genitalsekretes. Karger,Berlin

Amsel R,Totten PA,Spiegel CA,Chen KCS,Eschenbach DA (1983) Non specific vaginitis. Diagnostic criteria and microbial and epidemiologic associations. Am J Med 74:14-22

Antonio MA,Meyn LA,Murray PJ,Busse B,Hillier SL (2009) Vaginal colonization by probiotic Lactobacillus crispatus CTV-05 is decreased by sexual activity and endogenous Lactobacilli. J Infect Dis 199:1506-1513

Anukam K,Osazuwa E,Ahonkhai I,Ngwu M,Osemene G,Bruce AW,Reid G (2006) Augmentation of antimicrobial metronidazole therapy of bacterial vaginosis with oral probiotic Lactobacillus rhamnosus GR-1 and Lactobacillus reuteri RC-14:randomized,double-blind,placebo-controlled trial. Microbes Infect 8:1450-1454

Babula O,Lazdana G,Kroica J,Ledger WJ,Witkin SS (2003) Relation between recurrent vulvovaginal candidiasis,vaginal concentrations of mannose-binding lectin,and mannose-binding lectin gene polymorphism in Latvian women. Clin Infect Dis 37:733-737

Barrons R,Tassone D(2008)Use of Lactobacillus probiotics for bacterial genitourinary infections in women:a review. Clin Ther 30:453-468

Barton PT,Gerber S,Skupsky DW,Witkin SS (2003) Interleukin-1 receptor antagonist gene polymorphism,vaginal interleukin-1 receptor antagonist concentrations,and vaginal Ureaplasma urealyticum colonization in pregnant women. Infect Immun 71:271-274

Bohbot JM, Cardot JM (2012) Vaginal impact of the oral administration of total freeze-dried culture of LCR-35 in healthy women. Infect Dis Obstet Gynecol 2012: 503648

Cherpes TL, Hillier SL, Meyn LA, Busch JL, Krohn MA (2008) A delicate balance: risk factors for acquisition of bacterial vaginosis include sexual activity, absence of hydrogen peroxide-producing lactobacilli, black race, and positive herpes simplex virus type 2 serology. Sex Transm Dis 35: 78-83

Cibley LJ, Cibley LJ (1991) Cytolytic vaginosis. Am J Obstet Gynecol 165: 1245-1249

Coudeyras S, Marchandin H, Fajon C, Forestier C (2008a) Taxonomic and strain-specific identification of the probiotic strain Lactobacillus rhamnosus 35 within the Lactobacillus casei group. Appl Environ Microbiol 74: 2679-2689

Coudeyras S, Jugie G, Vermerie M, Forestier C (2008b) Adhesion of human probiotic Lactobacillus rhamnosus to cervical and vaginal cells and interaction with vaginosis-associated pathogens. Infect Dis Obstet Gynecol. doi: 10.1155/2008/549640

Curtis AH (1913) A motile curved anaerobic bacillus in uterine discharges. J Infect Dis 13: 165-169

de Vos WM, Engstrand L, Drago L, Reid G, Schauber J, Hay R, Mendling W, Schaller M, Spiller R, Gahan CG, Rowland I (2012) Human microbiota in health and disease. Self Care 3(S1): 1-68

Demirezen S (2003) Cytolytic vaginosis: examination of 2947 vaginal smears. Cent Eur J Public Health 11: 23-24

Döderlein A (1892) Das Scheidensekret und seine Bedeutung für das Puerperalfi eber. Besold, Leipzig

Donders GG, Vereecken A, Bosmans E, Dekeersmaecker A, Salambier G, Spitz B (2002) Definition of a type of abnormal vaginal flora that is distinct from bacterial vaginosis: aerobic vaginitis. BJOG 109: 34-43

Donders G, Bellen G, Rezeberga D (2011) Aerobic vaginitis in pregnancy. BJOG 118: 1163-1170

Edwards L (2010) Dermatologic causes of vaginitis: a clinical review. Dermatol Clin 28: 727-735

Ehrström S, Daroczy K, Rylander E, Samuelsson C, Johannesson U, anzén B, Pahlson C (2010) Lactic acid bacteria colonization and clinical outcome after probiotic supplementation in conventionally treated bacterial vaginosis and vulvovaginal candidosis. Microbes Infect 12: 691-699

Eschenbach DA, Davick PR, Williams BC, Klebanoff SJ, Young-Smith K, Critchlow CM, Holmes KK (1989) Prevalence of hydrogen peroxid-producing Lactobacillus species in normal women and women with bacterial vaginosis. J Clin Microbiol 27: 251-256

Falsen E, Pascual C, Sjoden B, Ohlen M, Collins MD (1999) Phenotypic and phylogenetic characterization of a novel Lactobacillus species from human sources: description of Lactobacillus iners sp. nov. Int J Syst Bacteriol 49: 217-221

Fan A, Yue Y, Geng N, Zhang H, Wang Y, Xue F (2013) Aerobic vaginitis and mixed infections: comparison of clinical and laboratory findings. Arch Gynecol Obstet 287: 329-335

Fettweis JM, Serrano MG, Girerd PH, Jefferson PH, Buck GA (2012) A new era of the vaginal microbiome: advances using next-generation sequencing. Chem Biodivers 9: 965-976

Fredricks DM, Fiedler TL, Marazzo JM (2005) Molecular identification of bacteria associated with bacterial vaginosis. N Engl J Med 353: 1899-1910

Gajer P, Brotman RM, Bai G, Sakamoto J, Schütte UME, Zhong X, Koenig SSK, Li F, Ma Z, Zhou X, Abdo Z, Forney LJ, Ravel J (2012) Temporal dynamics of the human vaginal microbiota. Sci Transl Med 4: 132ra52. doi: 10.1126/scitranslatmed.3003605

Gardner HL, Dukes CD (1955) Haemophilus vaginals vaginitis-a newly defined specific infection previously classified "non-specific" vaginitis. Am J Obstet Gynecol 69:962-976

Genc MR, Onderdonk A (2011) Endogenous bacterial flora in pregnant women and the influence of maternal genetic variation. BJOG 118:154-163

Gray RH, Kigozi G, Serwadda D, Makumbi F, Nalugoda F, Watya S, Moulton L, Chen MZ, Sewankambo NK, Kiwanuka N, Sempijja V, Lutalo T, Kagayi J, Wabwire-Mangen F, Ridzon R, Bacon M, Wawer MJ (2009) The effects of male circumcision on female partner's genital tract symptoms and vaginal infections in a randomized trial in Rakai, Uganda. Am J Obstet Gynecol 200:42e1-42e7

Greenwood JR, Pickett MJ (1980) Transfer of Haemophilus vaginalis Gaedner and Dukes to a new genus, Gardnerella ; G. vaginalis (Gardner and Dukes) comb. nov. Int J Syst Bacteriol 30:170-178

Guédou FA, van Damme L, Deese J, Crucitti T, Becker M, Mirembe F, Solomon S, Alary M (2013) Behavioural and medical predictors of bacterial vaginosis recurrence among female sex workers: longitudinal analysis from a randomized controlled trial. BMC Infect Dis 13:208. doi:10.1186/1471-2334-13-208

Hemmerling A, Harrison W, Schroeder A, Park J, Korn A, Shiboski S, Foster-Rosales A, Cohen CR (2010) Phase 2a study assessing colonization efficiency, safety, and acceptability of Lactobacillus crispatus CTV-05 in women with bacterial vaginosis. Sex Transm Dis 37:745-750

Hickley RJ, Zhou X, Pierson JD, Ravel J, Forney LJ (2012) Understanding vaginal microbiome complexity from an ecological perspective. Transl Res 160:267-282

Hillier SL, Meyn L, Macio I, Antonio M, Rabe L (2010) The back door reservoir for Lactobacilli and risk of BV (bacterial vaginosis) acquisition. Infect Dis Soc Obstet Gynecol. In: Proceedings of the 37th Annual Scientific Meeting, August 5, Santa Fe, New Mexico

Hilton E, Isenberg HD, Alperstein P, France K, Borenstein M (1992) Ingestion of yoghurt containing Lactobacillus acidophilus as prophylaxis for candidal vaginitis. Ann Intern Med 116:353-357

Homayouni A, Bastani P, Ziyadi S, Mohammad-AlizadehCharandabi S, Ghalibaf M, Mortazavian AM, Mehrabany EV (2014) Effects of probiotics on the recurrence of bacterial vaginosis: a review. J Low Genit Tract Dis 18:79-86

Horowitz BJ, Mardh PA, Nagy E, Rank EL (1994) Vaginal lactobacillosis. Am J Obstet Gynecol 170:857-861

Hoyme UB, Hübner J (2010) Prevention of preterm birth is possible by vaginal pH screening, early diagnosis of bacterial vaginosis or abnormal vaginal flora and treatment. Gynecol Obstet Invest 70:286-290

Huang H, Song L, Zhao W (2013) Effects of probiotics for bacterial vaginosis in adult women: a meta-analysis of randomized clinical trials. Arch Gynecol Obstet 289:1225-1234

Jahic M, Mulavdic M, Hadzimehmedovic A, Jahic E (2013) Association between aerobic vaginitis, bacterial vaginosis and squamous intraepithelial lesion of low grade. Med Arh 67:94-96

Jayaprakash TP, Schellenberg JJ, Hill JE (2012) Resolution and character-ization of distinct cpn60-based subgroups of gardnerella vaginalis in the vaginal microbiota. PLoS One 7(8):e43009. doi:10.1371/journal.pone.0043009

Jespers V, Menten J, Smet H, Poradosú S, Abdellati S, Verhelst R, Hardy L, Buvé A, Crucitti T (2012) Quantification of bacterial species of the vaginal microbiome in different groups of women, using nucleid acid amplification tests. BMC Microbiol 12:83

Jirovec O, Peter R, Malek J (1948) Neue Klassifikation der Vaginalbiocoenose auf sechs Grundbildern. Gynaecologia (Basel) 126:77

Kern AM, Bohbot JM, Cardot JM (2012) Traitement préventive de la candidose vulvovaginale récidivante par probiotique vaginal: résultats de l'étude observa-tionelle Candiflore. Lett Gynécol 370: 34-37

Köhler GA, Assefa S, Reid G (2012) Probiotic interference of Lactobacillus rhamnosus GR-1 and Lactobacillus reuteri RC-14 with the opportunistic fungal pathogen Candida albicans. Infect Dis Obstet Gynecol 2012: 636474. doi: 10.1155/2012/636474

Krönig B (1895) Über die Natur der Scheidenkeime, speciell über das Vorkommen anaerober Streptokokken im scheidensekret Schwangerer. Centrbl Gynäkol 16: 409-412

Lamont RF, Sobel JD, Akins RA, Hassan SS, Chaiworapongsa T, Kusanovic JP, Romero R (2011) The vaginal microbiome: new information about the genital tract flora using molecular based techniques. BJOG 118: 533-549

Li J, McCormick J, Bocking A, Reid G (2012) Importance of vaginal microbes in reproductive health. Reprod Sci 19: 235-242

Linhares IM, Giraldo PC, Baracat EC (2010) New findings about vaginal bacterial flora. Rev Assoc Med Bras 56: doi 10.1590/S0104-4230210000300026

Machado A, Jefferson KK, Cerca N (2013) Interactions between Lactobacillus crispatus and bacterial vaginosis (BV)-associated bacterial species in initial attachment and biofilm formation. Int J Mol Sci 14: 12004-12012

Manhart MC, Fiedler TK, Fredricks DN, Marrazzo J (2012) Behavioral predictors of colonization with Lactobacillus crispatus or Lactobacillus jensenii after treatment for bacterial vaginosis: a cohort study. Infect Dis Obstet Gynecol 2012: 706540. doi: 10.1155/1012/706540 . Epub 2012 May 30

Marrazzo JM, Fiedler TL, Srinivasan S, Thomas KK, Liu C, Ko D, Xie H, Saracino M, Fredricks DN (2012) Extravaginal reservoirs of vaginal bacteria as risk factors for incident bacterial vaginosis. J Infect Dis 205: 1580-1588

Martin DH (2012) The microbiota of the vagina and its influence on women's health and disease. Am J Med Sci 343: 2-9

Martin R, Langa S, Reviriego C, Jiminez E, Marin M, Xaus J, Fernandez L, Rodriguez J (2003) Human milk as a source of lactic acid bacteria for the infant gut. J Pediatr 143: 754-758

Martinez RC, Seney SL, Summers KL, Nomizo A, de Martinis EC, Reid G (2009a) Effect of Lactobacillus rhamnosus GR-1 and Lactobacillus reuteri RC-14 on the ability of Candida albicans to infect cells and induce inflammation. Microbiol Immunol 53: 487-495

Martinez RCR, Franceschini SA, Patta MC, Quintana SM, Candido RC, Ferrera JC, de Martinis ECP, Reid G (2009b) Improved treatment of vulvovaginal candidiasis with fluconazole plus probiotic Lactobacillus rhamnosus GR-1 and Lactobacillus reuteri RC-14. Lett Appl Microbiol 48: 269-274

McMillan A, Dell M, Zellar MP, Cribby S, Martz S, Hong E, Abbas A, Dang T, Miller W, Reid G (2011) Disruption of urogenital biofilms by lactobacilli. Colloids Surf B Biointerfaces 86: 58-64

Mendling W, Martius J, Hoyme UB (2013) S1-guideline on bacterial vaginosis in gynecology and obstetrics. Geburtshilfe Frauenheilkd 73: 1-4

Mirmonsef P, Gelbert D, Zariffard MR, Hamaker BR, Kaur A, Landay AL, Spear GT (2011) The effects of commensal bacteria on innate immune responses in the female genital tract. Am J Reprod Immunol 65: 190-195

Mitchell C, Gottsch ML, Liu C, Fredricks DN, Nelson DB (2013) Association between vaginal bacteria and levels of vaginal defensins in pregnant women. Am J Obstet Gynecol 208: 132.e1-132.e7

Nivoliez A, Camarez o, Paquet-Gachinat M, Bornes S (2012) Influence of manufacturing processes on in vitro properties of the probiotic strain Lactobacillus rhamnosus Lcr35. J Biotechnol 160:236-241

Nugent RP, Krohn MA, Hillier SL (1991) Reliability of diagnosing bacterial vaginosis is improved by a standardized method of gram stain interpretation. J Clin Pathol 29:297-300

Nürnberger L (1930) Die Erkrankungen der Scheide. In:Stoeckel (ed) Handbuch der Gynäkologie, revised 3rd edition of Handbuch der Gynäkologie by Veit J, vol 5. Bergmann, Munich

Petricevic L, Witt A (2008) The role of Lactobacillus casei rhamnosus Lcr35 in restoring the normal vaginal flora after antibiotic treatment of bacterial vaginosis. BJOG 115:1369-1374

Petricevic L, Unger FM, Viernstein Kiss H (2008) Randomized, double-blind, placebo-controlled study of oral lactobacilli to improve the vaginal flora of post-menopausal women. Eur J Obstet Gynecol Reprod Biol 141:54-57

Petricevic L, Domig KJ, Nierscher FJ, Krondorfer I, Janitschek C, Kneifel W, Kiss H (2012) Characterisation of the oral, vaginal and rectal Lactobacillus flora in healthy pregnant and postmenopausal women. Eur J Obstet Gynecol Reprod Biol 160:93-99

Pirotta M, Gunn J, Chondros P, Grover S, O'Malley P, Hurley S, Garland S (2004) Effect of lactobacillus in preventing post-antibiotic vulvovaginal candidiasis:a randomised controlled trial. BMJ 329:548-551

Price LB, Liu CM, Johnson KE, Aziz M, Lau MK, Bowers J, Ravel J, Keim PS, Serwadda D, Wawer MJ, Gray RH (2010) The effects of circumcision on the penis microbiome. PLoS One 5:e8422

Ravel J, Gajer P, Abdo Z, Schneider GM, Koenig SSK, McCulle SL, Karlebach S, Gorle R, Russell J, Tacket CO, Brotman RM, Davis CC, Ault K, Peralta L, Forney LJ (2011) Vaginal microbiome of reproductive-age women. Proc Natl Acad Sci U S A 108(S1):4680-4687

Reid G (2001) Probiotic agents to protect the urogenital tract against infection. Am J Clin Nutr 73 (Suppl):S437-S443

Reid G (2012) Probiotic and prebiotic applications for vaginal health. J AOAC Int 95:31-34

Rodriguez JM, Collins MD, Sjoden B, Falsen E (1999) Characterization of a novel Atopobium isolate from the human vagina:description of Atopobium vaginae sp. nov. Int J Syst Bacteriol 49:1573-1576

Sanchez D, Wagener J, Schaller M (2008) Impact of Lactobacillus species on localised Candida albicans infection and the mucosal innate immune response. Mycoses 51:434

Sanu O, Lamont RF (2011) Periodontal disease and bacterial vaginosis as genetic and environmental markers for the risk of spontaneous preterm labor and preterm birth. J Matern-Fetal Neonatal Med 24:1476-1485

Schaller M (2012) Lactobacilli in mucosal Candida albicans infections. In:de Vos WM, Engstrand L, Drago L, Reid G, Schauber J, Hay R, Mendling W, Schaller M, Spiller R, Gahan CG, Rowland I (eds) Human microbiota in health and disease. SelfCare 3(S1):S41-S45

Schröder R (1921) Zur Pathogenese und Klinik des vaginalen Fluors. Zbl Gynäkol 38:1350-1361

Senok AC, Verstraelen H, Temmerman M, Botta GA (2009) Probiotics for the treatment of bacterial vaginosis. Cochrane Database Syst Rev 7(4):CD006289

Shalev E, Battino S, Weiner E, Colodner R, Keness Y (1996) Ingestion of yogurt containing Lactobacillus acidophilus compared with pasteurized yogurt as prophylaxis for recurrent candidal vaginitis and bacterial vaginosis. Arch Fam Med 5:593-596

Sherman P,Ossa JC,Johnson-Henry K (2009) Unraveling mechanisms of action of probiotics. Nutr Clin Pract 24:10-14

Spiegel CA,Roberts M (1984) Mobiluncus gen. Nov. Mobiluncus curtisii subsp. curtisii sp. nov., Mobiluncus curtisii subsp. holmesi subsp. nov.,and Mobiluncus mulieris sp. nov.,curved rods from the human vagina. Int Syst Bacteriol 34:177-184

Spurbeck RR,Arvidson CG (2011) Lactobacilli at the front line of defense against vaginally acquired infections. Future Microbiol 6:567-582

Strus M,Chmielarczyk A,Kochan P,Adamski P,Chelmicki Z,Chelmicki A,Palucha A,Heczko P (2012) Studies on the effect of probiotic Lactobacillus mixture given orally on vaginal and rectal colonization and on parameters of vaginal health in women with intermediate vaginal flora. Eur J Obstet Gynecol Reprod Biol 163:210-215

Swidsinski A,Mendling W,Loening-Baucke V,Ladhoff A,Swidsinski S,Hale LP,Lochs H (2005) Adherent biofilms in bacterial vaginosis. Obstet Gynecol 106:1013-1023

Swidsinski A,Mendling W,Loening-Baucke E,Swidsinki S,Dörfel Y,Scholze J,Lochs H, Verstraelen H (2008) An adherent Gardnerella vaginalis biofilm persists on the vaginal epithelium following standard therapy of bacterial vaginosis with oral metronidazole. Am J Obstet Gynecol 198: 97e1-97e6

Swidsinski A,Dörffel Y,Loening-Baucke V,Mendling W,Schilling J,Patterson JL,Verstraelen H (2010) Dissimilarity in the occurrence of Bifidobacteriaceae in the vaginal and peranal microbiota in women with bacterial vaginosis. Anaerobe 16:478-482

Swidsinski A,Loening-Baucke V,Mendling W,Dörffel Y,Schilling J,Halwani Z,Jiang XF, Verstraelen H,Swidsinski S (2013) Infection through structured polymicrobial Gardnerella biofilms (StPM-GB). Histol Histopathol 29:567-597

Thies FL,König W,König B (2007) Rapid characterization of the normal and disturbed vaginal microbiota by application of 16S rRNA gene terminal RFLP fingerprinting. J Med Microbiol 56:755-761

Thomas S (1928) Döderlein's bacillus:Lactobacillus acidophilus . J Infect Dis 43:218-227

Vasquez A,Jakobsson T,Ahrné S,Forsum U,Maeyolin G (2002) Vaginal Lactobacillus flora of healthy Swedish women. J Clin Microbiol 40:2746-2749

Verhelst R,Verstraelen H,Claeys G,Verschraegen G,Delanghe J,van Simaey L,de Ganck C,Temmermann M,Vaneechoutte M (2004) Cloning of 16S rRNA genes amplified from normal and disturbed vaginal microflora suggests a strong association between Atopobium vaginae,Gardnerella vaginalis and bacterial vaginosis. BMC Microbiol 4:16

Verhoeven V,renard N,Makar A,van Royen P,Bogers JP,Lardon F,Peeters M,Baay M (2013) Probiotics enhance the clearance of human papillomavirus-related cervical lesions:a prospective controlled pilot study. Eur J Cancer Prev 22:46-51

Verstaelen H,Verhelst R,Nuytinck L,Roelens K,de Meester E,de Vos D,van Thielen M, Rossau R,Delva W,de Bakker E,Vaneechoutte M,Temmermann M (2009) Gene polymorphisms of Toll-like and related recognition receptors in relation to the vaginal carriage of G.vaginalis and A. vaginae . J Reprod Immunol 79:163-173

Verstraelen H,Swidsinski A (2013) The biofilm in bacterial vaginosis:implications for epidemiology,diagnosis and treatment. Curr Opin Infect Dis 26:86-89

Verstraelen H,Verhelst R,Claeys G,de Bakker E,Temmermann M,Vaneechoutte M (2009)

Longitudinal analysis of the vaginal microflora in pregnancy suggests that L. crispatus promotes stability of the normal vaginal microflora and that L. gasseri and/or L. Iners are more conducive to the occurrence of abnormal vaginal microflora. BMC Microbiol 9:116. doi:10.1186/1471-2180-9-116

Weström L (Working Group Co-ordinator), Evaldson G, Holmes KK, van der Meijden W, Rylander E, Fredriksson B (1984) Taxonomy of bacterial vaginosis; bacterial vaginosis-a definition. Symposium on bacterial vaginosis, Stockholm, Jan. 1984. In: Mardh PA, Taylor-Robinson D (eds) Bacterial vaginosis. Almquist & Wiksell, Stockholm, pp 259-260

Ya W, Reifer C, Miller LE (2010) Efficacy of vaginal probiotic capsules for recurrent bacterial vaginosis: a double-blind, randomized, placebo-controlled study. Am J Obstet Gynecol 203:120.e1-120.e6

Zhou X, Bent SJ, Schneider MG, Davis CC, Islam MR, Forney LJ (2004) Characterization of vaginal microbial communities in adult healthy women using cultivation-independent methods. Microbiology 150:2565-2573

Zhou X, Hansmann MA, Davis CC, Siuzuki H, Brown CJ, Schütte U, Pierson JD, Forney LJ (2010) The vaginal bacterial communities of Japanese women resemble those of women in other racial groups. FEMS Immunol Med Microbiol 58:169-181

第七章　人体肠道微生物群

7

Hermie J. M. Harmsen, Marcus. C. de Goffau

摘要

　　肠道微生物群通过发挥多种不同的基本功能来维护身体健康,这些功能包括维生素生成、脂类代谢调节、作为上皮细胞能量来源的短链脂肪酸生成及基因表达的调节。在肠道尤其是结肠中,存在一个数量庞大且多种多样的微生物群,有报道称其物种数量介于 400~1 500 种,其中一些甚至目前还没有培养的代表物种。

　　健康的肠道微生物群对维持宿主健康至关重要,异常的微生物群能使宿主在不同的年龄罹患各种不同性质的疾病,从儿童过敏到青壮年的炎症性肠病。这说明保护肠道微生物群对维持健康具有重要作用。本章描述了什么是健康的微生物群,并探讨了微生物群在各种疾病中的作用。对微生态失调情况的研究可能会为我们治疗和／或调控微生物群以促进健康提供新的策略。

关键词

　　微生物群　发育　肥胖　异常微生物群　糖尿病

第一节　引言

　　肠道微生物群有助于维持人体健康(Hooper and Gordon 2001;Sekirov et al. 2010),因其能执行多种不同的功能,而这些功能对人体来说是必不可少的,如维生素生成、毒素的解毒作用、胆固醇代谢调节、胆汁酸解离、对病原体的定植抗性、短链脂肪酸(SCFAs,上皮细胞能源物质)生成及基因表达调控(Walter and

Ley 2011)。然而,微生物自身的主要功能是生存并旺盛繁殖,其存在于某处的原因可能是偶然落在一个生境并开始生长。无论这些微生物发挥什么作用,它们需要能定植在肠道,依靠周围环境提供的营养来生存并快速繁殖,因为在24~36小时内肠道排空,新的循环又开始了(Heaton et al. 1992)。肠道微生物群执行多种不同的基本功能以维护人体健康,这些功能包括维生素生成、脂类代谢调节、上皮细胞能源物质 SCFAs 生成及基因表达调控。在肠道尤其是结肠中存在大量繁杂的微生物群落。据报道,物种数量介于400~1 500种,其中一些是直至目前我们仍未能培养出的代表物种。健康的肠道微生物群对维持宿主健康至关重要,异常的微生物群能使宿主在不同的年龄罹患各种不同性质的疾病,从儿童过敏到青壮年的炎症性肠病。这说明善待我们的肠道微生物群才能保持健康。本章描述了什么是健康的微生物群,并讨论了微生物群在各种疾病中的作用。对微生态失调情况的研究可能会为我们治疗和/或管理微生物群以改善健康提供新的策略。

肠道,尤其是结肠中存在着大量且多样的微生物群,这是相当惊人的。目前研究中所提及的物种数量在400~1 500种(Qin et al. 2010;Turnbaugh et al. 2010;Gill et al. 2006)。这些物种主要以操作分类单元(OTUs)的形式表示,OTUs 是代表一个物种的独特序列类型,但却没有一个特定的名称,因为目前还没有培养出的代表物种或者是因为分类学还比较滞后(Rajilić-Stojanović and Vos 2014)。文末彩插图 7-1 展示了健康个体中的优势物种,以及在不同的新一代测序研究中检测出的底物利用指示和在粪便中的相对丰度(Flint et al. 2014;Qin et al. 2010;David et al. 2013)。

细菌分类法在某种程度上比较令人费解。以众所周知的肠道细菌大肠埃希菌(*Escherichia coli*)分类为例,林奈(Linnaeus)双命名法显示第一个为属名 *Escherichia*,其后是种名 *coli*。它属于细菌王国中的变形菌门(Proteobacteria)、变形菌纲(Gammaproteobacteria)、肠杆菌目(*Enterobacteriales*)、肠杆菌科(Enterobacteriaceae)(Whitman and Parte 2009;Moore et al. 1987)。

成年人肠道中存在四个数量上重要的菌门:拟杆菌门(Bacteriodetes)(G⁻ 厌氧菌)和厚壁菌门(Firmicutes)(G⁺)是优势菌,随后是放线菌门(Actinobacteria)和变形菌门(Proteobacteria)。肠道中,拟杆菌门的主要菌属是拟杆菌属(*Bacteroides*)和普雷沃菌属(*Prevotella*);厚壁菌门中的主要菌属是梭菌属(*Clostridium*)、布劳特氏菌属(*Blautia*)、栖粪杆菌属(*Faecalibacterium*)、真杆菌属(*Eubacterium*)、罗氏菌属(*Roseburia*)、瘤胃球菌属(*Ruminococcus*)、链球菌属(*Streptococcus*)和乳杆菌属(*Lactobacillus*);放线菌门中的代表性菌属为双歧杆菌属(*Bifidobacteria*)、阿托波菌属(*Atopobium*)和柯林斯菌属(*Collinsella*);变形菌门中主要为肠杆菌科(Enterobacteriaceae)埃希菌属(*Escherichia*)(Tap et al. 2009;Walker et al. 2010)。还有一个以嗜黏蛋白阿克曼菌(*Akkermansia muciniphila*)为代表的疣

微菌门(Verrucomicrobia)(Derrien et al. 2004)。这是一个非常简单的概述,事实上肠道中的细菌在科水平可再分为一长串已知的属,但也有新的属,如克里斯蒂森菌(*Christensenella*)(Morotomi et al. 2012),以及重新分类的菌属,如多枝梭菌(*Erysipelatoclostridium ramosum*)是分枝梭菌(*Clostridium ramosum*)的重新分类(Yutin and Galperin 2013)。尽管现在的检测和鉴定技术有了较大进步,但要建立一个肠道中所有细菌均具有正确命名的稳定分类学目录仍需时日。除细菌外,肠道中还有一些古菌成员存在,主要是甲烷短杆菌属(*Methanobrevibacter*),在肠道中产生甲烷(Samuel et al. 2007);还有真核生物如念珠菌属(*Candida*),微生物寄生虫如内阿米巴属(*Entamoeba*)(Parfrey et al. 2011)及大型寄生虫如蠕虫(Weinstock and Elliott 2009)。病毒和噬菌体也在肠道生态学和健康平衡维持中发挥重要作用(Kernbauer et al. 2014)。

维持肠道中复杂微生物群的驱动力,应该从底物利用的复杂性方面去寻求,或许更重要的是向许多不同物种间(互利共生)的相互作用中寻求(Flint et al. 2012a;Ley et al. 2008;Arumugam et al. 2011)。肠道中的每一个物种占据了特定的生境,可以通过这些细菌利用的底物来较好地描述它们。如果没有外源营养物质进入肠道,细菌能够利用的底物就是宿主的分泌物,如唾液、黏液、胃液、胰液和胆汁。大多数的宿主分泌物能产生对细菌不利的条件,如低 pH、含有蛋白水解酶或抗微生物物质。唾液和肠道上皮表面黏液中的黏蛋白是细菌利用的最主要底物(Arumugam et al. 2011)。包括普雷沃菌属和拟杆菌属在内的拟杆菌门是多功能细菌,它们通过广谱的碳水化合物水解酶来利用黏蛋白(Ouwerkerk et al. 2013;Benjdia et al. 2011)。嗜黏蛋白阿克曼菌是专门降解黏蛋白的细菌,是其生境的一部分(Derrien et al. 2004)。相互作用和共营养作用使其他微生物可以利用从这些黏蛋白上水解释放的碳水化合物,以及分泌物中不同的蛋白质和氨基酸。例如,普氏栖粪杆菌(*Faecalibacterium prausnitzii*)可以利用从黏蛋白释放出来的 N- 乙酰 -D- 葡糖胺(Wrzosek et al. 2013;Ouwerkerk et al. 2013;Lopez-Siles et al. 2012);肠杆菌能在余留的肽和碳水化合物上生长,并利用少量氧和其他电子受体穿过上皮层(Walter and Ley 2011)。微生物在肠道中仅靠分泌物的生长就能维持其多样化的种群。当不被宿主消化的食物中的营养进入肠道时,这种多样性将增加。尤其是可溶性的和不可溶性的膳食纤维能使许多典型的肠道厌氧菌生长,它们将膳食纤维发酵成短链脂肪酸(Flint et al. 2012b)。这些微生物包括普雷沃菌属和拟杆菌属、瘤胃球菌属、双歧杆菌、乳酸菌、真细菌、梭菌属,以及诸如酵母和念珠菌属之类的真菌(Martens et al. 2009;Ze et al. 2012;Flint et al. 2008)。

文末彩插图 7-1 展示了肠道微生物群对主要营养物质可能的利用情况。从中可以看出,微生物的代谢能力存在着大量的冗余,这可以解释微生物群在不同个体之间的变化和多样性。

Arumugam 等在 2011 年就提出了肠型(enterotype)的概念,所有人体肠道微生物群可至少分为三个肠型，即拟杆菌型（Bacteroides type）、普雷沃菌型（Prevotella type）和瘤胃球菌型（Ruminococcus type）。研究人员称，"肠型实际上由一组物种驱动，它们共同构成优选群落组成"，其依据是降解主要复杂底物的核心微生物群，特别是黏蛋白的降解似乎是一个重要的决定因素（Arumugam et al. 2011）。继此研究之后，Wu 等的研究显示肠型与长期的饮食高度相关，尤其受饮食中蛋白质和动物脂肪（拟杆菌型）与碳水化合物（普雷沃菌型）比例影响（Wu et al. 2011；David et al. 2013）。

　　功能良好的肠道微生物群有助于确保肠道处于健康状态，因此对维持宿主健康也非常重要。当微生物群处于不平衡状态（微生物群失调）时，肠道微生物群的功能将受损，就可能导致疾病。近年来肠道微生物群分析技术的发展，为揭示特定肠道微生物群组成（或者缺乏）与不同疾病发生的明确关系提供了可能。本章将阐述肠道微生物群失调或功能异常是如何与疾病相联系的。与肠道微生物群异常明确相关的主要疾病是炎症性肠病（IBD），如克罗恩病和溃疡性结肠炎。另一类疾病是自身免疫病，如特应性疾病、湿疹、哮喘、乳糜泻和 1 型糖尿病。最后一类疾病与福利和年龄的增长有关，如肥胖、代谢性疾病和 2 型糖尿病。

第二节　正常微生物群

　　正常肠道微生物群是存在于健康个体肠道中的任何微生物群。多种研究显示，肠道微生物群存在很大的个体间差异，没有相同的肠道微生物群。这与遗传学有关，同卵双胞胎比兄弟姐妹拥有更相似的微生物群，而兄弟姐妹之间比遗传学上不相关的人拥有更为相似的微生物群（Turnbaugh et al. 2010；Zoetendal et al. 2001；Tims et al. 2012）。世界不同地区的文化习惯和饮食习惯也与肠道微生物群有关。然而仍有很多微生物群的差异无法解释，而这些差异与通过遗传、饮食、年龄和生活习惯所形成的现有生境的生态系统稳定和共同定植有关。尽管存在差异，但所有这些微生物群都有一个共同的功能，即对可用营养素进行分解。

　　依据微生物群的共性可将其分为不同类型，就是上文定义的肠型（Arumugam et al. 2011）。在本章中，我们根据文献的多种研究结果，结合我们的经验，介绍关于肠型的几个观点。以下是四种微生物群类型：

　　第一种是欧洲西北部地区的常见类型，似乎与基于谷物、水果、蔬菜和肉类的杂食型饮食有关。梭菌属Ⅳ群和ⅩⅣa 群细菌是此型微生物群的优势菌，包括许多产丁酸盐的细菌和其他产短链脂肪酸的细菌，尤以栖粪杆菌属（Faecalibacterium）的细菌数量为多。此外，双歧杆菌与降解黏液的阿克曼菌属（Akkermansia）细菌的数量也不少。拟杆菌的数量适当，但并不占优势，大肠埃希菌和相近菌株的水平较低（deGoffau et al. 2014；Harmsen et al. 2002）。

第二种类型与富含纤维(素食)、很少或根本不含动物性食物的饮食有关,存在于部分西方人群及非洲农村人群中(de Vrieze 2014;De Filippo et al. 2010)。普雷沃菌属和小杆菌 - 韦荣球菌属(*Dialister-Veillonella*)是此型的优势菌,还有梭菌属Ⅳ群细菌,尤其是瘤胃球菌属细菌和少量的梭菌属ⅪⅤa群细菌。该型的特点是拟杆菌属和大肠埃希菌量少。

第三种类型尤易出现在摄入西方饮食即高含量动物蛋白质和脂肪的人群中。拟杆菌是此类型的优势菌,梭菌属Ⅳ群的粪杆菌属以及梭菌属ⅪⅤa群的活泼瘤胃球菌(*Ruminococcus gnavus*)水平也较高(David et al. 2013)。此类型中实际上没有大肠埃希菌。

发现的最后一种类型似乎出现在微生物群失调的情况下,因其通常与炎症性疾病和腹泻有关。该类型的特点是含有大量的肠杆菌,如大肠埃希菌。此外,活泼瘤胃球菌水平也比较高,且存在拟杆菌属,但存在少量的梭菌属ⅪⅤa群菌种和梭菌属Ⅳ群菌种(Harmsen et al. 2012;Willing et al. 2009;Morgan et al. 2012)。如果我们把微生物群类型、功能与疾病联系起来,这种对微生物群类型的粗略描述还是有用的。前两种类型似乎是健康微生物群,第三种拟杆菌类型似乎是一个风险微生物群,而最后一种类型似乎是"有问题"的微生物群。尽管后者可能是一种暂时状态,如肠病毒感染,但似乎属于不稳定型,易导致慢性微生物群失衡。

第三节　肠道微生物群发育:年轻的微生物群

母体子宫中胎儿的肠道理论上是无菌的,其微生物群的发育在胎儿通过产道时就开始了。微生物群定植是从母体多样的微生物群开始的,拟杆菌属 /普雷沃菌属、乳杆菌、链球菌、葡萄球菌和肠杆菌科菌种迅速生长并成为优势菌(Penders et al. 2006;Isolauri 2012;Dominguez-Bello et al. 2010;Harmsen et al. 2000)。婴儿开始摄入营养时,微生物群将根据所选择的营养而转变。在大多数情况之下,营养主要依靠母乳喂养,同时也将其中包含的细菌定植于婴儿体内(Harmsen et al. 2000;Martin et al. 2009)。母乳成分是强双歧源性的,主要不是乳糖,而是一些特定的寡糖,双歧杆菌有针对这些寡糖的特异的酶(Sela et al. 2008;Zivkovic et al. 2011)。上述情况通常导致婴儿出生1周后双歧杆菌成为肠道优势菌,甚至在某些情况下,肠道微生物群几乎100%是双歧杆菌。随着儿童的成长,以双歧杆菌为优势菌的微生物群变得更加多样化。什么原因驱动这种变化尚不清楚,但可以肯定的是肠道感染和抗生素使用在该过程中发挥作用。尽管长双歧杆菌(*B. longum*)似乎最常与两歧双歧杆菌(*B. Bifidum*)、短双歧杆菌(*B. breve*)共同定植在肠道,一段时间后与假链状双歧杆菌(*B. pseudocatenulatum*)或青春双歧杆菌（*B. adolescentis*）共同定植于肠道（Bergstrom et al. 2014），肠道中定植的双歧杆菌属的菌种在不同个体之间可能存在较大差异。婴儿出生后 3~6 个月通常开始摄入牛奶以外的食物，固体食物经常是水果和植物根茎，如胡萝卜，随后是豌豆和其他豆类，这意味着营养开始驱动肠道微生物群的多样化。随着这些固体食物的摄入，降解膳食纤维的细菌也将定植于肠道，如瘤胃球菌属、拟杆菌属、普雷沃菌属及梭菌属Ⅳ群和ⅩⅣa 群（Favier et al. 2002），其他厚壁菌门的菌种和不同的肠杆菌也将被带入肠道。断乳期是儿童微生物群定植的关键时期，因为它与免疫系统训练的时间重合（Grönlund et al. 2007）。

　　1 岁儿童的微生物群看似具有成年人微生物群应有的主要功能，但微生物群仍在逐渐多样化，直到 3 岁时才开始稳定（Yatsunenko et al. 2012）。这种稳定使得微生物群进入进一步缓慢发展的时期。但幼儿和青少年的微生物群仍与成年人的不同，并持续发育和改变直到老年，此时其微生物群又与 30 岁成年人的微生物群有明显差别（Claesson et al. 2011）。许多因素在微生物群早期发育中发挥作用，母乳喂养与婴儿配方乳粉喂养、剖宫产与自然分娩理论上是肠道微生物群发育的重要决定因素，并且具有长期效应（Lozupone et al. 2013；Adlerberth and Wold 2009；Van Nimwegen et al. 2011）。一些不太明显的因素，如母乳中的母性因素、遗传学和固有免疫的宿主因素也比较重要（Martín et al. 2007；Zivkovic et al. 2011）。之后环境因素及营养的选择和时机继续引导微生物群的发育。许多环境因素都会影响微生物群的发育，环境由接触不同微生物群的条件决定，如卫生条件、兄弟姐妹的数量、日托中心和学校、室内的动物、农村或城市生活方式（Azad et al. 2013）。这些条件就像以后对肉、糖、脂肪、烟和酒的消耗一样决定肠道微生物群的组成（David et al. 2013）。在与肠道微生物群相关疾病的关系上，所有这些因素都很重要（Lozupone et al. 2013）。例如，特应性反应和湿疹与微生物群失调相关，也与兄弟姐妹的数量呈负相关（Penders et al. 2007）。

　　这些关系可用卫生假说来解释，即人体必须接触足够的微生物来"编程"自身的免疫系统。更多的兄弟姐妹带来更多的微生物，有助于微生物群的多样化。目前一些研究验证了卫生假说，发现或排除了与数量不断增长的自身免疫病的关系，如特应性反应、哮喘和 1 型糖尿病（Vaarala et al. 2008；Dunne et al. 2014）。

第四节　肠道微生物群在疾病中的作用

　　如前文所述，肠道微生物群关乎健康，一旦微生物群失调，就可能导致疾病发生，只是二者间的因果关系通常难以展示出来。近来有关肠道微生物群分析的研究进展揭示微生物群参与多种疾病的发生，明确与异常肠道微生物群相关的主要疾病是炎症性肠病（inflammatory bowel diseases，IBD），如克罗恩病（Crohn's disease,CD)和溃疡性结肠炎(ulcerative colitis,UC)。另一类与异常肠道微生物群相关的疾病是自身免疫病,如特应性湿疹、哮喘、乳糜泻、1型糖尿病。本节述及的最后一类疾病与福利和年龄增长有关,包括肥胖和2型糖尿病。

炎症性肠病(IBD)

多年前就已经认为IBD与异常肠道微生物群相关(Xavier and Podolsky 2007)。细菌如分枝杆菌(mycobacterium)、黏附侵袭性大肠埃希菌(dherent invasive E. coli,AIEC)以及病毒均与IBD相关(Fiocchi 1998)。如今比较明确的是,IBD并不是由一种微生物引起,而是由遗传、免疫、环境因素和肠道微生物群之间通过微妙的相互作用所致。来自宏基因组测序数据的主要组成分析清楚地表明,克罗恩病患者的微生物群与健康对照者和溃疡性结肠炎患者不同,溃疡性结肠炎患者的微生物组与恢复健康的患者只略有差异(Qin et al. 2010)。上述研究首先表明克罗恩病和溃疡性结肠炎是不同的疾病,克罗恩病患者的微生物群明显比溃疡性结肠炎患者的更易受到影响。研究并没有揭示什么导致了克罗恩病,而仅仅说明了炎症与微生物群的相互影响。缓解期患者仍有大量的肠杆菌以及数量减少的栖粪杆菌和其他产丁酸盐的菌种(Sokol et al. 2009;Miquel et al. 2013)。从许多关于IBD的研究中可以看出,前两组细菌的关系是相反的(Willing et al. 2009;Harmsen et al. 2012)。拟杆菌属的数量在克罗恩病患者中通常也较高,这可能与其他细菌如梭菌属Ⅳ群和ⅩⅣa群的数量减少有关。由于炎症,肠腔轻度缩小,使得兼性厌氧菌和耐氧细菌获得更多的生长空间,因此肠杆菌增多,肠球菌也随之增多。另一方面,严格厌氧菌如栖粪杆菌和其他梭菌属Ⅳ群和ⅩⅣa群在该条件下的数量减少。这种现象的发生机制在于肠道炎症过程中活性氧(reactive oxygen species,ROS)和一氧化氮自由基(NO·)的产生(Winter et al. 2013)。例如,由诱导型一氧化氮合酶(inducible nitric oxide synthase,iNOS)催化生成的一氧化氮可导致肠道中亚硝酸盐的形成,用于局部存在的肠杆菌科的无氧呼吸,肠杆菌科的这种无氧呼吸方式比严格厌氧菌有竞争优势,因为严格厌氧菌会受到氧化应激的影响。这种效应也能够解释抗生素治疗后定植抗力的丧失。链霉素实验表明,抗生素增强上皮的炎症反应,通过硝酸盐呼吸而不是改变微生物种群的组成来促进肠杆菌生长(Spees et al. 2013)。

克罗恩病患者微生物群的改变可能是慢性炎症的结果,而不一定是原因。原因可能纯属巧合,如病毒感染或致病性肠杆菌科感染,甚至是破坏肠道完整性的创伤(Xavier and Podolsky 2007;Strober 2011;Liverani et al. 2014)。上述原因会导致肠道上皮炎症,而对于遗传易感人群,可能由于其自噬和抗炎信号转导受损而导致慢性炎症(Sadabad et al. 2014)。炎症期后可能会出现无法恢复平衡的肠道微生物群失调。在此情况下,微生物群不能产生用于上皮自身再生的正常短链脂肪酸和抗炎信号,因此上皮对新的炎症触发因素变得敏感(Sokol et al. 2008),这一恶性循环被称为"渗漏的肠道"(Fasano 2012)。打破这一恶性循环的可能措施有两个方面。一方面是免疫学方法,如通过改善自噬或调节(抗)炎症细胞因子来控制炎症信号转导;另一方面,改善微生态失调,平衡微生物群,以产生正常的短链脂肪酸和抗炎信号,形成功能良好、具有低度炎症的肠道屏障,对正常触发因素做出适当的反应。目前的关注点是用厌氧的产丁酸盐细菌如栖粪杆菌作为益生菌来纠正微生态失调(Miquel et al. 2013)。微生物群在溃疡性结肠炎患者中的作用可能更难理解。与克罗恩病患者相比,溃疡性结肠炎患者的肠道炎症轻,炎症面积大,肠道微生物群通常受影响较小。适应性免疫系统(中性粒细胞)和微生物群之间的相互作用似乎是至关重要的(Fries and Comunale 2011;Chen et al. 2014)。两种炎症性肠病通常都影响青壮年,这些患者的肠道功能在儿童时期通常正常,其肠道微生物群是否在发病前受到影响尚待观察。

第五节　异常的肠道微生物群发育与 1 型糖尿病

不同于炎症性肠病,自身免疫病与异常发育的微生物群相关。在人类和啮齿动物中已进行了较多关于 1 型糖尿病(T1D)的发展及其与肠道微生物群相关性的研究,肠道微生物群和 T1D 之间的许多关联在不同的研究之间有所重叠,并且它们之间互不矛盾。所有这些研究都一致地表明肠道炎症状态与产丁酸盐细菌的丰度呈负相关。充足的丁酸盐能保持肠道健康,因为丁酸盐是结肠上皮细胞的主要能源(Peng et al. 2009),调节其紧密连接的装配(降低通透性,Hague et al. 1996),而且重要的是能减轻肠道炎症(Hamer et al. 2009)。梭菌属Ⅳ群和ⅩⅣa群的几个重要菌属如栖粪杆菌属和罗氏菌属(*Roseburia*)是众所周知的产丁酸盐细菌,它们通常在患有 T1D 或正发展成 T1D 的个体的微生物群中代表性不足(de Goffau et al. 2013)。另一方面,致糖尿病菌群也被鉴定出来,而且有趣的是,基本上每项研究都无一例外地发现拟杆菌属与 T1D 相关(de Goffau et al. 2014;Murri et al. 2013;Brugman et al. 2006;Giongo et al. 2010;Brown et al. 2011)。对拟杆菌属与 T1D 之间的特定关系,目前有几种解释。第一,拟杆菌属并不产丁酸盐,而是产丙酸盐和乙酸盐;拟杆菌属细菌过多将使肠道中真正产丁酸盐细菌的空间更小(资源竞争)。第二,拟杆菌属如大肠埃希菌是革兰氏阴性菌,有特殊的细胞壁成分,即脂多糖(lipopolysaccharides,LPS),通过内毒素作用诱导炎症(通过免疫系统诱导炎症反应)。第三,拟杆菌属(和链球菌)产生谷氨酸脱羧酶(glutamate decarboxylase,GAD),而 GAD 可能是通过分子模拟触发 GAD 自身免疫(GAD autoimmunity,GADA)的因素。人体也产生谷氨酸脱羧酶(GAD65),但仅限于产胰岛素的胰岛 β 细胞和神经元细胞。当人体抗细菌 GAD 自身抗体水平升高时,它可能附带攻击自身产生 GAD 的细胞,因产胰岛素的细胞被破坏而引起 T1D。有趣的是,阿尔茨海默病也被认为是糖尿病的一种类型(3 型),或者是糖尿病的一种结果(Vignini et al. 2013),部分原因可能是产生 GAD 的神经元的破坏。因此,拟杆菌属能跨越肠道屏障转位,在肠道屏障处通过竞争间接妨碍其他细菌产生丁酸盐,并经 LPS 直接诱导炎症,免疫系统随后与其接触。

T1D 的患病率在各国之间存在较大差异。部分可归因于遗传,但很大一部分原因可能在于生活方式和营养模式。饮食对拟杆菌属流行的影响已得到文献证明,西方饮食中较高的蛋白质和动物脂肪消耗(认为是汉堡包和快餐)导致了较高的拟杆菌属流行(David et al. 2013)。另一方面,在发展中国家食用传统饮食的人,其肠道微生物群通常以普雷沃菌属为主(De Filippo et al. 2010),普雷沃菌属主要与富含碳水化合物饮食(根、块茎、玉米、高粱等)有关。在西方国家,健康的肠道微生物群组成有两种情况。一种组成情况以梭菌属Ⅳ群和ⅩⅣa 群、双歧杆菌为主,并有少量拟杆菌属;另一种组成情况以普雷沃菌属(肠型普雷沃菌属)为中心成分,其中梭菌属Ⅳ群仍以高丰度存在,但拟杆菌属基本上不存在。这两种健康的肠道微生物群组成都是建立在富含膳食纤维、适量畜禽食物和少量糖类(加工过的)的饮食的基础上。针对上述情况的一个有趣的例子是 Mejía-León 等人在墨西哥所做的研究。研究发现居住在靠近美国边境的人群 T1D 的发生率更高,研究中刚刚发展为 T1D 的患者拟杆菌属数量较高,而健康对照者的肠道微生物群以普雷沃菌属占优势。拟杆菌属在美国比在墨西哥更占优势,且 T1D 的发生率也确以美国为高(Mejía-León et al. 2014)。对芬兰与爱沙尼亚的比较研究也可以观察到类似的模式存在(De Goffau,欧盟糖尿病免疫项目,未发表)。

第六节　肥胖与代谢性疾病

目前有很多研究关注肥胖这种在西方世界流行的代谢性疾病(Ley et al. 2005)。新一代测序的首批成功案例之一是 Gordon 及其同事所做的关于微生物群在该病中作用的实验室研究,研究表明,除长期的能量过剩外,其他因素如固有肠道微生物群也可能发挥作用(Backhed et al. 2004)。此外,能量过多可能是由于结肠中短链脂肪酸(SCFAs)过度生成所致,低度炎症通常是肥胖和相关代谢性疾病的症状(Fleissner et al. 2010;Backhed et al. 2007)。

肥胖能导致严重的并发症,如 2 型糖尿病和由酒精性 / 非酒精性肝脏疾病引起的肝硬化。近期研究表明,2 型糖尿病和肝硬化均存在微生态失调,只是这种微生态失调的性质和强度不同。2 型糖尿病仅有轻度的微生态失调,患者的粪便样本中似乎厚壁菌占优势,而不是产丁酸盐细菌如罗氏菌属(*Roseburia*)、普氏栖粪杆菌(*F. prausnitzii*)和大肠埃希菌(Qin et al. 2012;Khan et al. 2014)。肝硬化患者粪便样本中,拟杆菌属和口腔微生物群占优势(Qin et al. 2014),此种病例中口腔微生物群可以定植在回肠和结肠,因为此处胆汁量不多,胆汁耐受性较低的细菌可以生存。

最近的研究表明,脂多糖(LPS)引起肥胖者低度炎症,即异常调节炎症反应并引发体重增加和糖尿病的代谢性内毒素血症(Cani et al. 2007)。科学家们得出结论,CD14免疫细胞系统作用于LPS,对胰岛素敏感性以及糖尿病和肥胖的发生起决定作用。此时可以明确的是,肥胖与肠道微生物群、低度炎症和一系列代谢紊乱有关。Cani及其同事通过诱导小鼠肠上皮细胞Myd88特异性缺失,发现该信号转导蛋白部分防止了饮食诱导的肥胖、糖尿病和炎症(Everard et al. 2014)。这些小鼠消耗更多能量,改善了葡萄糖稳态,降低肝脏肥大、脂肪量和炎症,这种部分保护作用可通过肠道微生物群移植转移到无菌小鼠中。值得注意的是,饮食诱导肥胖的过程中,MyD88缺失增加了抗炎的内源性大麻酚类,恢复了抗菌肽的生成,增加了肠道调节性T细胞。这些实验表明,肠道上皮细胞的MyD88发挥传感器一样作用,根据营养状况改变宿主的代谢。因此,肥胖和相关的失调又是微生物群与上皮固有免疫关系失衡的结果,通过营养限制饮食获得最佳能量通常需要调节代谢功能。

在代谢性疾病中,微生物群失衡可能是由于饮食或所有不同的共病,或许由于过度饮食、酒精滥用或睡眠严重不足等过度行为(Cronise et al. 2014)。短链脂肪酸和其他代谢物的异常产生以及脂代谢改变对这些疾病的发生起主要作用。拟杆菌属菌种产生的过量的丙酸盐以及不同厚壁菌产生的过量的乙酸盐和丁酸盐导致能源过剩(Holmes et al. 2012;Turnbaugh and Gordon 2009;Schwiertz et al. 2010)。不同的微生物代谢物影响了宿主的饱腹感,并调节脂肪组织的形成(Roelofsen et al. 2010)。然而,肠道微生物群的影响可能是次要的。通过特殊的富含蛋白质饮食改善肥胖可能改变微生物群,但并不总是变得更好(Walker et al. 2010),因为这使得微生物群中的拟杆菌属更多(David et al. 2013)。持续摄入低卡路里和高纤维饮食将形成更均衡的微生物群,进一步改善代谢性疾病,并对胰岛素抵抗有积极作用(Walker et al. 2010)。

粪便移植作为改善肥胖和2型糖尿病的方法已改善了胰岛素抵抗,但不会立刻改善患者的BMI(Vrieze et al. 2012)。饮食控制可以自动改善肠道微生物群,故可改善患者的胰岛素抵抗和BMI。此外,肥胖似乎不太可能由微生物引起,而只是显示饮食对微生物群有影响。新的代谢组学和宏基因组学研究将更清楚地阐述肥胖与肠道微生物群的关系。

第七节　结束语

健康的肠道微生物群对维持宿主健康非常重要。异常的微生物群似乎在不同年龄段缓慢引起不同性质的疾病。从幼时的过敏到青壮年的炎症性肠病，从孤独症到结直肠癌，多种多样的影响已见报道，这使得对肠道微生物群管理的需求愈发明显。幸运的是，对于大多数具有健康、规律生活方式的人，肠道微生物群会自动正常运转，但是在微生物群失调和疾病情况下，对微生物群的调节可通过益生菌和益生元或在极端情况下通过粪便移植来实现。对肠道微生物群的研究仍需要回答一些基本问题。我们仍不真正理解什么是健康微生物群，也不知道我们的遗传组成对微生物群有什么影响。什么是健康饮食？我们难道不是吃坚果、根茎、水果，偶尔吃一块肉的类人猿吗？如果我们只吃上述食物，我们的肠道微生物群会是什么样的呢？会和类人猿的一样吗？会是健康的吗？（Ellis et al. 2013）

目前形成了一些明确的结论，例如：发育良好的肠道和免疫系统需要多样的微生物群、菌种和基因丰度的多样性，也需要适当比例的短链脂肪酸。然而，丁酸盐有特殊的作用，对健康肠道非常重要。低丁酸盐生产可导致营养不良的肠道上皮，营养不良的上皮紧密连接打开并可能产生泄漏，从而引发不同的疾病。因此，产丁酸盐细菌在健康微生物群中发挥作用。普氏栖粪杆菌（*F. prausnitzii*）因在大多数人体中大量存在，故被认为是一种与人类共同进化的菌种。仅次于普氏栖粪杆菌的是罗氏菌属（*Roseburia*）、梭菌属XIVa群细菌，它们像栖粪杆菌一样，利用丁酰-CoA通路从葡萄糖和乙酸盐生成丁酸盐。其他种类的产丁酸盐细菌似乎在上述方面也很重要，如粪球菌属（*Coprococcus*）、厌氧棒状菌属（*Anaerostipes*）和霍氏真杆菌（*Eubacterium halii*），这些细菌利用乙酸盐和乳酸盐生成丁酸盐。

用上述微生物补充微生物群可能还不够，因为这些细菌需要低氧化还原电位来生长并嵌入到一个复杂的营养网络中，这可能并不总是由宿主和失调的肠道微生物群提供。

对于大多数与失调微生物群相关的疾病，仍然没有回答类似"鸡和蛋"的问题，即因果关系尚未阐明。什么是情况恶化的诱发因素呢，病毒当然可以作为诱因，就像酵母和寄生虫一样，但在本章中未有讨论。宿主可能已产生了免疫学变化，使其易受微生物群诱发而启动异常免疫反应。

还有许多问题需要探讨，这使我们意识到，我们对体内微生物世界及其与健康和疾病关系的认知才刚刚开始。幸运的是，新的系统生物学和宏组学方法给我们提供了揭示自身机体这一复杂系统的工具。

（鄢秋龙 金泰阳）

参考文献

Adlerberth I, Wold AE (2009) Establishment of the gut microbiota in Western infants. Acta

Paediatr 98 (2):229-238

Arumugam M, Raes J, Pelletier E, LE Paslier D, Yamada T, Mende DR, Fernandes GR, Tap J, Bruls T, Batto J (2011) Enterotypes of the human gut microbiome. Nature 473 (7346):174-180

Azad MB, Konya T, Maughan H, Guttman DS, Field CJ, Sears MR, Becker AB, Scott JA, Kozyrskyj AL (2013) Infant gut microbiota and the hygiene hypothesis of allergic disease:impact of household pets and siblings on microbiota composition and diversity. Allergy Asthma Clin Immunol 9 (1):15

Backhed F, Ding H, Wang T, Hooper LV, Koh GY, Nagy A, Semenkovich CF, Gordon JI (2004) The gut microbiota as an environmental factor that regulates fat storage. Proc Natl Acad Sci U S A 101 (44):15718-15723

Backhed F, Manchester JK, Semenkovich CF, Gordon JI (2007) Mechanisms underlying the resistance to diet-induced obesity in germ-free mice. Proc Natl Acad Sci U S A 104 (3):979-984

Benjdia A, Martens EC, Gordon JI, Berteau O (2011) Sulfatases and a radical S-adenosyl-L-methionine (AdoMet) enzyme are key for mucosal foraging and fitness of the prominent human gut symbiont, Bacteroides thetaiotaomicron. J Biol Chem 286 (29):25973-25982

Bergstrom A, Skov TH, Bahl MI, Roager HM, Christensen LB, Ejlerskov KT, Molgaard C, Michaelsen KF, Licht TR (2014) Establishment of intestinal microbiota during early life:a longitudinal, explorative study of a large cohort of Danish infants. Appl Environ Microbiol 80 (9):2889-2900

Brown CT, Davis-Richardson AG, Giongo A, Gano KA, Crabb DB, Mukherjee N, Casella G, Drew JC, Ilonen J, Knip M (2011) Gut microbiome metagenomics analysis suggests a functional model for the development of autoimmunity for type 1 diabetes. PLoS One 6 (10):e25792

Brugman S, Klatter FA, Visser JT, Wildeboer-Veloo AC, Harmsen HJ, Rozing J, Bos NA (2006) Antibiotic treatment partially protects against type 1 diabetes in the Bio-Breeding diabetes-prone rat. Is the gut flora involved in the development of type 1 diabetes? Diabetologia 49 (9):2105-2108

Cani PD, Amar J, Iglesias MA, Poggi M, Knauf C, Bastelica D, Neyrinck AM, Fava F, Tuohy KM, Chabo C, Waget A, Delmee E, Cousin B, Sulpice T, Chamontin B, Ferrieres J, Tanti JF, Gibson GR, Casteilla L, Delzenne NM, Alessi MC, Burcelin R (2007) Metabolic endotoxemia initiates obesity and insulin resistance. Diabetes 56 (7):1761-1772

Chen S, Liu X, Liu J, Yang X, Lu F (2014) Ulcerative colitis as a polymicrobial infection characterized by sustained broken mucus barrier. World J Gastroenterol:WJG 20 (28):9468

Claesson MJ, Cusack S, O'Sullivan O, Greene-Diniz R, DE Weerd H, Flannery E, Marchesi JR, Falush D, Dinan T, Fitzgerald G, Stanton C, VAN Sinderen D, O'Connor M, Harnedy N, O'Connor K, Henry C, O'Mahony D, Fitzgerald AP, Shanahan F, Twomey C, Hill C, Ross RP, O'Toole PW (2011) Composition, variability, and temporal stability of the intestinal microbiota of the elderly. Proc Natl Acad Sci U S A 108 (Suppl 1):4586-4591

Cronise RJ, Sinclair DA, Bremer AA (2014) The "metabolic winter" hypothesis:a cause of the current epidemics of obesity and cardiometabolic disease. Metab Syndr Relat Disord 12 (7):355-361

David LA, Maurice CF, Carmody RN, Gootenberg DB, Button JE, Wolfe BE, Ling AV, Devlin AS, Varma Y, Fischbach MA (2013) Diet rapidly and reproducibly alters the human gut microbiome. Nature 505 (7484):559-563

DE Filippo C, Cavalieri D, DI Paola M, Ramazzotti M, Poullet JB, Massart S, Collini S, Pieraccini G, Lionetti P (2010) Impact of diet in shaping gut microbiota revealed by a comparative study in children from Europe and rural Africa. Proc Natl Acad Sci U S A 107 (33): 14691-14696

DE Goffau MC, Luopajarvi K, Knip M, Ilonen J, Ruohtula T, Harkonen T, Orivuori L, Hakala S, Welling GW, Harmsen HJ, Vaarala O (2013) Fecal microbiota composition differs between children with beta-cell autoimmunity and those without. Diabetes 62 (4): 1238-1244

DE Goffau MC, Fuentes S, VAN DEN Bogert B, Honkanen H, DE Vos WM, Welling GW, Hyöty H, Harmsen HJ (2014) Aberrant gut microbiota composition at the onset of type 1 diabetes in young children. Diabetologia 57 (8): 1569-1577

De Vrieze J (2014) Gut instinct. Science (New York, NY) 343 (6168): 241-243

Derrien M, Vaughan EE, Plugge CM, DE Vos WM (2004) Akkermansia muciniphila gen. nov., sp. nov., a human intestinal mucin-degrading bacterium. Int J Syst Evol Microbiol 54 (Pt 5): 1469-1476

Dominguez-Bello MG, Costello EK, Contreras M, Magris M, Hidalgo G, Fierer N, Knight R (2010) Delivery mode shapes the acquisition and structure of the initial microbiota across multiple body habitats in newborns. Proc Natl Acad Sci U S A 107 (26): 11971-11975

Dunne J, Triplett E, Gevers D, Xavier R, Insel R, Danska J, Atkinson M (2014) The intestinal microbiome in type 1 diabetes. Clin Exp Immunol 177: 30-37

Ellis RJ, Bruce KD, Jenkins C, Stothard JR, Ajarova L, Mugisha L, Viney ME (2013) Comparison of the distal gut microbiota from people and animals in Africa. PLoS One 8 (1): e54783

Everard A, Geurts L, Caesar R, Van Hul M, Matamoros S, Duparc T, Denis RG, Cochez P, Pierard F, Castel J (2014) Intestinal epithelial MyD88 is a sensor switching host metabolism towards obesity according to nutritional status. Nat Commun 5: 5648

Fasano A (2012) Intestinal permeability and its regulation by zonulin: diagnosticand therapeutic implications. Clin Gastroenterol Hepatol 10 (10): 1096-1100

Favier CF, Vaughan EE, DE Vos WM, Akkermans AD (2002) Molecular monitoring of succession of bacterial communities in human neonates. Appl Environ Microbiol 68 (1): 219-226

Fiocchi C (1998) Inflammatory bowel disease: etiology and pathogenesis. Gastroenterology 115 (1): 182-205

Fleissner CK, Huebel N, Abd El-Bary MM, Loh G, Klaus S, Blaut M (2010) Absence of intestinal microbiota does not protect mice from diet-induced obesity. Br J Nutr 104 (06): 919-929

Flint HJ, Bayer EA, Rincon MT, Lamed R, White BA (2008) Polysaccharide utilization by gut bacteria: potential for new insights from genomic analysis. Nat Rev Microbiol 6 (2): 121-131

Flint HJ, Scott KP, Louis P, Duncan SH (2012a) The role of the gut microbiota in nutrition and health. Nat Rev Gastroenterol Hepatol 9 (10): 577-589

Flint HJ, Scott KP, Duncan SH, Louis P, Forano E (2012b) Microbial degradation of complex carbohydrates in the gut. Gut Microbes 3 (4): 289-306

Flint HJ, Duncan SH, Scott KP, Louis P (2014) Links between diet, gut microbiota composition and gut metabolism. Proc Nutr Soc 74: 1-10

Fries W, Comunale S (2011) Ulcerative colitis: pathogenesis. Curr Drug Targets 12 (10): 1373-1382

Gill SR, Pop M, Deboy RT, Eckburg PB, Turnbaugh PJ, Samuel BS, Gordon JI, Relman DA, Fraser-Liggett CM, Nelson KE (2006) Metagenomic analysis of the human distal gut microbiome. Science (New York, NY) 312 (5778): 1355-1359

Giongo A, Gano KA, Crabb DB, Mukherjee N, Novelo LL, Casella G, Drew JC, Ilonen J, Knip M,

Hyöty H (2010) Toward defining the autoimmune microbiome for type 1 diabetes. ISME J 5 (1): 82-91

Grönlund M, Gueimonde M, Laitinen K, Kociubinski G, Grönroos T, Salminen S, Isolauri E (2007) Maternal breast-milk and intestinal bifidobacteria guide the compositional development of the Bifidobacterium microbiota in infants at risk of allergic disease. Clin Exp Allergy 37 (12): 1764-1772

Hague A, Butt AJ, Paraskeva C (1996) The role of butyrate in human colonic epithelial cells: an energy source or inducer of differentiation and apoptosis? Proc Nutr Soc 55 (03): 937-943

Hamer HM, Jonkers DM, Bast A, Vanhoutvin SA, Fischer MA, Kodde A, Troost FJ, Venema K, Brummer RM (2009) Butyrate modulates oxidative stress in the colonic mucosa of healthy humans. Clin Nutr 28 (1): 88-93

Harmsen HJ, Wildeboer-Veloo AC, Raangs GC, Wagendorp AA, Klijn N, Bindels JG, Welling GW (2000) Analysis of intestinal flora development in breast-fed and formula-fed infants by using molecular identification and detection methods. J Pediatr Gastroenterol Nutr 30 (1): 61-67

Harmsen HJ, Raangs GC, He T, Degener JE, Welling GW (2002) Extensive set of 16S rRNA-based probes for detection of bacteria in human feces. Appl Environ Microbiol 68 (6): 2982-2990

Harmsen HJ, Pouwels SD, Funke A, Bos NA, Dijkstra G (2012) Crohn's disease patients have more IgG-binding fecal bacteria than controls. Clin Vaccine Immunol: CVI 19 (4): 515-521

Heaton KW, Radvan J, Cripps H, Mountford RA, Braddon FE, Hughes AO (1992) Defecation frequency and timing, and stool form in the general population: a pro-spective study. Gut 33 (6): 818-824

Holmes E, Li JV, Marchesi JR, Nicholson JK (2012) Gut microbiota composition and activity in relation to host metabolic phenotype and disease risk. Cell Metab 16 (5): 559-564

Hooper LV, Gordon JI (2001) Commensal host-bacterial relationships in the gut. Science 292 (5519): 1115-1118

Isolauri E (2012) Development of healthy gut microbiota early in life. J Paediatr Child Health 48 (s3): 1-6

Kernbauer E, Ding Y, Cadwell K (2014) An enteric virus can replace the beneficial function of commensal bacteria. Nature 516 (7529): 94-98

Khan MT, Nieuwdorp M, Bäckhed F (2014) Microbial modulation of insulin sensitivity. Cell Metab 20: 753-760

Ley RE, Bäckhed F, Turnbaugh P, Lozupone CA, Knight RD, Gordon JI (2005) Obesity alters gut microbial ecology. Proc Natl Acad Sci U S A 102 (31): 11070-11075

Ley RE, Hamady M, Lozupone C, Turnbaugh PJ, Ramey RR, Bircher JS, Schlegel ML, Tucker TA, Schrenzel MD, Knight R, Gordon JI (2008) Evolution of mammals and their gut microbes. Science (New York, NY) 320 (5883): 1647-1651

Liverani E, Scaioli E, Cardamone C, Dal Monte P, Belluzzi A (2014) Mycobacterium avium subspecies paratuberculosis in the etiology of Crohn's disease, cause or epiphenomenon? World J Gastroenterol: WJG 20 (36): 13060

Lopez-Siles M, Khan TM, Duncan SH, Harmsen HJ, Garcia-Gil LJ, Flint HJ (2012) Cultured representatives of two major phylogroups of human colonic Faecalibacterium prausnitzii can utilize pectin, uronic acids, and host-derived substrates for growth. Appl Environ Microbiol 78(2): 420-428

Lozupone CA, Stombaugh J, Gonzalez A, Ackermann G, Wendel D, Vazquez-Baeza Y, Jansson JK, Gordon JI, Knight R (2013) Meta-analyses of studies of the human microbiota. Genome Res 23(10): 1704-1714

Martens EC, Koropatkin NM, Smith TJ, Gordon JI (2009) Complex glycan catabolism by the human gut microbiota: the Bacteroidetes Sus-like paradigm. J Biol Chem 284 (37): 24673-24677

Martín R, Heilig HG, Zoetendal EG, Jiménez E, Fernández L, Smidt H, Rodríguez JM (2007) Cultivation-independent assessment of the bacterial diversity of breast milk among healthy women. Res Microbiol 158 (1): 31-37

Martin R, Jimenez E, Heilig H, Fernandez L, Marin ML, Zoetendal EG, Rodriguez JM (2009) Isolation of bifidobacteria from breast milk and assessment of the bifidobacterial population by PCR-denaturing gradient gel electrophoresis and quantitative real-time PCR. Appl Environ Microbiol 75(4): 965-969

Mejía-León ME, Petrosino JF, Ajami NJ, DomínguezBello MG, Calderón DLBAM (2014) Fecal microbiota imbalance in Mexican children with type 1 diabetes. Sci Rep 4: 3814

Miquel S, Martin R, Rossi O, Bermudez-Humaran LG, Chatel JM, Sokol H, Thomas M, Wells JM, Langella P (2013) Faecalibacterium prausnitzii and human intestinal health. Curr Opin Microbiol 16 (3): 255-261

Moore L, Moore E, Murray R, Stackebrandt E, Starr M (1987) Report of the ad hoc committee on reconciliation of approaches to bacterial systematics. Int J Syst Bacteriol 37: 463-464

Morgan XC, Tickle TL, Sokol H, Gevers D, Devaney KL, Ward DV, Reyes JA, Shah SA, Leleiko N, Snapper SB (2012) Dysfunction of the intestinal microbiome in inflammatory bowel disease and treatment. Genome Biol 13 (9): R79

Morotomi M, Nagai F, Watanabe Y (2012) Description of Christensenella minuta gen. nov., sp. nov., isolated from human faeces, which forms a distinct branch in the order Clostridiales, and proposal of Christensenellaceae fam. nov. Int J Syst Evol Microbiol 62 (Pt 1): 144-149

Murri M, Leiva I, Gomez-Zumaquero JM, Tinahones FJ, Cardona F, Soriguer F, Queipo-Ortuno MI (2013) Gut microbiota in children with type 1 diabetes differs from that in healthy children: a case-control study. BMC Med 11: 46, 7015-11-46

Ouwerkerk JP, DE Vos WM, Belzer C (2013) Glycobiome: bacteria and mucus at the epithelial interface. Best Pract Res Clin Gastroenterol 27 (1): 25-38

Parfrey LW, Walters WA, Knight R (2011) Microbial eukaryotes in the human microbiome: ecology, evolution, and future directions. Front Microbiol 2: 153

Penders J, Thijs C, Vink C, Stelma FF, Snijders B, Kummeling I, van den Brandt PA, Stobberingh EE (2006) Factors influencing the composition of the intestinal microbiota in early infancy. Pediatrics 118 (2): 511-521

Penders J, Thijs C, van den Brandt PA, Kummeling I, Snijders B, Stelma F, Adams H, van Ree R, Stobbering EE (2007) Gut microbiota composition and development of atopic manifestations in infancy: the KOALA Birth Cohort Study. Gut 56 (5): 661-667

Peng L, Li ZR, Green RS, Holzman IR, Lin J (2009) Butyrate enhances the intestinal barrier by facilitating tight junction assembly via activation of AMP-activated proteinkinase in Caco-2 cell monolayers. J Nutr 139 (9): 1619-1625

Qin J, Li R, Raes J, Arumugam M, Burgdorf KS, Manichanh C, Nielsen T, Pons N, Levenez F, Yamada T, Mende DR, Li J, Xu J, Li S, Li D, Cao J, Wang B, Liang H, Zheng H, Xie Y, Tap J, Lepage P, Bertalan M, Batto JM, Hansen T, Le Paslier D, Linneberg A, Nielsen HB, Pelletier E, Renault P (2010) A human gut microbial gene catalogue established by metagenomic sequencing. Nature 464: 59-65

Qin J, Li Y, Cai Z, Li S, Zhu J, Zhang F, Liang S, Zhang W, Guan Y, Shen D (2012) A metagenome-wide association study of gut microbiota in type 2 diabetes. Nature 490 (7418):55-60

Qin N, Yang F, Li A, Prifti E, Chen Y, Shao L, Guo J, Le Chatelier E, Yao J, Wu L (2014) Alterations of the human gut microbiome in liver cirrhosis. Nature 513 (7516):59-64

Rajilić-Stojanović M, Vos WM (2014) The First 1 000 cultured species of the human gastrointestinal microbiota. FEMS Microbiol Rev 38 (5):996-1047

Roelofsen H, Priebe M, Vonk R (2010) The interaction of short-chain fatty acids with adipose tissue: relevance for prevention of type 2 diabetes. Benefic Microbes 1 (4):433-437

Sadaghian Sadabad M, Regeling A, De Goffau MC, Blokzijl T, Weersma RK, Penders J, Faber KN, Harmsen HJ, Dijkstra G (2014) The ATG16L1-T300A allele impairs clearance of pathosymbionts in the inflamed ileal mucosa of Crohn's disease patients. Gut 64 (10):1546-1552

Samuel BS, Hansen EE, Manchester JK, Coutinho PM, Henrissat B, Fulton R, Latreille P, Kim K, Wilson RK, Gordon JI (2007) Genomic and metabolic adaptations of Methanobrevibacter smithii to the human gut. Proc Natl Acad Sci U S A 104 (25):10643-10648

Schwiertz A, Taras D, Schäfer K, Beijer S, Bos NA, Donus C, Hardt PD (2010) Microbiota and SCFA in lean and overweight healthy subjects. Obesity 18 (1):190-195

Sekirov I, Russell SL, Antunes LC, Finlay BB (2010) Gut microbiota in health and disease. Physiol Rev 90 (3):859-904

Sela DA, Chapman J, Adeuya A, Kim JH, Chen F, Whitehead TR, Lapidus A, Rokhsar DS, Lebrilla CB, German JB, Price NP, Richardson PM, Mills DA (2008) The genome sequence of Bifidobacterium longum subsp. infantis reveals adaptations for milk utilization within the infant microbiome. Proc Natl Acad Sci U S A 105 (48):18964-18969

Sokol H, Pigneur B, Watterlot L, Lakhdari O, Bermudez-Humaran LG, Gratadoux JJ, Blugeon S, Bridonneau C, Furet JP, Corthier G, Grangette C, Vasquez N, Pochart P, Trugnan G, Thomas G, Blottiere HM, Dore J, Marteau P, Seksik P, Langella P (2008) Faecalibacterium prausnitzii is an anti-inflammatory commensal bacterium identified by gut microbiota analysis of Crohn disease patients. Proc Natl Acad Sci U S A 105 (43):16731-16736

Sokol H, Seksik P, Furet JP, Firmesse O, Nion-Larmurier I, Beaugerie L, Cosnes J, Corthier G, Marteau P, Dore J (2009) Low counts of Faecalibacterium prausnitzii in colitis microbiota. Inflamm Bowel Dis 15:1183-1189

Spees AM, Wangdi T, Lopez CA, Kingsbury DD, Xavier MN, Winter SE, Tsolis RM, Baumler AJ (2013) Streptomycin-induced inflammation enhances Escherichia coli gut colonization through nitrate respiration. mBio 4 (4):e00430-13. doi:10.1128/mBio.00430-13

Strober W (2011) Adherent-invasive E. coli in Crohn disease: bacterial "agent provocateur". J Clin Invest 121 (3):841-844

Tap J, Mondot S, Levenez F, Pelletier E, Caron C, Furet J, Ugarte E, Muñoz-Tamayo R, Paslier DL, Nalin R (2009) Towards the human intestinal microbiota phylogenetic core. Environ Microbiol 11 (10):2574-2584

Tims S, Derom C, Jonkers DM, Vlietinck R, Saris WH, Kleerebezem M, DE Vos WM, Zoetendal EG (2012) Microbiota conservation and BMI signatures in adult monozygotic twins. ISME J 7 (4):707-717

Turnbaugh PJ, Gordon JI (2009) The core gut microbiome, energy balance and obesity. J Physiol 587:4153-4158

Turnbaugh PJ, Quince C, Faith JJ, Mchardy AC, Yatsunenko T, Niazi F, Affourtit J, Egholm M, Henrissat B, Knight R, Gordon JI (2010) Organismal, genetic, and transcriptional variation in the deeply sequenced gut microbiomes of identical twins. Proc Natl Acad Sci U S A 107(16):7503-7508

Vaarala O, Atkinson MA, Neu J (2008) The "perfect storm" for type 1 diabetes: the complex interplay between intestinal microbiota, gut permeability, and mucosal immunity. Diabetes 57(10): 2555-2562

Van Nimwegen FA, Penders J, Stobberingh EE, Postma DS, Koppelman GH, Kerkhof M, Reijmerink NE, Dompeling E, Van Den Brandt PIETA, Ferreira I (2011) Mode and place of delivery, gastrointestinal microbiota, and their influence on asthma and atopy. J Allergy Clin Immunol 128(5): 948-955, e3

Vignini A, Giulietti A, Nanetti L, Raffaelli F, Giusti L, Mazzanti L, Provinciali L (2013) Alzheimer's disease and diabetes: new insights and unifying therapies. Curr Diabet Rev 9(3):218-227

Vrieze A, Van Nood E, Holleman F, Salojärvi J, Kootte RS, Bartelsman JF, Dallinga-Thie GM, Ackermans MT, Serlie MJ, Oozeer R (2012) Transfer of intestinal microbiota from lean donors increases insulin sensitivity in individuals with metabolic syndrome. Gastroenterology 143(4):913-916, e7

Walker AW, Ince J, Duncan SH, Webster LM, Holtrop G, Ze X, Brown D, Stares MD, Scott P, Bergerat A (2010) Dominant and diet-responsive groups of bacteria within the human colonic microbiota. ISME J 5(2):220-230

Walter J, Ley R (2011) The human gut microbiome: ecology and recent evolutionary changes. Annu Rev Microbiol 65:411-429

Weinstock JV, Elliott DE (2009) Helminths and the IBD hygiene hypothesis. Inflamm Bowel Dis 15(1):128-133

Whitman WB, Parte AC (2009) Systematic bacteriology. Springer, New York

Willing B, Halfvarson J, Dicksved J, Rosenquist M, Järnerot G, Engstrand L, Tysk C, Jansson JK (2009) Twin studies reveal specific imbalances in the mucosa-associated microbiota of patients with ileal Crohn's disease. Inflamm Bowel Dis 15(5):653-660

Winter SE, Winter MG, Xavier MN, Thiennimitr P, Poon V, Keestra AM, Laughlin RC, Gomez G, Wu J, Lawhon SD, Popova IE, Parikh SJ, Adams LG, Tsolis RM, Stewart VJ, Baumler AJ (2013) Host-derived nitrate boosts growth of E. coli inthe inflamed gut. Science (New York, NY) 339(6120):708-711

Wrzosek L, Miquel S, Noordine ML, Bouet S, Joncquel Chevalier-Curt M, Robert V, Philippe C, Bridonneau C, Cherbuy C, Robbe-Masselot C, Langella P, Thomas M (2013) Bacteroides thetaiotaomicronand Faecalibacterium prausnitzii influence the production of mucus glycans and the development of goblet cells in the colonic epithelium of a gnotobiotic model rodent. BMC Biol 11:61, 7007-11-61

Wu GD, Chen J, Hoffmann C, Bittinger K, Chen YY, Keilbaugh SA, Bewtra M, Knights D, Walters WA, Knight R, Sinha R, Gilroy E, Gupta K, Baldassano R, Nessel L, Li H, Bushman FD, Lewis JD (2011) Linking long-term dietary patterns with gut microbial enterotypes. Science (New York, NY) 334(6052):105-108

Xavier R, Podolsky D (2007) Unravelling the pathogenesis ofinflammatory bowel disease. Nature 448(7152):427-434

Yatsunenko T, Rey FE, Manary MJ, Trehan I, Dominguez-Bello MG, Contreras M, Magris M,

Hidalgo G, Baldassano RN, Anokhin AP (2012) Human gut microbiome viewed across age and geography. Nature 486 (7402):222-227

Yutin N, Galperin MY (2013) A genomic update on clostridial phylogeny: gram-negative spore formers and other misplaced clostridia. Environ Microbiol 15 (10):2631-2641

Ze X, Duncan SH, Louis P, Flint HJ (2012) Ruminococcus bromii is a keystone species for the degradation of resistant starch in the human colon. ISME J 6 (8):1535-1543

Zivkovic AM, German JB, Lebrilla CB, Mills DA (2011) Human milk glycobiome and its impact on the infant gastrointestinal microbiota. Proc Natl Acad Sci U S A 108 (Suppl 1):4653-4658

Zoetendal E, Akkermans A, Vliet W, Arjan J, De Visser GM, De Vos W (2001) The host genotype affects the bacterial community in the human gastronintestinal tract. Microb Ecol Health Dis 13 (3):129-134

第八章　益生菌对微生物群 的调整

8

Verena Grimm，Christian U. Riedel

摘要

　　许多疾病与人体不同部位微生物群组成的改变有关。虽然在大多数情况下，尚不清楚这些改变究竟是疾病的起因还是结果，但它们为治疗或预防性调整失调的微生物群提供了理论依据。调整微生物群的方法包括利用疾病个体中代表性不足的活细菌，或用能提高这些细菌数量的物质，或两者的结合。本章总结了多种疾病治疗方法的有效资料，包括肠易激综合征、炎症性肠病、坏死性小肠结肠炎、特应性和过敏性疾病、抗生素相关性和感染性腹泻等。

关键词

　　肠易激综合征(IBS)　炎症性肠病(IBD)　过敏　坏死性小肠结肠炎　腹泻

第一节　引言

　　人体与外界环境之间的不同上皮界面有着独特的微生物群落，它们具有个体特异性，并且在正常情况下随着时间的推移保持相对稳定(Human Microbiome Project Consortium 2012；Faith et al. 2013；Gricea and Segre 2011；Gajer et al. 2012)。然而，在多种疾病包括炎症性肠病(IBD)、肠易激综合征(IBS)、特应性和过敏性疾病、牙周炎、感染性疾病、代谢综合征以及癌症中，已观察到微生物群组成的特征性变化(Sears and Garrett 2014；Schwabe and Jobin 2013；Sekirov et al. 2010；Gerritsen et al. 2011；Sommer and Backhed 2013；Russell and Finlay 2012)。有趣的

是,在精神障碍如孤独症和抑郁症中也观察到了微生物群失调。大多数研究将肠道微生物群与疾病的变化联系在一起(Sekirovet al. 2010;Sommer and Bäckhed 2013),疾病与阴道(Ma et al. 2012;Brotman 2011)、口腔(Pihlstrom et al. 2005;Wang et al. 2013)或皮肤(Grice and Segre 2011;Zeeuwen et al. 2013)微生物群变化的相关资料尽管较少,但却在不断增多。

在大多数情况下,不能明确回答改变的微生物群是疾病的起因还是后果。然而,这些变化是尝试采用调整或恢复已观察到的失调微生物群来治疗或预防干预疾病的理论依据。以治疗为目来调整微生物群的方法包括使用(潜在的)有益微生物(益生菌)、促进特定微生物种群数量增加的物质(益生元)或两者的结合(合生元)。

术语"益生菌"最初由 Lilly 和 Stillwell 提出,用来描述一种纤毛虫(弯豆形虫,*Colpidium campylum*)产生的不明物质,可促进另一种纤毛虫(梨形四膜虫,*Tetrahymena pyriformis*)的生长(Lilly and Stillwell 1965)。依据世界卫生组织和联合国粮食及农业组织制定的指南,益生菌现被定义为"通过摄取适当的量,对食用者的身体健康能发挥有效作用的活菌"(FAO/WHO Working Group 2002)。大多数作为益生菌来使用及上市的微生物属于乳杆菌属(*Lactobacillus*)和双歧杆菌属(*Bifidobacterium*),还有少数几种其他菌株,如乳酸菌、芽孢杆菌属、酵母菌属和大肠埃希菌(Gareau et al. 2010;Bron et al. 2012;Foligné et al. 2013)。益生菌以不同基质的天然发酵或非发酵食品、食品添加剂粉剂或片剂等形式进行销售和管理,这些产品包含单一菌株或是几种益生菌的混合物(Gareau et al. 2010;Foligné et al. 2013)。

人体不同部位微生物群的组成分析以及益生元、合生元或微生物群移植的治疗方法将在本书其他部分讨论。在本章中,我们将关注益生菌治疗一些重要疾病的有效的临床资料,也会适当地介绍已报道的这些疾病的微生物群改变。由于益生菌治疗的临床试验数量较大,我们将重点关注相关综述和对益生菌疗效的 meta 分析。由于用作益生菌的微生物一般属于 GRAS(generally recognized as safe)生物群,所以我们的介绍绕不开对益生菌治疗安全性方面的研究、评论或 meta 分析。我们不会讨论某一特定疾病中每一个益生菌或其配方,而是总结 meta 分析中所发现的益生菌对这些疾病的功效的总体趋势。对于特定益生菌的研究结果,读者可参考包含在这些 meta 分析中的单项研究。

第二节　肠易激综合征(IBS)

肠易激综合征是一组复杂的肠道疾病,具有一系列多样的特征,甚至有时症状并不一致,包括慢性腹痛、腹胀和大便频次改变(便秘、腹泻或交替发作)。由于缺乏已确证的遗传学、生物化学或生理学标志物,肠易激综合征的诊断主要依据深入检查并排除其他疾病。10%~20% 的成年人和青少年表现出肠易激综合征症状,而且女性患者占多数。根据罗马标准,将受累者依据其症状分为不同的亚群(Longstreth et al. 2006;Chang and Talley 2011)。肠易激综合征的致病是多因素的,但胃肠道微生物群在此过程中的作用已得到强有力的证明。已观察到粪便微生物群和黏膜微生物群的组成发生改变,这些改变是肠易激综合征亚群所特有的(Gerritsen et al. 2011;Jeffery et al. 2012;Kerckhoffs et al. 2009;Rajilić-Stojanović et al. 2011)。然而,双歧杆菌减少似乎是所有肠易激综合征亚群的共同特征(Kerckhoffs et al. 2009;Rajilić Stojanović et al. 2011;Rigsbee et al. 2012)。

鉴于微生物群在肠易激综合征发病机制中的作用以及患者胃肠道中双歧杆菌丰度的降低,益生菌成为对肠易激综合征的合理治疗干预措施。近年来,许多综述和 meta 分析总结了对肠易激综合征进行益生菌治疗的临床资料(Hoveyda et al. 2009;McFarland and Dublin 2008;Moayyedi et al. 2010;Brenner et al. 2009;Whelan 2011;Whelan and Quigley 2013;Ritchie and Romanuk 2012)。这些分析共包括 30 个临床试验,用含有不同菌株,如双歧杆菌、乳杆菌、链球菌、布拉氏酵母(Saccharomyces boulardii)、大肠埃希菌的益生菌对患者进行治疗,这些菌株可以制备成单菌种制剂、益生菌混合制剂或合生元使用。其中一些临床试验因研究设计不是很令人满意而饱受批评,但总的研究结果是大多数益生菌可以缓解肠易激综合征的症状,有些菌株的效果可能更佳。

第三节　炎症性肠病(IBD)

炎症性肠病(IBD)是一组以胃肠道炎症复发—缓解为特征的慢性胃肠道疾病(Bouma and Strober 2003;Cho 2003;Xavier and Podolsky 2007)。两种最常见的炎症性肠病形式是溃疡性结肠炎(UC)和克罗恩病(CD)。UC 和 CD 的大部分症状相同,但炎症组织的程度和解剖位置不同。UC 的炎症局限于大肠黏膜,以不同程度从远端结肠延伸至近端结肠。UC 的一种形式是隐窝炎,即行结肠切除术的患者,由回肠组织外科构建的囊袋而形成的人工直肠的慢性炎症。而 CD 的炎症是透壁性的,可以影响胃肠道的各个部位,健康部位和炎症部位相间隔。

炎症性肠病是多因素疾病,遗传易感性、环境因素和肠道微生物群均参与该病的发生。在 UC 和 CD 中,已观察到微生物群多样性明显下降及重要细菌群丰度的改变(Gerritsen et al. 2011;Peterson et al. 2008;Kostic et al. 2014)。主要成分分析显示,UC、CD 和健康对照组的微生物群组成相互之间明显不同(Qin et al. 2010)。

对于 CD,有研究对 447 名发病且未经治疗的儿童以及 221 名健康对照儿童的粪便和黏膜样本进行大规模的 16S rRNA 基因测序,揭示患病个体肠道微生物群多样性整体下降(Gevers et al. 2014)。此外,在黏膜样本中观察到肠杆菌科(Enterobacteriaceae)、巴斯德菌科(Pasteurellaceae)、韦荣球菌科(Veillonellaceae)和梭杆菌科(Fusobacteriaceae)数量增加,丹毒丝菌科(Erysipelotrichaceae)、拟杆菌目(Bacterdoidales)和梭菌目(Clostridiales)数量减少,但在粪便样本中未观察到此现象,说明黏膜微生物群的变化比管腔微生物群组成的变化对 CD 的发展更明显和重要。在其他研究中也观察到相似的变化,变形杆菌属数量增加,厚壁菌门和拟杆菌门数量减少,潜在的有益或抗炎细菌包括普氏栖粪杆菌(*Faecalibacterium prausnitzii*)或双歧杆菌减少(Kostic et al. 2014;Franks et al. 1998;Sokol et al. 2008;Schwiertz et al. 2010;Joossens et al. 2011)。

有关益生菌对 UC 和隐窝炎作用的 meta 分析一致认为,益生菌比安慰剂能更有效维持缓解(Shen et al. 2014;Holubar et al. 2010;Jin et al. 2007)。但与安慰剂相比,益生菌对术后 CD 复发没有显示出积极的作用(Doherty et al. 2009,2010;Van Loo et al. 2012)。尽管如此,已经提到的益生菌在 CD 防治中的作用仍值得进一步研究(Doherty et al. 2009,2010;Van Loo et al. 2012)。在 Gevers 等人的研究中(Gevers et al. 2014),从已接受抗生素治疗的 57 个 CD 患儿亚群取样,发现其微生态失调较未治疗患儿更为明显,表明用抗生素治疗 CD 实际上会加重微生态失调,从而对抗生素治疗 CD 产生怀疑。因此,鉴于使用抗生素有加重微生态失调的相关问题,结合 meta 分析的建议,益生菌有望成为 CD 防治的替代策略,但需要进一步研究。

第四节　特应性/过敏

特应性和过敏性疾病,如哮喘、花粉症、食物过敏和特应性皮炎(atopic dermatitis,AD),是对环境抗原的异常免疫应答引起的变态反应性疾病(Kay 2000)。受累个体与环境中富含的通常无害的物质如食物抗原、花粉和共生细菌发生反应。过敏患者的异常免疫应答以 Th2 反应占优势为特征,导致肥大细胞、嗜碱性粒细胞和产生 IgE 的 B 细胞过度活化,过敏症状是这些细胞释放的前炎症介质包括组胺所致。标准疗法包括急性期抗组胺治疗和超敏预防。

在过去 50 年中,患特应性和过敏性疾病的人数出现了巨大的增长,这与卫生状况和卫生标准的改善相一致,对这种增长的解释之一是所谓的"卫生假说"(Brooks et al. 2013)。卫生假说指出,在过敏性反应中,对环境抗原的异常免疫反应是在生命早期对抗原暴露不足的结果。最近的资料特别是过敏性哮喘的资料对此提出了怀疑,因此有人建议修订和普及卫生假说(Brooks et al. 2013;Wills-Karp et al. 2001)。然而,微生物群在特应性疾病的发展中起着至关重要的作用,如在过敏患者中能观察到胃肠道和皮肤微生物群的组成发生了巨大的变化(Grice and Segre 2011;Russell and Finlay 2012;Zeeuwen et al. 2013)。微生物群的发育也在很大程度上受分娩方式和早期喂养方式的影响(Matamoros et al. 2013)。此外,剖宫产和人工喂养与特应性疾病的发生风险升高有关(Bager et al. 2008;Yang et al. 2009)。

因此,益生菌作为一种替代或补充治疗策略成为特应性疾病治疗的焦点。几项 meta 分析研究了给予益生菌对过敏预防和治疗的影响。其中关于哮喘和喘息预防的两个分析得出结论,使用益生菌(不管是产前给母亲,还是产后给婴儿)作为一种保护性治疗措施尚缺乏足够的证据(Azad et al. 2013;Elazab et al. 2013)。然而,一项研究报道了益生菌与降低过敏风险和降低血清 IgE 水平之间的联系(Elazab et al. 2013)。这两项研究的作者建议跟进现有的试验,并进一步对儿童哮喘开展特定益生菌菌株的临床和基础研究。有趣的是,益生菌对特应性皮炎的预防似乎更有效。在三个独立的 meta 分析中,只有一个分析得出益生菌不能被推荐作为预防特应性皮炎治疗方案的结论,但仍指出结果可能是片面的,益生菌菌株和配方具有高异质性,特定的益生菌可能仍具有保护作用(Boyle et al. 2009)。两个最近的分析表明,对产前孕母和出生后的婴儿给予益生菌可降低一般人群及高危人群患特应性皮炎的风险(Doege et al. 2012;Panduru et al. 2014)。

第五节　坏死性小肠结肠炎

坏死性小肠结肠炎(necrotizing enterocolitis,NEC)是肠黏膜急性炎症性疾病,是新生儿发病和死亡的主要原因之一(Neu and Walker 2011;Gephart et al. 2012)。NEC 主要影响低出生体重(小于 1 500g)的早产儿,偶尔也发生在足月婴儿。NEC 的症状在产后 8~10 天出现,包括喂养不耐受、血便、腹胀以及肠组织重度炎症和坏死。

NEC 主要是由不成熟和高度免疫反应性肠黏膜所导致(Neu and Walker 2011;Gephart et al. 2012)。不成熟肠上皮的黏蛋白、免疫球蛋白 A 和紧密连接蛋白的表达下降,导致肠道屏障泄漏和黏膜下免疫系统细胞对微生物抗原的暴露增加。此外,Toll 样受体 4 表达增加和 NF-κB 抑制蛋白表达减少,提示存在脂多糖(LPS)异常感应和信号通路,而脂多糖是革兰氏阴性菌外膜所富含的分子,具有强烈的促炎活性。此外,有力的证据显示,与足月、经阴道分娩和母乳喂养的婴儿相比,NEC 患儿的肠道微生物群组成发生改变(Carlisle and Morowitz 2013;Grishin et al. 2013)。最常发现的改变包括多样性下降及变形杆菌属(含 LPS 的革兰氏阴性菌)数量过多。这些因素共同导致过度的炎症反应,最终导致肠组织坏死。

对确诊 NEC 的治疗包括肠减压、间断肠道喂养、静脉注射抗生素和外科手术。由于 LPS/TLR4 信号通路异常、微生物定植的改变和其他因素都强烈提示肠道微生物群在 NEC 病理学中的作用，益生菌在 NEC 治疗中的作用得到相当大的关注。

在几项独立的 meta 分析中发现，益生菌对 NEC 患者具有良好的效果（Mihatsch et al. 2012；Deshpande et al. 2010；Alfaleh and Anabres 2014），其中一个分析表明，一些益生菌可以降低 NEC 的严重程度和死亡率。相比之下，另外两个分析更令人振奋，表明仅乳杆菌或与双歧杆菌联合的益生菌对 NEC 的预防或治疗显著效果（Deshpande et al. 2010；Alfaleh and Anabrees 2014）。因此，现有的数据支持在早产儿中使用益生菌以预防 NEC 或降低 NEC 的严重程度和死亡率。今后应进一步开展深入的比较研究，以在剂量、给药时机、疗程等方面确定最有效的益生菌制剂和治疗条件。

第六节　腹泻

在全球范围内，腹泻每年发生约 17 亿次，并导致约 76 万名 5 岁以下儿童死亡。因此，腹泻在儿童死亡原因中排第二位（WHO fact sheet No. 330，April 2013）。腹泻被定义为每天三次及以上的稀便或水样便。急性感染性腹泻是由（诊断的）感染性病原体所致，包括病毒、细菌与真核寄生虫（Thielman and Guerrant 2004）。这些感染绝大多数是饮用了受人类或动物粪便污染的水或者卫生标准差和安全烹饪不足导致食物污染的结果（WHO fact sheet No. 330，April 2013）。导致腹泻最常见的病原体是轮状病毒、诺如病毒、沙门菌属（*Salmonella* sp.）、志贺杆菌属（*Shigella* sp.）、空肠弯曲杆菌（*Campylobacter jejuni*）、致病性大肠埃希菌、隐孢子虫属（*Cryptosporidium* sp.）、贾第鞭毛虫属（*Giardia* sp.）（Thielman and Guerrant 2004；DuPont 2014）。旅行者腹泻是一种感染性腹泻，在从低风险地区（欧洲、美国、加拿大、日本和澳大利亚）前往高风险地区（非洲北部、拉丁美洲、中东和东南亚地区）的人群中经常遇到此问题（Al-Abri et al. 2005）。另一种形式的感染性腹泻出现在 5%~25% 接受各种抗生素治疗的患者中（Bartlett 2002）。虽然艰难梭菌（*C. difficile*）引起的腹泻仅占病例的 15%~20%，但它是抗生素相关性腹泻中最严重的形式，因为感染通常是慢性的，几乎与所有与抗生素治疗相关的结肠炎病例有关（Bartlett 2002）。

正常人的肠道微生物群对许多重要的引起人体腹泻的病原体，包括艰难梭菌、鼠伤寒沙门菌及其他病原体，产生定植抵抗（Buiffie and Pamer 2013；Ubeda and Pamer 2012；Stecher and Hardt 2008）。因此，可以合理地假设抗生素相关性腹泻是由于抗生素使用伴随机会致病菌的快速生长而导致正常(肠道)微生物群破坏的结果。事实上,最近的宏基因组学研究支持这一假说,研究显示抗生素治疗后,肠道微生物群的组成发生了快速、仅部分可逆的变化(Dethlefsen and Relman 2011;Pérez-Cobas et al. 2013)。此外,即使没有抗生素,炎症过程与腹泻也极大地改变了肠道环境,从而有利于腹泻病原体的生长(Buffie and Pamer 2013;Stecher and Hardt 2008)。

　　由于腹泻是由微生物病原体引起的,在大多数情况下,对于有正常免疫活性的患者,首要的治疗选择是抗生素,疗程和抗生素的选择取决于病原体(DuPont 2014)。另一种替代或补充治疗是给予益生菌,以防止微生物群变化或快速恢复微生物群的正常组成。几项 meta 分析回顾了益生菌治疗感染性腹泻的临床资料(Johnston et al. 2011,2012;Hempel et al. 2012;Videlock and Cremonini 2012;Goldenberg et al. 2013;Johnson et al. 2012)。总的结果表明,益生菌对预防抗生素相关性腹泻具有保护作用。此外,益生菌减少了排便频率并缩短了感染性腹泻的病程。然而仍需要做进一步的临床试验以确定最有效的益生菌菌株、剂量和治疗方案。

(辛　毅　金泰阳)

参考文献

Al-Abri SS,Beeching NJ,Nye FJ(2005)Traveller's diarrhoea. Lancet Infect Dis 5:349-360

Alfaleh K,Anabrees J(2014)Probiotics for prevention of necrotizing enterocolitis in preterm infants. Cochrane Database Syst Rev 4:CD005496

Azad MB,Coneys JG,Kozyrskyj AL,Field CJ,Ramsey CD,Becker AB,Friesen C,Abou-Setta AM,Zarychanski R(2013)Probiotic supplementation during pregnancy or infancy for the prevention of asthma and wheeze:systematic review and meta-analysis. BMJ 347:f6471

Bager P,Wohlfahrt J,Westergaard T(2008)Caesarean delivery and risk of atopy and allergic disease:meta-analyses. Clin Exp Allergy 38:634-642

Bartlett JG(2002)Clinical practice. Antibiotic-associated diarrhea. N Engl J Med 346:334-339

Bouma G,Strober W(2003)The immunological and genetic basis of inflammatory bowel disease. Nat Rev Immunol 3:521-533

Boyle RJ,Bath-Hextall FJ,Leonardi-Bee J,Murrell DF,Tang ML-K(2009)Probiotics for the treatment of eczema:a systematic review. Clin Exp Allergy 39:1117-1127

Brenner DM,Moeller MJ,Chey WD,Schoenfeld PS(2009)The utility of probiotics in the treatment of irritable bowel syndrome:a systematic review. Am J Gastroenterol 104:1033-1049,quiz 1050

Bron PA,van Baarlen P,Kleerebezem M(2012)Emerging molecular insights into the interaction between probiotics and the host intestinal mucosa. Nat Rev Microbiol 10:66-78

Brooks C,Pearce N,Douwes J(2013)The hygiene hypothesis in allergy and asthma:an update.

Curr Opin Allergy ClinImmunol 13:70-77

Brotman RM (2011) Vaginalmicrobiome and sexually transmitted infections:an epidemiologic perspective. J Clin Invest 121:4610-4617

Buffie CG,Pamer EG (2013) Microbiota-mediated colonization resistance against intestinal pathogens. Nat Rev Immunol 13:790-801

Carlisle EM,Morowitz MJ (2013) The intestinal microbiome and necrotizing enterocolitis. Curr Opin Pediatr 25:382-387

Chang JY,Talley NJ (2011) An update on irritable bowel syndrome:from diagnosis to emerging therapies. Curr Opin Gastroenterol 27:72-78

Cho JH (2008) The genetics and immunopathogenesis of inflammatory bowel disease. Nat Rev Immunol 8:458-466

Deshpande G,Rao S,Patole S,Bulsara M (2010) Updated meta-analysis of probiotics for preventing necrotizing enterocolitis in preterm neonates. Pediatrics 125:921-930

Dethlefsen L,Relman DA (2011) Incomplete recovery and individualized responses of the human distal gut microbiota to repeated antibiotic perturbation. Proc Natl Acad Sci U S A 108 (Suppl):4554-4561

Dinan TG,Cryan JF (2013) Melancholic microbes:a link between gut microbiota and depression? Neurogastroenterol Motil 25:713-719

Doege K,Grajecki D,Zyriax B-C,Detinkina E,ZuEulenburg C,Buhling KJ (2012) Impact of maternal supplementation with probiotics during pregnancy on atopic eczema in childhood-a meta-analysis. Br J Nutr 107:1-6

Doherty G,Bennett G,Patil S,Cheifetz A,Moss AC (2009) Interventions for prevention of post-operative recurrence of Crohn's disease. Cochrane Database Syst Rev 7:CD006873

Doherty GA,Bennett GC,Cheifetz AS,Moss AC (2010) Meta-analysis:targeting the intestinal microbiota in prophylaxis for post-operative Crohn's disease. Aliment Pharmacol Ther 31:802-809

DuPont HL (2014) Acute infectious diarrhea in immuno-competent adults. N Engl J Med 370:1532-1540

Elazab N,Mendy A,Gasana J,Vieira ER,Quizon A,Forno E (2013) Probiotic administration in early life,atopy,and asthma:a meta-analysis of clinical trials. Pediatrics 132:e666-e676

Faith JJ,Guruge JL,Charbonneau M,Subramanian S,Seedorf H,Goodman AL,Clemente JC,Knight R,Heath AC,Leibel RL,Rosenbaum M,Gordon JI (2013) The long-term stability of the human gut microbiota. Science 341:1237439

FAO/WHO Working Group on Drafting Guidelines for the Evaluation of Probiotics (2002) Guidelines for the evaluation of probiotics in food

Foligné B,Daniel C,Pot B (2013) Probiotics from research to market:the possibilities,risks and challenges. Curr Opin Microbiol 16:284-292

Franks AH,Harmsen HJ,Raangs GC,Jansen GJ,Schut F,Welling GW (1998) Variations of bacterial populations in human feces measured by fluorescent in situ hybridization with group-specific 16S rRNA-targeted oligonucleotide probes. Appl Environ Microbiol 64:3336-3345

Gajer P,Brotman RM,Bai G,Sakamoto J,Schütte UME,Zhong X,Koenig SSK,Fu L,Ma ZS,Zhou X,Abdo Z,Forney LJ,Ravel J (2012) Temporal dynamics of the human vaginal microbiota. Sci Transl Med 4:132ra52

Gareau MG,Sherman PM,Walker WA (2010) Probiotics and the gut microbiota in intestinal health and disease. Nat Rev Gastroenterol Hepatol 7:503-514

Gephart SM, McGrath JM, Effken JA, Halpern MD (2012) Necrotizing enterocolitis risk: state of the science. Adv Neonatal Care 12:77-87, quiz 88-9

Gerritsen J, Smidt H, Rijkers GT, de Vos WM (2011) Intestinal microbiota in human health and disease: the impact of probiotics. Genes Nutr 6:209-240

Gevers D, Kugathasan S, Denson LA, Vázquez-Baeza Y, Van Treuren W, Ren B, Schwager E, Knights D, Song SJ, Yassour M, Morgan XC, Kostic AD, Luo C, González A, McDonald D, Haberman Y, Walters T, Baker S, Rosh J, Stephens M, Heyman M, Markowitz J, Baldassano R, Griffiths A, Sylvester F, Mack D, Kim S, Crandall W, Hyams J, Huttenhower C, Knight R, Xavier RJ (2014) The treatment-naive microbiome in new-onset Crohn's disease. Cell Host Microbe 15:382-392

Goldenberg JZ, Ma SSY, Saxton JD, Martzen MR, Vandvik PO, Thorlund K, Guyatt GH, Johnston BC (2013) Probiotics for the prevention of Clostridium difficile-associated diarrhea in adults and children. Cochrane Database Syst Rev 5: CD006095

Grice EA, Segre JA (2011) The skin microbiome. Nat Rev Microbiol 9:244-253

Grishin A, Papillon S, Bell B, Wang J, Ford HR (2013) The role of the intestinal microbiota in the pathogenesis of necrotizing enterocolitis. Semin Pediatr Surg 22:69-75

Hempel S, Newberry SJ, Maher AR, Wang Z, Miles JNV, Shanman R, Johnsen B, Shekelle PG (2012) Probiotics for the prevention and treatment of antibiotic-associated diarrhea: a systematic review and meta-analysis. JAMA 307:1959-1969

Holubar SD, Cima RR, Sandborn WJ, Pardi DS (2010) Treatment and prevention of pouchitis after ileal pouch-anal anastomosis for chronic ulcerative colitis. Cochrane Database Syst Rev 16: CD001176

Hoveyda N, Heneghan C, Mahtani KR, Perera R, Roberts N, Glasziou P (2009) A systematic review and meta-analysis: probiotics in the treatment of irritable bowel syndrome. BMC Gastroenterol 9:15

Human Microbiome Project Consortium (2012) Structure, function and diversity of the healthy human microbiome. Nature 486:207-214

Jeffery IB, O'Toole PW, Öhman L, Claesson MJ, Deane J, Quigley EMM, Simrén M (2012) An irritable bowel syndrome subtype defined by species-specific alterations in faecalmicrobiota. Gut 61: 997-1006

Jin MS, Kim SE, Heo JY, Lee ME, Kim HM, Paik S-G, Lee H, Lee J-O (2007) Crystal structure of the TLR1-TLR2 heterodimer induced by binding of a triacylatedlipopeptide. Cell 130:1071-1082

Johnson S, Maziade P-J, McFarland LV, Trick W, Donskey C, Currie B, Low DE, Goldstein EJC (2012) Is primary prevention of Clostridium difficile infection possible with specific probiotics? Int J Infect Dis 16:e786-e792

Johnston BC, Goldenberg JZ, Vandvik PO, Sun X, Guyatt GH (2011) Probiotics for the prevention of pediatric antibiotic-associated diarrhea. Cochrane Database Syst Rev 29 (2):232-242 CD004827

Johnston BC, Ma SSY, Goldenberg JZ, Thorlund K, Vandvik PO, Loeb M, Guyatt GH (2012) Probiotics for the prevention of Clostridium difficile-associated diarrhea: a systematic review and meta-analysis. Ann Intern Med 157:878-888

Joossens M, Huys G, Cnockaert M, De Preter V, Verbeke K, Rutgeerts P, Vandamme P, Vermeire S (2011) Dysbiosis of the faecalmicrobiota in patients with Crohn's disease and their unaffected relatives. Gut 60:631-637

Kay AB (2000) Overview of "allergy and allergic diseases: with a view to the future". Br Med Bull 56: 843-864

Kerckhoffs APM, Samsom M, van der Rest ME, de Vogel J, Knol J, Ben-Amor K, Akkermans LMA (2009) Lower Bifidobacteria counts in both duodenal mucosa-associated and fecal microbiota in irritable bowel syndrome patients. World J Gastroenterol WJG 15: 2887-2892

Kostic AD, Xavier RJ, Gevers D (2014) Themicrobiome in inflammatory bowel disease: current status and the future ahead. Gastroenterology 146: 1489-1499

Lilly DM, Stillwell RH (1965) Probiotics: growth-promoting factors produced by microorganisms. Science 147: 747-748

Longstreth GF, Thompson WG, Chey WD, Houghton LA, Mearin F, Spiller RC (2006) Functional bowel disorders. Gastroenterology 130: 1480-1491

Ma B, Forney LJ, Ravel J (2012) Vaginalmicrobiome: rethinking health and disease. Annu Rev Microbiol 66: 371-389

Matamoros S, Gras-Leguen C, Le Vacon F, Potel G, de La Cochetiere M-F (2013) Development of intestinal microbiota in infants and its impact on health. Trends Microbiol 21: 167-173

McFarland LV, Dublin S (2008) Meta-analysis of probiotics for the treatment of irritable bowel syndrome. World J Gastroenterol 14: 2650-2661

Mihatsch WA, Braegger CP, Decsi T, Kolacek S, Lanzinger H, Mayer B, Moreno LA, Pohlandt F, Puntis J, Shamir R, Stadtmüller U, Szajewska H, Turck D, van Goudoever JB (2012) Critical systematic review of the level of evidence for routine use of probiotics for reduction of mortality and prevention of necrotizing enterocolitis and sepsis in preterm infants. Clin Nutr 31: 6-15

Moayyedi P, Ford AC, Talley NJ, Cremonini F, FoxxOrenstein AE, Brandt LJ, Quigley EMM (2010) The efficacy of probiotics in the treatment of irritable bowel syndrome: a systematic review. Gut 59: 325-332

Neu J, Walker WA (2011) Necrotizing enterocolitis. N Engl J Med 364: 255-264

Panduru M, Panduru NM, Sălăvăstru CM, Tiplica G-S (2014) Probiotics and primary prevention of atopic dermatitis: a meta-analysis of randomized controlled studies. J Eur Acad Dermatol Venereol 29: 232-242

Pérez-Cobas AE, Artacho A, Knecht H, Ferrús ML, Friedrichs A, Ott SJ, Moya A, Latorre A, Gosalbes MJ (2013) Differential effects of antibiotic therapy on the structure and function of human gut microbiota. PLoS One 8: e80201

Peterson DA, Frank DN, Pace NR, Gordon JI (2008) Metagenomic approaches for defining the pathogenesis of inflammatory bowel diseases. Cell Host Microbe 3: 417-427

Pihlstrom BL, Michalowicz BS, Johnson NW (2005) Periodontal diseases. Lancet 366: 1809-1820

Qin J, Li R, Raes J, Arumugam M, Burgdorf KS, Manichanh C, Nielsen T, Pons N, Levenez F, Yamada T, Mende DR, Li J, Xu J, Li S, Li D, Cao J, Wang B, Liang H, Zheng H, Xie Y, Tap J, Lepage P, Bertalan M, Batto J-M, Hansen T, Le Paslier D, Linneberg A, Nielsen HB, Pelletier E, Renault P, Sicheritz-Ponten T, Turner K, Zhu H, Yu C, Li S, Jian M, Zhou Y, Li Y, Zhang X, Li S, Qin N, Yang H, Wang J, Brunak S, Doré J, Guarner F, Kristiansen K, Pedersen O, Parkhill J, Weissenbach J, Bork P, Ehrlich SD, Wang J (2010) A human gut microbial gene catalogue established by metagenomic sequencing. Nature 464: 59-65

Rajilić-Stojanović M, Biagi E, Heilig HGHJ, Kajander K, Kekkonen RA, Tims S, de Vos WM (2011) Global and deep molecular analysis of microbiota signatures in fecal samples from patients with irritable bowel syndrome. Gastroenterology 141:1792-1801

Rigsbee L, Agans R, Shankar V, Kenche H, Khamis HJ, Michail S, Paliy O (2012) Quantitative profi ling of gut microbiota of children with diarrhea-predominantirritable bowel syndrome. Am J Gastroenterol 107:1740-1751

Ritchie ML, Romanuk TN (2012) A meta-analysis of probiotic efficacy for gastrointestinal diseases. PLoS One 7:e34938

Russell SL, Finlay BB (2012) The impact of gut microbes in allergic diseases. Curr Opin Gastroenterol 28:563-569

Sang L-X, Chang B, Zhang W-L, Wu X-M, Li X-H, Jiang M (2010) Remission induction and maintenance effect of probiotics on ulcerative colitis: a meta-analysis. World J Gastroenterol 16:1908-1915

Schwabe RF, Jobin C (2013) Themicrobiome and cancer. Nat Rev Cancer 13:800-812

Schwiertz A, Jacobi M, Frick J-S, Richter M, Rusch K, Köhler H (2010) Microbiota in pediatric inflammatory bowel disease. J Pediatr 157:240-244.e1

Sears CL, Garrett WS (2014) Microbes, microbiota, and colon cancer. Cell Host Microbe 15:317-328

Sekirov I, Russell SL, Antunes LCM, Finlay BB (2010) Gut microbiota in health and disease. Physiol Rev 90:859-904

Shen J, Zuo Z-X, Mao A-P (2014) Effect of probiotics on inducing remission and maintaining therapy in ulcerative colitis, Crohn's disease, and pouchitis: meta-analysis of randomized controlled trials. Inflamm Bowel Dis 20:21-35

Sokol H, Pigneur B, Watterlot L, Lakhdari O, Bermúdez-Humarán LG, Gratadoux J-J, Blugeon S, Bridonneau C, Furet J-P, Corthier G, Grangette C, Vasquez N, Pochart P, Trugnan G, Thomas G, Blottière HM, Doré J, Marteau P, Seksik P, Langella P (2008) Faecalibacteriumprausnitzii is an anti-inflammatory commensal bacterium identified by gut microbiota analysis of Crohn disease patients. Proc Natl Acad Sci U S A 105:16731-16736

Sommer F, Bäckhed F (2013) The gut microbiota-masters of host development and physiology. Nat Rev Microbiol 11:227-238

Stecher B, Hardt W-D (2008) The role of microbiota in infectious disease. Trends Microbiol 16:107-114

Thielman NM, Guerrant RL (2004) Clinical practice. Acute infectious diarrhea. N Engl J Med 350:38-47

Ubeda C, Pamer EG (2012) Antibiotics, microbiota, and immune defense. Trends Immunol 33:459-466

Van Loo ES, Dijkstra G, Ploeg RJ, Nieuwenhuijs VB (2012) Prevention of postoperative recurrence of Crohn's disease. J Crohns Colitis 6:637-646

Videlock EJ, Cremonini F (2012) Meta-analysis: probiotics in antibiotic-associated diarrhoea. Aliment Pharmacol Ther 35:1355-1369

Wang J, Qi J, Zhao H, He S, Zhang Y, Wei S, Zhao F (2013) Metagenomic sequencing reveals microbiota and its functional potential associated with periodontal disease. Sci Rep 3:1843

Whelan K (2011) Probiotics and prebiotics in the management of irritable bowel syndrome: a review of recent clinical trials and systematic reviews. Curr Opin Clin Nutr Metab Care 14:581-587

Whelan K, Quigley EMM (2013) Probiotics in the management of irritable bowel syndrome and inflammatory bowel disease. Curr Opin Gastroenterol 29:184-189

WHO (Fact Sheet No. 330, April 2013) Diarrhoeal disease. World Health Organization. http://www.who.int/mediacentre/factsheets/fs330/en/

Wills-Karp M, Santeliz J, Karp CL (2001) The germless theory of allergic disease: revisiting the hygiene hypothesis. Nat Rev Immunol 1:69-75

Xavier RJ, Podolsky DK (2007) Unravelling the pathogenesis of inflammatory bowel disease. Nature 448:427-434

Yang YW, Tsai CL, Lu CY (2009) Exclusive breastfeeding and incident atopic dermatitis in childhood: a systematic review and meta-analysis of prospective cohort studies. Br J Dermatol 161: 373-383

Zeeuwen PLJM, Kleerebezem M, Timmerman HM, Schalkwijk J (2013) Microbiome and skin diseases. Curr Opin Allergy Clin Immunol 13:514-520

第九章 如何调整微生物群：益生元

Petra Louis，Harry J. Flint，Catherine Michel

摘要

在20世纪，人类的营养经历了从明确营养需求的定义和满足营养需求的方式到确定能优化我们生理和心理功能的食物成分的发展过程。这一旨在确保我们生命过程中的福利、健康并降低疾病易感性的发展推动了"保健食品"（又称功能食品）概念的产生。在这一背景下，那些寄居于人体结肠中，密集和多样的微生物群所引起的生理学效应越来越多地引起人们的关注，这些微生物群的发育依赖于未消化食物残渣的发酵。因此，许多研究的目的是明确引导这些影响的方式，以利于宿主的健康。正是在这种背景下，20世纪90年代形成了"益生元"的概念。从那时起，益生元激发人们开展广泛的研究，包括阐明其定义、性质和生理特性，这与肠道微生物群知识所取得的进展相一致。然而，关于益生元的特性、作用机制以及与其目前分类的关联，尚有许多问题有待研究。

关键词

抗性淀粉 寡糖 发酵 健康效应 非消化性碳水化合物 膳食纤维 微生物群组成 底物竞争 短链脂肪酸 矿物吸收 食欲调节 肠道屏障 免疫功能

第一节 引言

人类胃肠道支持多种多样的常驻微生物（肠道微生物群）。胃、小肠和大肠中的微生物群落均对人体健康有重要影响,但截至目前,最高浓度的微生物(主要是厌氧菌)是在大肠中发现的。微生物的生长部分依赖于对宿主内源性分泌物如黏蛋白的利用,但通常认为饮食来源的底物为肠道微生物提供了主要能源。饮食的改变,尤其是能到达大肠的非消化性碳水化合物,为改变肠道常驻微生物群的组成与功能提供了高效的途径。最近的证据显示,粪便微生物群的组成的确因饮食中主要的非消化性能源物质变化而改变(Walker et al. 2011),而益生元对特定类群的影响是有据可查的(Bouhnik et al. 2004;Flint et al. 2012a)。

主要通过 16S rRNA 基因测序对健康人粪便微生物群进行分子分析显示,种水平上具有高度多样性与个体间差异。然而有 50~60 种以高丰度出现在大多数健康个体中,通常占细菌总数的 50% 以上(Tap et al. 2009;Walker et al. 2011;Flint et al. 2012b)。这些优势菌中的大多数是两个最丰富的门,即厚壁菌门和拟杆菌门的代表物种,但从替代的检测方法如荧光原位杂交(FISH)显微镜(避免了PCR 和 DNA 提取引起的偏差)获得的数据显示,某些放线菌属如产气柯林斯菌(*Collinsella aerofaciens*)、一些双歧杆菌属菌株(*Bifidobacterium* spp.)以及疣微菌门(Verrucomicrobia)的嗜黏蛋白阿克曼菌(*Akkermansia muciniphila*)也显示出较高的丰度。另一个重要的细菌门是变形菌门,包含许多病原体。过去,详细的微生物研究集中在这些少数微生物上,明显注重病原体和认为具有益生菌潜能的乳酸菌。相反,占优势地位的人类结肠厌氧菌的微生物生态学研究却处于起步阶段,但好在我们已经开始去了解某些关键功能,如厚壁菌门的丁酸盐生成(Louis and Flint 2009)和拟杆菌门的聚糖利用(Martens et al. 2009)。本章我们将根据目前我们所掌握的关于肠道微生物群的知识来讨论益生元的概念,并就主要的益生元以及目前正处在对微生物群影响和相关健康影响研究阶段的候选益生元加以简要概述。

第二节　什么是益生元?

益生元最初由 Gibson 和 Roberfroid(Gibson and Roberfroid 1995)定义为"通过选择性地刺激结肠中一种或有限数量的细菌的生长和 / 或活性,从而改善宿主健康的对宿主发挥有益影响的非消化性食物成分。"当时,人们对于肠道中微生物多样性以及微生物群不同成员相对丰度的认识是有限的,几乎完全由基于培养的方法获得。双歧杆菌与乳杆菌(这里统称为乳酸菌)通常被认为是微生物群中主要的有益成分。果糖基碳水化合物菊粉和低聚果糖是研究较为深入的益生元,通过培养评估发现其对双歧杆菌具有强烈的选择性刺激作用,因此"益生元效应"变成了"双歧效应"的同义词(Cummings and Macfarlane 2002)。然而,新兴的分子手段应用于微生物群表征研究表明,基于培养的方法远不能充分代表更为难养的细菌和最丰富的细菌，同时也为微生物群多样性水平提供了更深入的理解。

根据目前的定义，益生元是"选择性发酵的成分，可导致胃肠微生物群组成和/或活性发生特异性改变，从而有益于宿主健康"（Gibson et al. 2010）。因此，益生元效应不再只局限于结肠，而是可能发生在消化道的任何地方。

迄今为止，所有已知的益生元都是碳水化合物，也可归类为膳食纤维，那么益生元与纤维有什么区别呢？如果某化合物可被归类为益生元，则它必须满足以下三个标准（Gibson et al. 2010）：①能够抵抗胃酸、哺乳动物体内消化酶的水解和胃肠道的吸收；②能够被肠道微生物群所发酵；③选择性地刺激与健康相关的肠道细菌的生长和/或活性。

基于不同的标准，膳食纤维存在多个不同的定义，但正在形成一种共识，即膳食纤维是聚合度（degree of polymerisation，DP）≥3，不被小肠内源性酶水解的碳水化合物，不考虑其溶解度和可发酵性（Slavin 2013；Howlett et al. 2010）。膳食纤维包括摄入食物中天然存在的，或从食品原料中通过物理学、酶学或化学方法获得的，或人工合成的碳水化合物（和木质素），而后两类必须对生理健康有益（Howlett et al. 2010）。因此，所有的膳食纤维都满足益生元的第一个标准，即在上消化道不被消化，但有些膳食纤维无法满足其余两个益生元标准的一条或两条。需要注意的是，尽管人们普遍认为所有益生元都是膳食纤维，但根据目前对膳食纤维的共识，有些通常被认为是益生元的碳水化合物严格说来并不算是膳食纤维，如合成的二糖乳果糖（DP<3）（Slavin 2013）。

在目前的益生元定义中，肠道微生物群的变化并不像以前那样严格，然而，主流观点仍然认为益生元是针对属水平的变化，以双歧杆菌和乳杆菌为目标（Gibson et al. 2010）。鉴于目前对微生物群组成和活性的认识，不得不质疑这种观点是否能够得到支持。以下问题尤其需要解答。

一、肠道微生物对健康是有益还是有害？

人们越来越认识到，将细菌菌种或类群按照对人体健康有益或有害来分类实在是过于简单。一个细菌菌株可能同时具有有益和有害的特征，且对宿主的总体效果可能会因特定的肠道情况而发生改变。例如，普氏栖粪杆菌（*Faecalibacterium prausnitzii*）产生丁酸盐（Duncan et al. 2002），对结肠壁具有健康促进效应，同时它也具有抗炎特性，但似乎是由丁酸盐以外的其他因素所调节（Sokol et al. 2008）。另一方面，该菌种的特定菌株也具有高 β- 葡糖醛酸糖苷酶活性，这与结直肠癌风险增加有关（McIntosh et al. 2012）。然而，源自肠道微生物 β-葡糖醛酸糖苷酶活性的致癌化合物的生成水平，取决于宿主暴露于相应前体分子的水平，并且相对于其他发酵产物，产生的丁酸盐水平可能根据肠道条件以及在营养网中与普氏栖粪杆菌相互作用的肠道微生物群其他成员的活动而改变。通常认为乳杆菌和双歧杆菌对健康无害,然而,乳酸菌的增加可能对某些个体是有害的。例如,一些溃疡性结肠炎患者的粪便中乳酸盐水平较高,而这是以牺牲更多促进健康的发酵酸为代价的(Vernia et al. 1988),这种情况可通过刺激乳酸盐生产菌而使患者病情进一步恶化。短肠综合征患者 D- 乳酸的积聚可能危及生命(Ewaschuk et al. 2005)。

二、益生元是如何选择的?

益生元可能比原来认为的选择性低,并直接刺激非乳酸菌。例如,现已发现几种产丁酸盐的细菌也具有降解某些益生元的能力(Scott et al. 2013),并且人体干预试验已证明,这些产丁酸盐的细菌中的一些菌株在益生元摄入后显著增加(Ramirez-Farias et al. 2009;Louis et al. 2010;Dewulf et al. 2013)。如果微生物群分析仅限于少数目标群体,或者仅在广泛的系统发生规模上进行,那么这种现象很容易被忽略。因此,尽管厚壁菌门中毛螺菌科(Lachnospiraceae)细菌的总丰度相对益生元摄入发生的变化可能未被发现,但在这一多样性家族内,特定亚群或菌种可能对益生元摄入有所反应。因此,我们需要进一步以精密尺度来研究确定微生物群的变化(Chung et al. 2016)。根据目前的证据,似乎很少有益生元对双歧杆菌或乳杆菌或任何其他菌种或菌属完全特异。更复杂的是,不同个体对同一益生元可能会有不同的反应(图 9-1、图 9-2),这往往因许多研究只报道均值而有所掩盖。

三、益生元的效应应该限于微生物群中的特定物种或属吗?

肠道细菌存在于一个复杂的群落中,个体成员之间有广泛的相互作用,因此不能孤立看待它们的作用。已有报道,高丁酸盐产量与益生元消耗有关(Gibson et al. 2010),但不管是乳杆菌或双歧杆菌都无法产生这种发酵酸。然而,通过给利用乳酸盐的产丁酸盐细菌提供乳酸盐,可能间接提高丁酸盐的产量(Duncan et al. 2004)。还需要考虑,如果气体的产生与益生元的摄入相伴,碳水化合物不作为真正的益生元发挥作用,因为双歧杆菌和乳杆菌不能产生气体(Gibson et al. 2010),但同样,这些细菌不孤立存在,它们的活性可能刺激其他产气细菌。因此,任何益生元都可能导致刺激乳酸菌的间接后果,接受导致正向组合效应(如丁酸盐产生)的益生元,而拒绝导致负向组合效应(如气体产生)的益生元是武断的。事实上,由于普遍承认碳水化合物是益生元,同时产生气体是很常见的,因此,基于不导致这种效应的摄入水平来定义益生元似乎是不可行的,尤其是这种效应在不同个体之间存在很大差异。

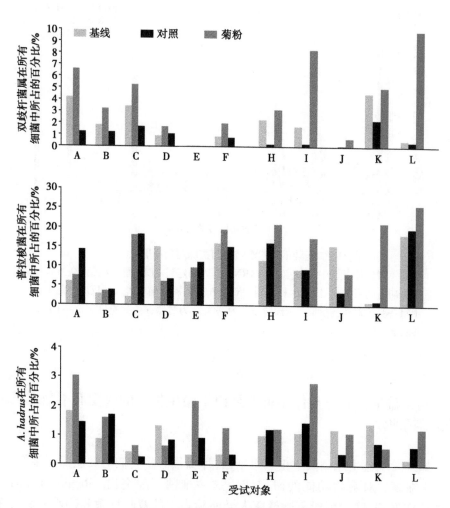

图 9-1 三种菌群对菊粉摄入的反应

在志愿者人体试验中,通过对 16S rRNA 基因的定量 PCR 确定某菌株在所有细菌中所占的百分比,发现三种菌群对菊粉摄入的反应显著增加。此图显示每一受试对象的反应。所有志愿者之间的显著性水平:双歧杆菌属中某些种(*Bifidobacterium* spp.)*P*<0.001;普氏栖粪杆菌(*F. prausnitzii*) *P*=0.019;一种产丁酸盐的细菌 *A. hadrus* *P*=0.003(Ramirez-Farias et al. 2009;Louis et al. 2010)。[*A. hadrus* 原为庞大真杆菌 (*Eubacterium hadrum*),2012 年重新划分为 *Anaerostipes hadrus*(参考 Allen-Vercoe Emma,Daigneault Michelle,White Aaron,et al. *Anaerostipes hadrus* comb. nov.,a dominant species within the human colonic microbiota; reclassification of *Eubacterium hadrum* Moore et al. 1976. Anaerobe,2012,18(5):523-529),译者注。]

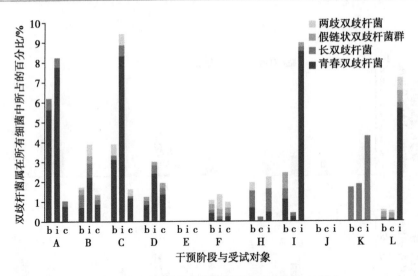

图9-2　四种不同的双歧杆菌菌株对菊粉摄入的反应

在志愿者人体试验中,通过对 16S rRNA 基因的定量 PCR 确定某菌株在所有细菌中所占的百分比,比较四种不同的双歧杆菌菌株对菊粉摄入的反应。此图显示每一受试对象的反应。干预阶段 b 为基线,c 为对照,i 为菊粉(Ramirez-Farias et al. 2009)。

四、益生元的有益作用可能是由于微生物群的改变而不是对乳酸菌的刺激吗?

如果发现益生元刺激不止一组细菌,那么很难将它们的功能归于某组"有益"的细菌。对菊粉功能的研究使得这一难题更加突出。Ramirez-Farias 等人的研究发现,膳食菊粉刺激健康人粪便标本中的双歧杆菌和普氏栖粪杆菌(Ramirez-Farias et al. 2009)。普氏栖粪杆菌是一种具有抗炎活性的产丁酸盐细菌(Sokol et al. 2008),可以说是普氏栖粪杆菌而不是双歧杆菌数量的增加与菊粉的功能相关。事实上,一旦我们了解了更多关于厌氧菌的生物学特点以及它们与宿主的相互作用,那些目前尚不清楚但数量显著的厌氧菌将可能成为有益健康的候选菌。

五、是否需要考虑个体间微生物群反应的差异?

肠道微生物群的菌种组成存在显著的个体间差异。Walker 等人发现,一组"饮食反应"细菌菌种对控制饮食干预有显著反应(Walker et al. 2011)。另一方面,与饮食相比,总体微生物群的组成更受个体影响(Walker et al. 2011;Salonen et al.

2014)。此外,个体表现出其微生物群对饮食变化的反应差异,这似乎与干预期开始时微生物群的菌种组成有关(Walker et al. 2011)。有证据表明,这种变化同样适用于益生元的干预措施。Ramirez-Farias 等人发现,尽管添加菊粉后双歧杆菌平均升幅显著,但部分起始双歧杆菌数量非常低的个体并没有表现出双歧效应(Ramirez-Farias et al. 2009)(图9-1)。菊粉消耗后,发现两个厚壁菌门的菌群明显增加,但没有显示与初始相对丰度相关的明显趋势(图9-1)。然而其他研究表明,当初始种群数量较低时,双歧杆菌的反应更大(Gibson et al. 2010)。Ramirez-Farias 等人发现,青春双歧杆菌(*Bifidobacterium adolescentis*)表现出最大的平均反应,但一些个体表现出其他双歧杆菌菌种的增加(Ramirez-Farias et al. 2009)(图9-2)。如果这些细菌的变化对健康有影响(正如益生元定义所表明的),那么我们就会认为其对健康的益处存在个体间差异。还应该注意到,在这一背景下,益生元并不总对患者产生相同的效果,它们对健康个体也是如此(Whelan 2013)。依赖细胞成分与免疫系统相互作用介导的效应,其差异可能是菌株特异性的,与之相比,通过共同的代谢产物介导的效应也许差异不那么极端。

六、微生物群自身的多样性是肠道健康的标志吗?

总体微生物群多样性也可能是考虑益生元功能的一个重要因素。由于群落中不同成员的功能丰余度,通常认为更多样的生态系统适应力更强,并且已观察到某些疾病状态下微生物群多样性下降(Lozupone et al. 2012)。最近,两项用定量宏基因组学方法确定细菌丰度的研究发现,人类种群大体上属于低或高粪便基因计数两个类别,在具有低基因丰度的志愿者中,显示出在人体测量和生物化学表型上与疾病具有更高的相关性,微生物代谢途径与炎症相关状态具有更高的相关性。有趣的是,这两种状态似乎与相对较少的细菌物种的丰度变化相关(Cotillard et al. 2013;Le Chatelier et al. 2013)。显然,为了充分理解微生物群多样性的含义及其对人类健康的影响,还需要做更多的研究,但最近有人建议,在益生元的定义中要包括对生态学上生物多样性的促进作用(Van den Abbeele et al. 2013)。如果高度的多样性确实是一种健康促进因素,那么特定益生元的高水平摄入可能比消耗不同来源的纤维更有害于健康。

上述观点阐明了微生物群及其与宿主相互作用的复杂性,以及个体之间的差异,这使得健康肠道微生物群组成的界定十分困难。最近,欧洲食品安全局(European Food Safety Authority,EFSA)对这一点做出了说明。他们在对肠道功能相关的保健功能的科学要求方面的指导文件中指出:"基于目前的科学知识,不可能定义构成正常微生物群的不同微生物种群的确切数目",现有证据"不能说明增加任何微生物种群(包括乳杆菌和/或双歧杆菌)的数量本身是有益的生理效应"(EFSA panel on dietetic products,nutrition and allergies 2011)。此外,近来的进展说明益生元的定义密切依赖相关知识的演进，包括构成肠道微生物群的菌种的性质及其与宿主之间相互作用的可能益处。因此，益生元的定义很可能在未来发生进一步改变。

第三节　益生元对微生物群调节的机制

益生元改变肠道微生物群组成的最明显机制是提供仅能被微生物群落中特定成员所利用的能源。这可能导致选定的微生物加速生长且它们在群落中的代表性增加（图 9-3）（Flint et al. 2007）。培养菌株的生长试验表明，系统发生上距离较远的菌种通常都具有利用特定益生元的能力（Scott et al. 2013）。这一点最近也得以证明，即通过功能宏基因组学方法，从人体微生物群宏基因组文库中鉴定出在异源宿主 *E. coli* 中降解几种益生元的基因（Cecchini et al. 2013）。来源于几种不同的厚壁菌门、放线菌门和拟杆菌门的克隆能够降解低聚果糖、低聚木糖、低聚半乳糖或乳果糖。同时，对于益生元的利用，在特定菌属内具有种特异性，在特定菌种内具有株特异性，这一点在双歧杆菌对淀粉（Belenguer et al. 2006；Ryan et al. 2006）和果聚糖（Rossi et al. 2005）的利用方面清楚可见。链的长度是决定选择性的一个重要因素，例如在果聚糖中，很少有菌种能够利用长链的菊粉，而对短链低聚果糖的利用却是普遍性的（Scott et al. 2013）。然而在纯培养物中的生长并不等同于添加益生元后在复杂肠道微生物群落内的竞争成功。因此，严密监控的人体饮食试验对于确定益生元效果至关重要（Ramirez-Farias et al. 2009）。

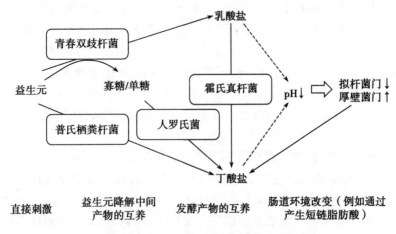

图 9-3　益生元作用于微生物群的可能机制

以益生元摄入后丁酸盐的产生为例，说明益生元作用于微生物群的可能机制。相关详细信息参见正文。

基因组序列信息将有助于解释和预测在碳水化合物利用上的菌种间和菌株间差异，但目前对大多数人体结肠厌氧菌底物利用机制的了解非常有限（Flint et al. 2012b）。

益生元对某些微生物种群的选择性刺激意味着微生物种群的代谢产物很可能加速产生。事实上，益生元通过简单的质量作用增加产物形成，而不增加相应的细菌种群，这在理论上是可能的。因此具有相当大的潜能间接刺激微生物群落中能够从这些代谢产物中获益的其他生物体。乳酸盐是许多肠道细菌发酵的主要产物，包括在纯培养物中生长的乳酸菌、乳杆菌和双歧杆菌。乳酸盐还可作为人体结肠中富含的某些其他菌种的生长底物来生产丁酸盐（Duncan et al. 2004；Morrison et al. 2006）或丙酸盐（Bourriaud et al. 2005）。在健康人体粪便样品中检测到相对低浓度的乳酸盐，可通过乳酸盐的有效消耗来进行解释（Belenguer et al. 2006），只有当乳酸盐利用细菌的活性受到损害，如 pH 下降时，乳酸盐才会累积（Belenguer et al. 2007）。因此，刺激乳酸盐产生菌种可能导致乳酸盐利用菌种如霍氏真杆菌（*Eubacterium hallii*）种群的增加（Belenguer et al. 2007），并能增加丁酸盐或丙酸盐的产量。另一种互养的形式是，一种菌种从复杂底物释放部分降解产物供其他菌种利用（Belenguer et al. 2006；Falony et al. 2006）。例如，最近已经证明，几个其他菌种可从布氏瘤胃球菌（*Ruminococcus bromii*）降解颗粒抗性淀粉的能力中获益（Ze et al. 2012）。微生物群中特定成员的刺激也可能对其他成员有拮抗作用，如增加细菌素的产生。

益生元也可能改变肠道环境。最明显的是，它们的发酵导致发酵酸产量增加而使肠腔 pH 降低。控制 pH 的连续流动发酵罐体外研究显示，pH 在 5.5~6.5 之间一个单位的变化会极大地改变肠道微生物群的菌种组成，并最终改变其代谢产物（Walker et al. 2005；Duncan et al. 2009）。因此，益生元的产丁酸盐作用的另一种可能解释是，肠道 pH 的下降通过降低与对酸更敏感的一些拟杆菌的竞争，促进特定的产丁酸盐的厚壁菌门的生长（Walker et al. 2005）。除 pH 外，益生元也可以通过其他效应影响肠道环境，如黏性、肠道转运以及与其他食物成分的相互作用。

第四节　具有明确益生元作用的成分和候选益生元

现有一些关于各种碳水化合物益生元作用的全面综述，尤其是果聚糖和低聚半乳糖，通常认为它们是具有明确益生元特性的碳水化合物（如 Macfarlane et al. 2008；Gibson et al. 2010；Roberfroid et al. 2010；Whelan 2013）。我们在此提供一个简要概述，包括目前正在研究的（候选）益生元主要类别的结构，以及它们在食物成分中的天然存在状态和 / 或商业合成，并概述它们对肠道微生物群影响的一些最新研究结果。

一、果聚糖

菊粉和低聚果糖(fructo-oligosaccharides,FOS,也被称为寡聚果糖)由 β(2→1) 连接的线性果糖糖链组成,通常带有 β(2↔1)连接的末端葡萄糖,与蔗糖相似 (图 9-4)。菊粉通常以不同的链长出现,其 DP 可达到 60,而低聚果糖的 DP 则小 于 10。低聚果糖可通过菊粉部分水解来生产,也可以通过酶法合成(Gibson et al. 2010)。菊粉型果聚糖在多种蔬菜(如菊苣根、菊芋)中大量存在,但它们也少量 存在于谷物(如小麦)中。在西方社会,谷物制品(如面包)的摄入水平较高,它们 是果聚糖摄入的主要来源(Whelan 2013)。虽然最初认为它们特异性地刺激乳酸 菌,但现有来自几个独立研究的证据表明,它们也可以直接或间接刺激其他菌种 (详见以上内容)。链长对于确定哪些细菌可以作为果聚糖的主要降解菌至关重 要(Scott et al. 2013)。

二、低聚半乳糖

豆类含有丰富的天然低聚半乳糖(GOS),包括棉子糖家族寡糖(RFO),它是 基于蔗糖的半乳糖基的延伸(图 9-4)(Johnson et al. 2013;Whelan 2013)。棉子糖 和水苏糖也被称为大豆寡糖,但它们对肠道微生物群的影响还没有得到足够清 楚的证实。低聚半乳糖基于乳糖,C3、C4 或 C6 位有外加的半乳糖基,存在于人 乳中。低聚半乳糖也可由乳糖通过酶促转糖基化作用生成,半乳糖以 β(1→6)、 β(1→3)和 β(1→4)糖苷键连接,形成主要由三糖至五糖构成的混合物(图 9-4), 其准确的组成取决于所用的酶和反应条件。这些反式半乳糖寡糖(transgalacto-oligosaccharides)也被称为 TOS(Macfarlane et al. 2008;Gibson et al. 2010)。稳定同 位素标记的低聚半乳糖近来被用于在近端结肠体外模型中检测其益生元选择性 (Maathuis et al. 2012)。几种双歧杆菌和乳杆菌显示出最高的标记掺入,婴儿型双 歧杆菌似乎受到的刺激最强烈。其他细菌,包括肠杆菌、拟杆菌门和厚壁菌门的 成员也以较低程度掺入了标记。

乳果糖是通过乳糖的异构化产生的合成二糖(图 9-4)。DP 为 2 的乳果糖不 满足膳食纤维的定义,但它通常被认为是益生元(Gibson et al. 2010)。乳果糖衍 生的低聚半乳糖比乳糖衍生的低聚半乳糖更能抵抗肠道上部的消化。在大鼠模 型中对两种类型的低聚半乳糖进行比较,显示两者对盲肠和结肠中厚壁菌门的 直肠真杆菌(*Eubacterium rectale*)/球形梭菌(*Clostridium coccoides*)有明显刺激 作用,而双歧杆菌的刺激在两个上述肠管部位仅对乳果糖衍生的低聚半乳糖有 明显反应,而乳杆菌只在结肠中乳糖衍生的低聚半乳糖刺激下显著增加(Marín-

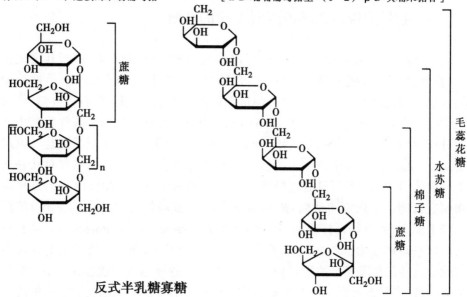

菊粉型果聚糖

β（2→1）连接的果糖单位，通常有以α（1→2）连接的末端葡萄糖

低聚半乳糖：棉子糖家族寡糖

α-（1→6）-蔗糖的半乳糖衍生物
[α-D-吡喃葡萄糖基-（1→2）-β-D-呋喃果糖苷]

反式半乳糖寡糖

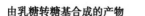

由乳糖转糖基合成的产物
[β-D-吡喃半乳糖基-（1→4）-D-葡萄糖]
β-（1→6）-，β-（1→3）-，β-（1→4）连接，通常是3~5糖

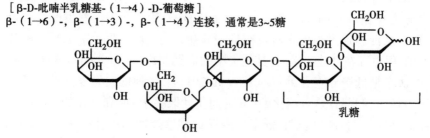

乳果糖

从乳糖异构化合成的二糖（葡萄糖→果糖）
乳果糖为基础的低聚半乳糖，由乳糖产生

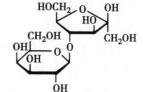

淀粉

α（1→4）和α（1→6）连接D-葡萄糖
低聚异麦芽糖的前体物
[主要含有α（1→6）连接]

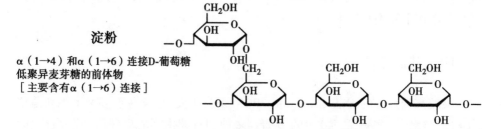

图 9-4 果聚糖、低聚半乳糖和淀粉的碳水化合物结构

Manzano et al. 2013)。两种类型低聚半乳糖之间的差异可能是由于它们在抗消化和 / 或结构上（如糖苷键的类型）的差异。

三、抗性淀粉、淀粉和葡萄糖衍生的寡糖

抗性淀粉（resistant starch，RS）是淀粉的一种组分（图 9-4），由于其理化特性，在肠道上部可抵抗消化。在不同食物（如豆类、谷物和土豆）中，抗性淀粉的含量不同，食物加工过程也会影响抗性淀粉的水平。虽然目前抗性淀粉作为益生元并未得到普遍认可（如 Gibson et al. 2010），但却已提出了其作为益生元的分类，特别是抗性淀粉的摄入与健康促进作用有关，如高水平丁酸盐的形成（Fuentes-Zaragoza et al. 2011）。最近，已有研究证明高抗性淀粉饮食对几种属于厚壁菌门的细菌种群具有选择性刺激作用（Walker et al. 2011）。体外纯培养物研究证明了布氏瘤胃球菌（*R. bromii*）和青春双歧杆菌（*B. adolescentis*）的淀粉降解能力，而直肠真杆菌和多形拟杆菌（*Bacteroides thetaiotaomicron*）具有较低的淀粉降解能力。然而，在混合细菌和粪便培养中，布氏瘤胃球菌的存在对有效的抗性淀粉降解至关重要（Ze et al. 2012）。这项结果与在志愿者中的观察结果一致，即具有极低水平布氏瘤胃球菌的志愿者不能完全消化食物中的抗性淀粉（Walker et al. 2011）。

低聚异麦芽糖（isomalto-oligosaccharides，IMO）天然存在于一些发酵食品和蜂蜜中，可以从淀粉通过酶促水解进行商业化生产，产生主要包含 $\alpha(1 \rightarrow 6)$ 连接的葡聚糖，但也存在其他连接，且其他类型的低聚葡萄糖（gluco-oligosaccharies，GOS）也被认作是低聚异麦芽糖（Goffin et al. 2011）。多种低聚异麦芽糖广泛应用于亚洲市场，它们部分是可消化的，其可消化性取决于 DP 和存在的连接类型（Goffin et al. 2011）。有迹象表明，低聚异麦芽糖能选择性刺激乳酸菌（Gibson et al. 2010；Goffin et al. 2011），因此，为了全面评估低聚异麦芽糖对微生物群的影响，需要对整个微生物群的变化进行研究。

聚葡萄糖是由葡萄糖合成的一种高度分支的葡聚糖，包含多种糖苷键。有证据表明，它可被双歧杆菌选择性地发酵，然而，在一项应用分子方法观察更大范围细菌群的人体干预研究却未能证实这一点（Costabile et al. 2012），还需要进一步的工作来明确其效果。

四、其他寡糖

果胶寡糖（pectic oligosaccharides，POS）来自果胶，是存在于多种水果和蔬菜（如柑橘类水果、苹果、甜菜）中的多糖。多糖的骨架由半乳糖醛酸残基组成（同型半乳糖醛酸聚糖），可能与鼠李糖残基相交替（鼠李糖半乳糖醛酸聚糖Ⅰ）。羧

基基团可能被甲基酯化作用所修饰,C2 或 C3 位可能被乙酰化。经常存在包含不同糖(阿拉伯糖、半乳糖、木糖等)的侧链,并可能被阿魏酸替代(Yoo et al. 2012)。确定其益生元作用的体外和体内研究得到一些混杂的结果,这些结果又因为不同来源的果胶寡糖显示结构差异(Gullón et al. 2013)而变得复杂。已知的果胶降解细菌包括几个拟杆菌属细菌,以及厚壁菌门的挑剔真杆菌(*Eubacterium eligens*)和普氏栖粪杆菌(Lopez-Siles et al. 2012)。

从生物质的不可消化碳水化合物组分中产生和表征新的寡糖,如低聚木糖、低聚阿拉伯糖和低聚甘露糖,是一个活跃的研究领域,同时也正在研究将复杂的食品作为新益生元的来源(Otieno 和 Ahring 2012;Yoo et al. 2012)。基因组和宏基因组数据的广泛使用将使更加合理地设计益生元化合物成为可能。

五、非碳水化合物

益生元的定义并不局限于碳水化合物本身(Gibson et al. 2010),然而碳水化合物似乎最有可能满足非消化性和选择性发酵的标准。可可衍生的黄烷醇也被认为是益生元,因为它们在体内和体外对乳酸菌产生刺激作用(Tzounis et al. 2011)。然而,从相应的细菌获得可观的能量意义上来考虑,这种影响不大可能归因于这些化合物的发酵,原因如下:摄入水平一般比基于碳水化合物的益生元低得多,一部分酚类将直接被宿主吸收,或经微生物群的生物转化而被宿主吸收。此外,细菌代谢转化(复合物裂解成更简单的酚类化合物、氢化、去甲基化、去羟基化等)(Russell and Duthie 2011)的基础生物化学不太可能导致微生物获得完成转化的主要能量。然而,酚类化合物可能发挥抗菌作用,其效力可能因菌种而各异(Louis and O'Byrne 2010),这会导致对某些细菌种群的选择性刺激。酚类物质的微生物转化可能确实是细菌的解毒机制。这就提出了一个问题,是否应该保留益生元的第二条标准,即肠道微生物群的可发酵性,或者是否引起微生物群内选择性变化的机制是根本不相关的。

第五节　益生元对宿主的健康作用

根据定义,益生元应该对宿主的健康和 / 或幸福产生有益的影响。这一标准引发了许多关于益生元诱导生理效应能力的研究,其中许多已被证明,大部分研究集中在菊粉和 / 或低聚果糖上(表 9-1。更多综述见:*British Journal of Nutrition* Vol. 93,Suppl. 12005;*Journal of Nutrition* Vol. 137 Suppl. 2007;Roberfroid et al. 2010)。目前正在评估这些发现对其他候选益生元的适用转化性。

表 9-1　关于果聚糖生物学与生理学效应的假定机制

生物学效应(证据水平)	生理学效应	对健康的预期效应	建议机制		
			与微生物群组成的改变相关	与短链脂肪酸生成刺激相关	其他
增加钙吸收(+++)	增加骨密度(+,尤其是青少年数研究)	预防骨质疏松	通过某些细菌刺激结肠上皮细胞摄取钙离子	营养功能 增加黏膜钙结合蛋白的表达	通过发酵诱导的肠腔酸化增加钙的可溶性
增加致饱腹感肠肽的生成(GLP-1)(++)	调节食欲(+,少数研究)	治疗肥胖		刺激黏膜表达肠高血糖素原(→GLP-1)	
降低血浆甘油三酯和胆固醇(高血脂人群为+为+;健康个体为+/−)	调节血脂(高血脂人群为+为+;健康个体为+/−)	预防心血管疾病	通过某些细菌螯合或水解胆盐	通过对 GLP-1 的影响? 通过丙酸抑制肝脏的脂肪生成	通过酸化结肠内容物降低胆盐的再摄取
结肠黏膜的营养功能	肠道屏障稳态	治疗炎症性肠病(结直肠癌、肥胖和糖尿病? +)	通过某些细菌刺激黏液生成	结肠细胞的主要能源	
增加黏液生成				刺激细胞增殖与分化	
降低肠渗透性(+)				调节紧密连接 刺激黏膜表达肠高血糖素原(→GLP-2)	
增加 IgA 和 IL-10 生成、吞噬作用和 NK 细胞活性(++)	免疫调节	多方面的:治疗感染,预防过敏,预防和治疗肠易激综合征/炎症性肠病,预防结直肠癌	某些细菌的免疫调节特性	丁酸盐的免疫调节特性	果聚糖与免疫细胞间的直接相互作用
降低炎症反应					

注:GLP,胰高血糖素样肽。

益生元的定义也假定其功能来自它们对胃肠道微生物群组成和/或活性的影响,即它们的发酵。益生元在大肠中的发酵将导致整个生态系统的变化,即细菌总量的增加,某些特定菌株的刺激/抑制,大量细菌代谢物的生成,其中有机酸在细菌代谢物中占主导地位,可使管腔内容物酸化。所有这些特性都会根据它们的性质和组合发挥生物学效应(Macfarlane and Macfarlane 2012;Russell et al. 2013)而导致不同的生理学效应。然而,对于大多数由益生元诱导的生理学效应,这些事件各自的确切作用、细菌因子的确切性质以及所涉及的确切途径仍有待阐明。

最后,这些生理效应是否会导致与益生菌消耗相关的疾病预防和/或治疗方面的实际改善仍存在争议。在评估益生元对健康的作用时,还必须记住,肠道微生物变化与健康标志之间的关联可能仅仅是纯粹的联系而不是因果关系。一些益生元可以不依赖于对有益细菌的促进而发挥其健康促进作用,例如,通过宿主受体直接刺激免疫系统,或通过结合病原体而减少病原体黏附。

一、生理学作用及潜在机制

(一)改善肠道功能(粪便膨胀、排便规律性、粪便硬度)

在儿童也可能在婴儿(但在这种情况下存在矛盾的结果)中,补充低聚半乳糖/菊粉混合物可增加排便频率,软化粪便,酸化粪便,并调节短链脂肪酸,其模式类似于母乳喂养婴儿(Gibson et al. 2010;Roberfroid et al. 2010;Tabbers et al. 2011)。当使用候选益生元聚葡萄糖时,也能观察到此现象(Ashley et al. 2012)。然而菊粉对成年人的粪便重量影响不大(Slavin 2013)。成年人摄入高剂量(>10g/d)低聚果糖会引发一些症状,包括腹胀、气胀和粪便软化(Brownawell et al. 2012;Slavin 2013)。

从有关膳食纤维的知识来看,粪便膨胀的改善是粪便重量增加的结果,这一方面是由于纤维的物理存在和被纤维保留的水,另一方面是由于增加的细菌量,前者比后者更有效(Brownawell et al. 2012;Slavin 2013)。在这种情况下,可以假定婴儿和成年人不同的粪便膨胀作用是由于发酵强度的差异所致(与婴儿微生物群不成熟有关),即益生元对婴儿粪便的膨胀能力似乎是由于其不完全发酵而通过渗透压增加粪便含水量。与此假设相符合的是,已在婴儿粪便中检测到未发酵的剩余益生元(Moro et al. 2005),而成年人粪便中的益生元则完全被降解。

(二)促进矿物质吸收,改善骨密度

大量动物实验研究已表明,线性果聚糖,尤其是菊粉和低聚果糖的混合物,可以改善矿物质(尤其是钙)的吸收。一些研究也已表明这可导致全身骨骼矿物

质含量以及骨密度的增加(Scholz-Ahrens et al. 2007;Roberfroid et al. 2010)。

在人体,这些结论必须根据受试者的年龄、激素状态、钙摄入量以及益生元剂量来确定。事实上,几项针对补充益生元(低聚半乳糖/菊粉混合物,9/1)的婴儿配方乳粉对婴儿钙吸收或其他骨矿物质代谢标志物影响的研究没有显示任何变化(Yap et al. 2005;Hicks et al. 2012)。相比之下,在青少年中,菊粉和低聚果糖的混合物不仅增加了钙的吸收,而且增加了钙在骨骼中的累积(Abrams et al. 2005;Roberfroid et al. 2010)。在成年人中观察到的结果有明显差异。在绝经后的女性中,益生元的作用似乎取决于停经后的年数,其对绝经期早期的妇女无影响,但可明显改善绝经期后期妇女的钙吸收(Roberfroid et al. 2010)。果聚糖对钙吸收的有益影响只在钙摄入充足时才表现出来(Scholz-Ahrens and Schrezenmeir 2002),而且似乎取决于基线钙吸收值,那些治疗前吸收较低的个体显示出最大的效果(Griffin et al. 2002)。最后,益生元的剂量也影响其作用,根据 Roberfroid 等人(Roberfroid et al. 2010)的研究结果,每天至少需要 8g 益生元才会产生钙吸收和骨矿化改善的作用。

是否所有益生元都有这种预期效果尚不清楚。一方面,在动物和人体研究中,低聚半乳糖均有助于改善钙吸收(van denHeuvel et al. 2000;Weaver et al. 2011),各种(候选)益生元,如大豆低聚糖、乳果糖或抗性淀粉,至少在大鼠中也显示出对钙吸收具有积极作用(Roberfroid et al. 2010)。另一方面,不同聚合度的果聚糖(平均 DP=3~4,平均 DP>23,两者的混合物)对大鼠钙贮积、股骨骨密度和骨钙含量有不同的影响(Griffin et al. 2002;Kruger et al. 2003)。

同样,虽然有时会考虑益生元消耗对磷、镁、铁、铜和锌代谢的影响,但也不可能将益生元的这些益处推广到其他矿物质。尽管可用的数据非常有限,但益生元对镁吸收的有益影响似乎是可能的(Yap et al. 2005;Scholz-Ahrens and Schrezenmeir 2002;Roberfroid et al. 2010;Legette et al. 2012)。铁和锌的吸收也可能被改善,磷的保留似乎不受影响(Scholz-Ahrens and Schrezenmeir 2002)。

钙吸收改善的确切机制尚未被完全阐明。肠腔内容物酸化提高钙的溶解度可能参与其中(Scholz-Ahrens and Schrezenmeir 2002)。短链脂肪酸(SCFAs)对黏膜有营养作用(Hamer et al. 2008),可能导致吸收表面的扩大。大鼠消耗低聚果糖可刺激结肠细胞钙结合蛋白 D9k 的表达(Ohta et al. 1998),丁酸盐或丙酸盐生成增加也可产生同样的作用(Fukushima et al. 2012)。其他假说与刺激特定的菌种有关,这可以提高钙的生物利用度(Bergillos-Meca et al. 2013)或结肠细胞对钙的吸收(Gilman and Cashman 2006),或可刺激结肠与骨骼健康有关的植物雌激素雌马酚的生成(Coxam 2007)。

(三) 调节食欲,刺激肠肽分泌

许多研究表明,果聚糖的消耗可减少啮齿类动物的能量摄入(Roberfroid et

al. 2010;Delzenne et al. 2013),这种现象仅在研究终身干预效果的长期实验中某个特定时点的雄性动物(非雌性动物)中观察到(Rozan et al. 2008)。果聚糖的摄入通常伴随胰高血糖素样肽1(GLP-1)和肽YY(PYY)(PYY的相关文献较少)的增加,GLP-1和PYY是两种由肠道分泌的厌食肽(Roberfroid et al. 2010;Delzenne et al. 2013)。利用GLP-1受体敲除小鼠[GLP-1R(–/–)]证明了GLP-1的关键作用,其中低聚果糖诱导的能量摄入减少被消除(Cani et al. 2006a)。

人体对低聚果糖的预适应引起饱腹感改变和每天总能量摄入的减少(Cani et al. 2006b;Parnell and Reimer2009),但这似乎不适用于急性果聚糖的补充(Peters et al. 2009;Hess et al. 2011)。无论如何,当这一现象发生时,人体能量摄入的减少也与致饱腹感肽的增加和/或促食欲肽(ghrelin,食欲刺激素)的减少有关(Delzenne al. 2013)。

对其他益生元降低能量摄入和调节肠肽能力的相关研究不多,然而近期的研究表明,低聚半乳糖和阿拉伯木聚糖(arabinoxylan,AXOS)衍生的寡糖都具有这种性质:消耗低聚半乳糖的大鼠表现出能量摄入降低以及PYY和胰高血糖素原(GLP-1前体分子)的基因表达增加(Overduin et al. 2013),AXOS喂养的小鼠也表现出相似的结果(Neyrinck et al. 2012)。

这些作用的潜在机制可能是刺激肠道的L-内分泌细胞,或触发这些细胞的分化或刺激这些细胞表达肠肽(Delzenne et al. 2013)。短链脂肪酸,尤其是丁酸盐,很可能介导了这种刺激,因为这种细菌代谢物在体外刺激GLP-1产生时似乎是最有效的(Zhou et al. 2008)。能识别短链脂肪酸的游离脂肪酸受体FFAR2(GPR43)和FFAR3(GPR41)可能参与GLP-1分泌的刺激(Tolhurst et al. 2012)。最后,一项新的发现表明,低聚果糖消耗导致弓状核神经元激活的改变,弓状核是下丘脑的一个结构,有助于控制食物摄取(Anastasovska et al. 2012),但这一现象可能由肠肽刺激引起,因为下丘脑神经元也表达GLP-1的功能性受体(Dalvi et al. 2012)。应该注意的是,目前未被归类为益生元的不同类型的膳食纤维也可调节食欲,部分归因于它们在胃肠道中的物理化学作用(Slavin and Green 2007)。

(四)改善肠道屏障的完整性

在成年动物中,果聚糖发酵能通过增加微绒毛的高度和隐窝的深度来影响黏液层和肠黏膜形态测量指标(Kleessen and Blaut 2005)。补充低聚果糖可以降低小鼠肠道渗透性,改善小鼠紧密连接的完整性(Cani et al. 2009),这种肠道渗透性的改善也在人体得到证实(Russo et al. 2012)。这些效应似乎由果聚糖特异性地诱导,因为一些关于其他益生元(低聚半乳糖或不同寡糖的混合物)的研究并没有显示其对肠道屏障有任何特定作用(Meslin et al. 1993;Barrat et al. 2008;Westerbeek et al. 2011)。

对于肥胖患者,尤其是存在代谢紊乱时,常发现其存在轻度全身性炎症(也称代谢性内毒素血症)伴细菌脂多糖(LPS)血清水平升高。已有报道应用动物模型研究益生元摄入后的反应,即肠道屏障的改善可能有助于减轻代谢性内毒素血症(Delzenne et al. 2013)。

果聚糖对肠道屏障的有益影响可能涉及许多生物学机制。首先,被果聚糖刺激的特异性细菌可能参与其中,因为很多作为益生菌的菌株能在体外增加黏蛋白的表达并增强紧密连接的稳定性,以降低上皮的渗透性(Ohland and Macnaughton 2010)。其次,丁酸盐也可能发挥作用,因为丁酸盐在体外和半体内实验中可改善黏膜的营养功能,并调节黏蛋白的生成和细胞渗透性(Ohland and Macnaughton 2010)。再次,胰高血糖素样肽2(GLP-2)与GLP-1由L-内分泌细胞共分泌,它们似乎是调节肠道屏障的关键因素,因为低聚果糖对肠道屏障的作用可经GLP-2药物治疗重现,而在GLP-2拮抗剂存在时其作用便消失(Cani et al. 2009,2012)。此外,益生元也可能对内源性大麻素系统产生影响,继而对肠屏障功能发挥作用(Delzenne et al. 2013)。同样,这些机制可以相互联系,由于GLP-1和GLP-2都来源于相同的胰高血糖素原基因,故认为丁酸盐对GLP-1分泌的刺激作用也可能发生于GLP-2。

(五) 调节脂质和葡萄糖代谢

在几种啮齿类动物中,果聚糖能够改善葡萄糖稳态(Roberfroid et al. 2010)。关于脂质代谢,已显示果聚糖能降低小鼠或大鼠的血浆总胆固醇,并降低大鼠或仓鼠的血浆甘油三酯浓度(Roberfroid et al. 2010)。

在健康成年人中也可观察到益生元对血糖的改善,但在糖尿病患者中却未能改善(Cani et al. 2009;Roberfroid et al. 2010)。果聚糖能降低成年高脂血症患者的血浆低密度脂蛋白(LDL)胆固醇浓度,以及LDL与高密度脂蛋白(HDL)的比值,但对血脂正常的个体似乎不能引起任何特定的改变(Roberfroid et al. 2010;de Luis et al. 2011;Brownawell et al. 2012)。在志愿者人体试验中,果聚糖也能够降低肝脏合成甘油三酯的能力(Roberfroid et al. 2010)。

尽管存在某些差异(Boucher et al. 2003),但低聚半乳糖以及低聚半乳糖和菊粉的混合物也能降低人体微生物群相关大鼠的胆固醇水平(Djouzi and Andrieux 1997),降低婴儿的总胆固醇和LDL水平,或降低肥胖成年人的总胆固醇(TC)、甘油三酯和TC/HDL胆固醇比值(Vulevic et al. 2013)。

推测许多机制参与这些生理学效应:血糖水平的改善可能源自对GLP-1产生的刺激(Delzenne 2003)。肝脏脂肪从头合成下降可能是短链脂肪酸尤其是丙酸盐增加的结果,据报道,丙酸盐能在体外抑制脂肪酸合成(Delzenne and Kok 2001)。尽管乙酸盐是脂肪合成的前体,其对脂肪合成也具有抑制作用(Roberfroid et al. 2010)。

(六)调节免疫功能

益生元的免疫调节潜力已促发人们对此开展研究。作为免疫应答(固有免疫对适应性免疫、黏膜免疫对系统免疫、促炎免疫对抗炎免疫)复杂性的反映,许多标志物[疫苗特异的血清抗体产生、迟发型超敏反应、唾液中疫苗特异性或总分泌型免疫球蛋白 A(sIgA)、对减弱的病原体的应答、自然杀伤(NK)细胞活性、吞噬作用、T 细胞增殖、细胞因子浓度等]被纳入研究范畴(Roberfroid et al. 2010)。

几项研究显示,在动物模型中给予低聚果糖将导致肠道 sIgA 应答增强、派尔集合淋巴结(Peyer patch)内 B 细胞数量增加、肠道组织中肠道白介素 10(IL-10)蛋白分泌增加,以及促炎细胞因子 mRNA 表达和蛋白质浓度下降(Macfarlane et al. 2008;Roberfroid et al. 2010)。此外,分离自不同免疫组织的 NK 细胞和巨噬细胞的功能活性显著提高,但免疫细胞来源不同(派尔集合淋巴结、肠系膜淋巴结、上皮内淋巴细胞),益生元效果各异(Roberfroid et al. 2010)。

婴儿和老年人作为主要调查对象,果聚糖本身似乎对疫苗的刺激应答效果不佳,而低聚半乳糖和菊粉的混合物[低聚半乳糖、菊粉和低聚阿拉伯糖(果胶衍生的酸性寡糖)的混合物甚至具有更强的应答]似乎对增强 1 型辅助性 T 细胞(Th1)应答有效(Jeurink et al. 2013)。低聚半乳糖和菊粉的混合物也能增加婴儿粪便中 sIgA 的浓度(Roberfroid et al. 2010)。

益生元似乎对老年人也有类似的作用:低聚果糖诱导健康老年人外周血单核细胞吞噬作用下降和 IL-6 mRNA 表达降低(Guigoz et al. 2002)。然而菊粉和低聚果糖的混合物对 sIgA、疫苗(流感病毒 A 和 B 及肺炎球菌)接种后血清效价、IL-4 和干扰素 γ(IFN-γ)分泌或淋巴细胞增殖均无影响(Bunout et al. 2002)。另一方面,低聚半乳糖消耗可在半体内试验中引起 NK 细胞活性、吞噬作用和外周血单核细胞(peripheral blood mononuclear cells,PBMC)IL-10 生成的增加,连同 IL-6、肿瘤坏死因子 α(TNFα)和 IL-1β 的生成减少(Vulevic et al. 2008)。

益生元效应可能通过肠道发酵以及促进肠道微生物群中特定成员生长来间接影响免疫应答(Macfarlane et al. 2008;Roberfroid et al. 2010)。短链脂肪酸具有直接免疫调节特性。作为短链脂肪酸受体的 G 蛋白偶联受体(GPR41 和 GPR43)在白细胞,以及人体结肠中的肠上皮细胞和肠道内分泌细胞上表达(Roberfroid et al. 2010)。有趣的是,GPR43 缺陷[Gpr43(-/-)]小鼠对多种病理情况表现出炎症反应加重(Maslowski et al. 2009)。

丁酸盐调节肠上皮细胞趋化因子的表达,通过调节转录因子 NF-κB 对体外大鼠淋巴细胞的促炎性 IL-2、IFN-γ 和免疫调节性 IL-10 产生不同影响(Macfarlane et al. 2008;Roberfroid et al. 2010)。当静脉给药时,乙酸盐能增加外周血抗体生成和 NK 细胞活性(Macfarlane et al. 2008)。最后,短链脂肪酸能通过间接作用来改善免疫应答,因为它们是上皮细胞的能量底物,它们的生成增加可以节约谷氨酰胺,而谷氨酰胺可以被机体免疫细胞利用,从而增强免疫系统的反应性(Jenkins et al. 1999)。

共生的细菌与外源性细菌均可以通过模式识别受体,如 Toll 样受体(toll-like receptor,TLR),以菌株依赖的方式与固有免疫/适应性免疫系统相互作用。因此,特定微生物属或种的数量增加,或其他微生物数量的相关减少,可能改变微生物群的整体免疫交互作用模式,从而导致各种下游事件。这可能最终导致细胞因子的产生,从而为微生物事件提供适当的免疫应答(Roberfroid et al. 2010)。例如,一些乳酸杆菌能增强固有免疫与适应性免疫防御,导致巨噬细胞和免疫效应分子如 sIgA 增加,一些双歧杆菌能诱导小鼠派尔集合淋巴结 IgA 的大量形成(Macfarlane et al. 2008)。Vulevic 等人的研究观察到这种潜能的可能例证(Vulevic et al. 2008),即粪便样品中双歧杆菌的数量与 NK 细胞活性和吞噬作用之间呈正相关。然而乳杆菌和双歧杆菌并不是仅有的表现出这种潜能的细菌,如最近的研究说明了其他细菌如分节丝状菌(Gaboriau-Routhiau et al. 2009)或普氏栖粪杆菌(Sokol et al. 2008)的免疫调节作用。

最后,推测益生元可通过特定的凝集素样受体直接与上皮细胞相互作用(Seifert and Watzl 2007)。这在今天还仅仅停留在理论上,因为至今尚未证明低聚果糖特异性受体的存在,尽管在体外获得的一些间接证据支持此观点,如添加果糖抑制了粒细胞的细菌吞噬作用(Speert et al. 1984),或添加含低聚果糖植物提取物激活了外周血单核细胞的 NK 活性(Thakur et al. 2012)。人们已经认识到,如果这种机制被证明是真实的,这将对益生元的定义构成挑战,即假定益生元的生理学效应与其对胃肠道微生物群的组成和/或活性的影响之间存在因果关系。

二、疾病预防或治疗的现有证据

上述生理效应是否能真正落实到疾病风险降低和/或治疗可能性尚未阐明。益生元似乎对治疗感染性腹泻(Vandenplas et al. 2013)和肠易激综合征(Whelan 2011)以及预防婴儿湿疹(Osborn and Sinn 2013)有效。对于大多数其他病例(肠道炎症性疾病、结直肠癌、代谢性疾病、骨质疏松症、其他过敏症),从临床前研究(即动物疾病模型)或小型的初步研究都得到了满意的效果,但特定的人体干预研究太少,不能对益生菌的实际影响下结论(Roberfroid et al. 2010;Brownawell et al. 2012)。例如,虽然益生元如低聚果糖、菊粉和低聚半乳糖似乎有效地改变了心血管疾病的生物标志物,包括低密度脂蛋白胆固醇(LDL-C)(见上文)和 C 反应蛋白(CRP)(De Luis et al. 2011;Dehghan et al. 2014;Vulevic et al. 2013),但它们是否真正降低了心血管疾病的风险尚不清楚(Brownawell et al. 2012;Slavin 2013)。

同样,在几种肥胖的啮齿动物模型中,益生元干预使肥胖和糖尿病的许多特征减弱,如食物摄入、脂肪组织和肝脏中的脂肪储存(脂肪变性)、血糖升高和肝脏胰岛素抵抗、内毒素血症和全身炎症(Delzenne and Cani 2011；Everard and Cani 2013)。然而,从针对果聚糖对人体作用的有限干预研究来看,给肥胖个体补充果聚糖,其实际体重减轻(几千克)是有限的(Delzenne et al. 2013)或没有统计学意义(Dewulf et al. 2013)。此外,对糖尿病的长期效果并未显示(Everard and Cani 2013),且急性影响的初步结果是矛盾的(Dehghan et al. 2014；Dewulf et al. 2013)。

关于骨质疏松症,即使在卵巢切除大鼠(骨质疏松症动物模型)中发现了骨保留效果,但明确果聚糖对钙代谢的有益影响是否能真正落实到骨疾病风险的下降还为时过早(Coxam 2007)。这种风险降低可能需要获得益生元对钙吸收作用持久性的证据(Roberfroid et al. 2010)。在绝经啮齿类动物模型中,绝经后1年钙代谢的改善仍可检测到(Abrams et al. 2005),菊粉源性纤维对钙的利用具有慢性作用(Legette et al. 2012),这些证据是比较有价值的。益生元引起钙代谢改善可能对未来骨质疏松症的预防策略具有重要意义。

这里并没有列出所有疾病,因为微生物群的作用具有深远的影响,这一点已经越来越清楚。例如,微生物群和神经系统之间似乎存在联系,通过微生物群调节来治疗精神疾病可能成为一个治疗目标(Collins et al. 2012)。

第六节　结论

近年来,我们对寄居在肠道的微生物群落的了解有了巨大的扩展,很显然,鉴于益生元所调节的生物系统具有复杂性,目前益生元的概念可能过于简单化。此外,通过益生元发酵介导的微生物群效应与通过其他微生物活动介导的微生物群效应难以区分,如将次生植物制品通过生物转化成为更具健康促进作用的衍生物。由于益生元也可以不依赖微生物群来发挥健康促进作用,这使问题进一步复杂化。因此,有必要进行进一步的机制研究以证实微生物群变化与健康效应之间的因果关系,因为两者之间的关系可能只是纯粹的关联。

在近来关于肠道微生物多样性对健康的潜在重要性和个体间微生物群组成差异的研究基础上,不同研究组及不同个体急需开展进一步的深入研究。一项关于产丁酸盐菌群变化的研究表明,具有最常见细菌谱的个体对菊粉摄入的反应无明显变化,而三个具有非常独特细菌谱的个体却显示出重大变化(Louis et al. 2010)。虽然这一现象需要更大规模的研究加以确认,但也表明某些个体相较于其他人可能从益生元摄入获益更多。也有一些证据表明,益生元摄入可能在某些特定条件下是有害的,如某些肠道感染(Licht et al. 2012)。就总体微生物群多样性而言,富含多种纤维的饮食实际上可能对某些个体或疾病状态更有益。由于不同的纤维可能具有不同的作用,这将有助于更好地全面改善健康和预防疾病（Slavin 2013；Raninen et al. 2011）。总之，从近期在肠道微生物活性发挥作用方面所取得进展来看，对微生物群特异性变化的研究似乎日益成为提升人类健康的发展方向。

（辛 毅 金泰阳）

参考文献

［No authors listed］(2005) Br J Nutr 93 (Suppl 1)：S1-168

［No authors listed］(2007) Inulin and oligofructose：proven health benefits and claims. Proceedings of the 5th ORAFTI Research Conference, 28-29 Sept 2006, Boston, MA. J Nutr 137(11 Suppl)：2489S-2597S

Abrams SA, Griffi n IJ, Hawthorne KM, Liang L, Gunn SK, Darlington G, Ellis KJ (2005) A combination of prebiotic short-and long-chain inulin-type fructans enhances calcium absorption and bone mineralization in young adolescents. Am J Clin Nutr 82：471-476

Alliet P, Scholtens P, Raes M, Hensen K, Jongen H, Rummens JL, Boehm G, Vandenplas Y (2007) Effect of prebiotic galacto-oligosaccharide, long-chain fructo-oligosaccharide infant formula on serum cholesterol and triacylglycerol levels. Nutrition 23：719-723

Anastasovska J, Arora T, Sanchez Canon GJ, Parkinson JR, Touhy K, Gibson GR, Nadkarni NA, So PW, Goldstone AP, Thomas EL, Hankir MK, Van Loo J, Modi N, Bell JD, Frost G (2012) Fermentable carbohydrate alters hypothalamic neuronal activity and protects against the obesogenic environment. Obesity (Silver Spring) 20：1016-1023

Ashley C, Johnston WH, Harris CL, Stolz SI, Wampler JL, Berseth CL (2012) Growth and tolerance of infants fed formula supplemented with polydextrose (PDX) and/or galactooligosaccharides (GOS)：double-blind, randomized, controlled trial. Nutr J 11：38

Barrat E, Michel C, Poupeau G, David-Sochard A, Rival M, Pagniez A, Champ M, Darmaun D (2008) Supplementation with galactooligosaccharides and inulin increases bacterial translocation in artificially reared newborn rats. Pediatr Res 64：34-39

Belenguer A, Duncan SH, Calder G, Holtrop G, Louis P, Lobley GE, Flint HJ (2006) Two routes of metabolic cross-feeding between Bifidobacterium adolescentis and butyrate-producing anaerobes from the human gut. Appl Environ Microbiol 72：3593-3599

Belenguer A, Duncan SH, Holtrop G, Anderson S, Lobley GE, Flint HJ (2007) Impact of pH on lactate formation and utilisation by human fecal microbial communities. Appl Environ Microbiol 73：6526-6533

Bergillos-Meca T, Navarro-Alarcón M, Cabrera-Vique C, Artacho R, Olalla M, Giménez R, Moreno-Montoro M, Ruiz-Bravo A, Lasserrot A, Ruiz-López MD (2013) The probiotic bacterial strain Lactobacillus fermentum D3 increases in vitro the bioavailability of Ca, P, and Zn in fermented goat milk. Biol Trace Elem Res 151：307-314

Boucher J, Daviaud D, Siméon-Remaud M, Carpéné C, Saulnier-Blache JS, Monsan P, Valet P (2003) Effect of non-digestible gluco-oligosaccharides on glucose sensitivity in high fat diet fed mice. J Physiol Biochem 59：169-173

Bouhnik Y, Raskine L, Simoneau G, Vicaut E, Neut C, Flourié B, Brouns F, Bornet FR (2004) The capacity of nondigestible carbohydrates to stimulate faecal bifidobacteria in healthy humans: a double blind, randomized, placebo-controlled, parallel-group, dose response relation study. Am J Clin Nutr 80: 1658-1664

Bourriaud C, Robins RJ, Martin L, Kozlowski F, Tenailleau E, Cherbut C, Michel C (2005) Lactate is mainly fermented to butyrate by human intestinal microfloras but inter-individual variation is evident. J Appl Microbiol 99: 201-212

Brownawell AM, Caers W, Gibson GR, Kendall CW, Lewis KD, Ringel Y, Slavin JL (2012) Prebiotics and the health benefits of fiber: current regulatory status, future research, and goals. J Nutr 142: 962-974

Bunout D, Hirsch S, de la Maza MP, Munoz C, Hascke F, Steenhout P, Klassen P, Barrera G, Gattas V, Petermann M (2002) Effects of prebiotics on the immune response to vaccination in the elderly. JPEN Parenter Enter 26: 372-376

Candela M, Maccaferri S, Turroni S, Carnevali P, Brigidi P (2010) Functional intestinal microbiome, new frontiers in prebiotic design. Int J Food Microbiol 140: 93-101

Cani PD, Knauf C, Iglesias MA, Drucker DJ, Delzenne NM, Burcelin R (2006a) Improvement of glucose tolerance and hepatic insulin sensitivity by oligofructose requires a functional glucagon-like peptide 1 receptor. Diabetes 55: 1484-1490

Cani PD, Joly E, Horsmans Y, Delzenne NM (2006b) Oligofructose promotes satiety in healthy human: a pilot study. Eur J Clin Nutr 60: 567-572

Cani PD, Possemiers S, Van de Wiele T, Guiot Y, Everard A, Rottier O, Geurts L, Naslain D, Neyrinck A, Lambert DM, Muccioli GG, Delzenne NM (2009) Changes in gut microbiota control inflammation in obese mice through a mechanism involving GLP-2-driven improvement of gut permeability. Gut 58: 1091-1103

Cani PD, Osto M, Geurts L, Everard A (2012) Involvement of gut microbiota in the development of low-grade inflammation and type 2 diabetes associated with obesity. Gut Microbes 3: 279-288

Cecchini DA, Laville E, Laguerre S, Robe P, Leclerc M, Doré J, Henrissat B, Remaud-Siméon M, Monsan P, Potocki-Véronèse G (2013) Functional metagenomics reveals novel pathways of prebiotic breakdown by human gut bacteria. PLoS One 8: e72766

Chung WSF, Walker AW, Louis P, Parkhill J, Vermeiren J, Bosscher D, Duncan SH, Flint HJ (2016) Modulation of the human gut microbiota by dietary fibres occurs at the species level. BMC Biol 14: 3

Collins SM, Surette M, Bercik P (2012) The interplay between the intestinal microbiota and the brain. Nat Rev Microbiol 10: 735-742

Costabile A, Fava F, Röytiö H, Forssten SD, Olli K, Klievink J, Rowland IR, Ouwehand AC, Rastall RA, Gibson GR, Walton GE (2012) Impact of polydextrose on the faecal microbiota: a double-blind, crossover, placebo-controlled feeding study in health human subjects. Br J Nutr 108: 471-481

Cotillard A, Kennedy SP, Kong LC, Prifti E, Pons N, Le Chatelier E, Almeida M, Qunquis B, Levenez F, Galleron N, Gougis S, Rizkalla S, Batto J-M, Renault P, ANR MicroObes consortium, Doré J, Zucker J-D, Clément K, Ehrlich SD (2013) Dietary intervention impact on gut microbial gene richness. Nature 500: 585-588

Coxam V (2007) Current data with inulin-type fructans and calcium, targeting bone health in adults. J Nutr 137: 2527S-2533S

Cummings JH, Macfarlane GT (2002) Gastrointestinal effects of prebiotics. Br J Nutr 87: S145-S151

Dalvi PS, Nazarians-Armavil A, Purser MJ, Belsham D (2012) Glucagon-like peptide-1 receptor agonist, exendin-4, regulates feeding-associated neuropeptides in hypothalamic neurons in vivo and in vitro. Endocrinology 153:2208-2222

de Luis DA, de la Fuente B, Izaola O, Conde R, Gutiérrez S, Morillo M, Teba Torres C (2011) Double blind randomized clinical trial controlled by placebo with an alpha linoleic acid and prebiotic enriched cookie on risk cardiovascular factor in obese patients. Nutr Hosp 26:827-833

Dehghan P, Gargari BP, Jafar-Abadi MA, Aliasgharzadeh A (2014) Inulin controls inflammation and metabolic endotoxemia in women with type 2 diabetes mellitus: a randomized-controlled clinical trial. Int J Food Sci Nutr 65(1):117-123

Delzenne N (2003) Oligosaccharides: state of the art. Proc Nutr Soc 62:177-182

Delzenne NM, Cani PD (2011) Interaction between obesity and the gut microbiota: relevance in nutrition. Annu Rev Nutr 31:15-31

Delzenne NM, Kok N (2001) Effects of fructans-type prebiotics on lipid metabolism. Am J Clin Nutr 73:456S-458S

Delzenne NM, Neyrinck AM, Cani PD (2013) Gut microbiota and metabolic disorders: how prebiotic can work? Br J Nutr 109:S81-S85

Dewulf EM, Cani P, Claus SP, Fuentes S, Puylaert PGB, Neyrinck AM, Bindels LB, de Vos WM, Gibson GR, Thissen J-P, Delzenne NM (2013) Insight into the prebiotic concept: lessons from an exploratory, double blind intervention study with inulin-type fructans in obese women. Gut 62:1112-1121

Djouzi Z, Andrieux C (1997) Compared effects of three oligosaccharides on metabolism of intestinal microflora in rats inoculated with a human faecal flora. Br J Nutr 78:313-324

Duncan SH, Hold GL, Harmsen HJM, Stewart CS, Flint HJ (2002) Growth requirements and fermentation products of Fusobacterium prausnitzii, and a proposal to reclassify it as Faecalibacterium prausnitzii gen. nov., comb. nov. Int J Syst Evol Microbiol 52:2141-2146

Duncan SH, Louis P, Flint HJ (2004) Lactate-utilizing bacteria, isolated from human feces, that produce butyrate as a major fermentation product. Appl Environ Microbiol 70:5810-5817

Duncan SH, Louis P, Thomson JM, Flint HJ (2009) The role of pH in determining the species composition of the human colonic microbiota. Environ Microbiol 11:2112-2122

EFSA Panel on Dietatic Products Nutrition and Allergies (2011) Guidance on the scientific requirements for health claims related to gut and immune function. EFSA J 9:1984

Everard A, Cani PD (2013) Diabetes, obesity and gut microbiota. Best Pract Res Clin Gastroenterol 27:73-83

Ewaschuk JB, Naylor JM, Zello GA (2005) D-lactate in human and ruminant metabolism. J Nutr 135:1619-1625

Falony G, Vlachou A, Verbrugghe K, de Vuyst L (2006) Cross-feeding between Bifidobacterium longum BB536 and acetate-converting, butyrate-producing colon bacteria during growthon oligofructose. Appl Environ Microbiol 72:7835-7841

Flint HJ, Duncan SH, Scott KP, Louis P (2007) Interactions and competition within the microbial community of the human colon: links between diet and health. Environ Microbiol 9:1101-1111

Flint HJ, Scott KP, Louis P, Duncan SH (2012a) The role of the gut microbiota in nutrition and health. Nat Rev Gastroenterol Hepatol 9:577-589

Flint HJ,Scott KP,Duncan SH,Louis P,Forano E(2012b)Microbial degradation of complex carbohydrates in the gut. Gut Microbes 3:289-306

Fuentes-Zaragoza E,Sánchez-Zapata E,Sendra E,Sayas E,Navarro C,Fernández-López J, Pérez-Alvarez JA(2011)Resistant starch as prebiotic:a review. Starch 63:406-415

Fukushima A,Aizaki Y,Sakuma K(2012)Short-chain fatty acids increase the level of calbindin-D9k messenger RNA in Caco-2 cells. J Nutr Sci Vitaminol(Tokyo)58:287-291

Gaboriau-Routhiau V,Rakotobe S,Lécuyer E,Mulder I,Lan A,Bridonneau C,Rochet V,Pisi A, De Paepe M,Brandi G,Eberl G,Snel J,Kelly D,Cerf-Bensussan N(2009)The key role of segmented filamentous bacteria in the coordinated maturation of gut helper T cell responses. Immunity 31:677-689

Gibson GR,Roberfroid MB(1995)Dietary modulation of the human colonic microbiota: introducing the concept of prebiotics. J Nutr 125:1401-1412

Gibson GR,Scott KP,Rastall RA,Tuohy KM,Hotchkiss A,Dubert-Ferrandon A,Gareau M, Murphy EF,Saulnier D,Loh G,Macfarlane S,Delzenne N,Ringel Y,Kozianowski G,Dickmann R,Lenoir-Wijnkoop I,Walker C,Buddington R(2010)Dietary prebiotics:current status and new definition. Food Sci Technol Bull Funct Foods 7:1-19

Gilman J,Cashman KD(2006)The effect of probiotic bacteria on transepithelial calcium transport and calcium uptake in human intestinal-like Caco-2 cells. Curr Issues Intest Microbiol 7:1-5

Goffin D,Delzenne N,Blecker C,Hanon E,Deroanne C,Paquot M(2011)Will isomalto-oligosaccharides,a well-established functional food in Asia,break through the European and American market? The status of knowledge on these prebiotics. Crit Rev Food Sci Nutr 51:394-409

Griffin IJ,Davila PM,Abrams SA(2002)Non-digestible oligosaccharides and calcium absorption in girls with adequate calcium intakes. Br J Nutr 87:S187-S191

Guigoz Y,Rochat F,Perruisseau-Carrier G,Rochat I,Schiffrin EJ(2002)Effects of oligosaccharide on the faecal flora and non-specific immune system in elderly people. Nutr Res 22: 13-25

Gullón B,Gómez B,Martínez-Sabajanes M,Yánez R,Parajó JC,Alonso JL(2013)Pectic oligosaccharides:manufacture and functional properties. Trends Food Sci Technol 30:153-161

Hamer HM,Jonkers D,Venema K,Vanhoutvin S,Troost FJ,Brummer RJ(2008)Review article: the role of butyrate on colonic function. Aliment Pharmacol Ther 27:104-119

Hess JR,Birkett AM,Thomas W,Slavin JL(2011)Effects of short-chain fructooligosaccharides on satiety responses in healthy men and women. Appetite 56:128-134

Hicks PD,Hawthorne KM,Berseth CL,Marunycz JD,Heubi JE,Abrams SA(2012)Total calcium absorption is similar from infant formulas with and without prebiotics and exceeds that in human milk-fed infants. BMC Pediatr 12:118

Howlett JF,Betteridge VA,Champ M,Craig SAS,Meheust A,Jones JM(2010)The definition of dietary fiber-discussions at the Ninth Vahouny Fiber Symposium:building scientific agreement. Food Nutr Res 54:5750

Jenkins DJ,Kendall CW,Vuksan V(1999)Inulin,oligofructose and intestinal function. J Nutr 129:1431S-1433S

Jeurink PV,van Esch BC,Rijnierse A,Garssen J,Knippels LM(2013)Mechanisms underlying immune effects of dietary oligosaccharides. Am J Clin Nutr 98:572S-577S

Johnson CR, Thavarajah D, Combs GF Jr, Thavarajah P (2013) Lentil (Lens culinaris L.): a prebiotic-rich whole food legume. Food Res Int 51:107-113

Kleessen B, Blaut M (2005) Modulation of gut mucosal biofilms. Br J Nutr 93:S35-S40

Kruger MC, Brown KE, Collett G, Layton L, Schollum LM (2003) The effect of fructooligosaccharides with various degrees of polymerization on calcium bio-availability in the growing rat. Exp Biol Med (Maywood) 228:683-688

Le Chatelier E, Nielsen T, Qin J, Prifti E, Hildebrand F, Falony G, Ameida M, Arumugam M, Batto J-M, Kennedy S, Leonard P, Li J, Burgdorf K, Grarup N, Jørgensen T, Brandslund I, Nielsen HB, Juncker AS, Bertalan M, Levenez F, Pons N, Rasmussen S, Sunagawa S, Tap J, Tims S, Zoetendal EG, Brunak S, Clément K, Doré J, Kleerebezem M, Kristiansen K, Renault P, Sicheritz-Ponten T, de Vos WM, Zucker J-D, Raes J, Hansen T, MetaHIT consortium, Bork P, Wang J, Ehrlich DS, Pedersen O (2013) Richness of human gut microbiome correlates with metabolic markers. Nature 500:541-546

Legette LL, Lee W, Martin BR, Story JA, Campbell JK, Weaver CM (2012) Prebiotics enhance magnesium absorption and inulin-based fibers exert chronic effects on calcium utilization in a postmenopausal rodent model. J Food Sci 77:H88-H94

Licht TR, Ebersbach T, Frøkiær H (2012) Prebiotics for prevention of gut infections. Trends Food Sci Technol 23:70-82

Lopez-Siles M, Khan TM, Duncan SH, Harmsen HM, Garcia-Gil LJ, Flint HJ (2012) Cultured representatives of two major phylogroups of human colonic Faecalibacterium prausnitzii can utilize pectin, uronic acids, and host-derived substrates for growth. Appl Environ Microbiol 78:420-428

Louis P, Flint HJ (2009) Diversity, metabolism and microbial ecology of butyrate-producing bacteria from the human large intestine. FEMS Microbiol Lett 294:1-8

Louis P, O'Byrne CP (2010) Life in the gut: microbial responses to stress in the gastrointestinal tract. Sci Prog 93:7-36

Louis P, Young P, Holtrop G, Flint HJ (2010) Diversity of human colonic butyrate-producing bacteria revealed by analysis of the butyryl-CoA: acetate CoA-transferase gene. Environ Microbiol 12:304-314

Lozupone CA, Stornbaugh JI, Gordon JI, Jansson JK, Knight R (2012) Diversity, stability and resilience of the human gut microbiota. Nature 489:220-230

Maathuis AJH, van den Heuvel EG, Schoterman MHC, Venema K (2012) Galacto-oligosaccharides have prebiotic activity in a dynamic in vitro colon model using a ^{13}C-labeling technique. J Nutr 142:1205-1212

Macfarlane GT, Macfarlane S (2012) Bacteria, colonic fermentation, and gastrointestinal health. J AOAC Int 95:50-60

Macfarlane GT, Steed H, Macfarlane S (2008) Bacterial metabolism and health-related effects of galactooligosaccharides and other prebiotics. J Appl Microbiol 104:305-344

Marín-Manzano MC, Abecia L, Hernández-Hernández O, Sanz ML, Montilla A, Olano A, Rubio LA, Moreno FJ, Clemente A (2013) Galacto-oligosaccharides derived from lactulose exert a selective stimulation on the growth of Bifidobacterium animalis in the large intestine of growing rats. J Agric Food Chem 61:7560-7567

Martens EC, Koropatkin NM, Smith TJ, Gordon JI (2009) Complex glycan catabolism by the human gut microbiota: the Bacteroidetes sus-like paradigm. J Biol Chem 284:24673-24677

Maslowski KM, Vieira AT, Ng A, Kranich J, Sierro F, Yu D, Schilter HC, Rolph MS, Mackay F,

Artis D,Xavier RJ,Teixeira MM,Mackay CR (2009) Regulation of inflammatory responses by gut microbiota and chemoattractant receptor GPR43. Nature 2461:1282-1286

McIntosh FM,Maison N,Holtrop G,Young P,Stevens VH,Ince J,Johnstone AM,Lobley GE, Flint HJ,Louis P (2012) Phylogenetic distribution of genes encoding β-glucuronidase activity in human colonic bacteria and the impact of diet on faecal glycosidase activities. Environ Microbiol 14: 1876-1887

Meslin JC,Andrieux C,Sakata T,Beaumatin P,Bensaada M,Popot F,Szylit O,Durand M (1993) Effects of galacto-oligosaccharide and bacterial status on mucin distribution in mucosa and on large intestine fermentation in rats. Br J Nutr 69:903-912

Moro GE,Stahl B,Fanaro S,Jelinek J,Boehm G,Coppa GV (2005) Dietary prebiotic oligosaccharides are detectable in the faeces of formula-fed infants. Acta Paediatr Suppl 94:27-30

Morrison DJ,Mackay WG,Edwards CA,Preston T,Dodson B,Weaver LT (2006) Butyrate production from oligofructose fermentation by the human faecal flora:what is the contribution of extracellular acetate and lactate? Br J Nutr 96:570-577

Neyrinck AM,Van Hée VF,Piront N,De Backer F,Toussaint O,Cani PD,Delzenne NM (2012) Wheat-derived arabinoxylan oligosaccharides with prebiotic effect increase satietogenic gut peptides and reduce metabolic endotoxemia in diet-induced obese mice. Nutr Diabetes 2:e28

Ohland CL,Macnaughton WK (2010) Probiotic bacteria and intestinal epithelial barrier function. Am J Physiol Gastrointest Liver Physiol 298:G807-G819

Ohta A,Motohashi Y,Ohtsuki M,Hirayama M,Adachi T,Sakuma K (1998) Dietary fructooligosaccharides change the concentration of calbindin-D9k differently in the mucosa of the small and large intestine of rats. J Nutr 128:934-939

Osborn DA,Sinn JK (2013) Prebiotics in infants for prevention of allergy. Cochrane Database Syst Rev 3:CD006474

Otieno DO,Ahring BK (2012) The potential for oligosaccharide production from the hemicellulose fraction of biomasses through pretreatment processes:xylooligosaccharides (XOS), arabinooligosaccharides (AOS),and mannooligosaccharides (MOS). Carbohydr Res 360:84-92

Overduin J,Schoterman MH,Calame W,Schonewille AJ,Ten Bruggencate SJ (2013) Dietary galactooligosaccharides and calcium:effects on energy intake,fat-pad weight and satiety-related, gastrointestinal hormones in rats. Br J Nutr 109:1338-1348

Parnell JA,Reimer RA (2009) Weight loss during oligofructose supplementation is associated with decreased ghrelin and increased peptide YY in overweight and obese adults. Am J Clin Nutr 89: 1751-1759

Peters HP,Boers HM,Haddeman E,Melnikov SM,Qvyjt F (2009) No effect of added beta-glucan or of fructooligosaccharide on appetite or energy intake. Am J Clin Nutr 89:58-63

Ramirez-Farias C,Slezak K,Fuller Z,Duncan A,Holtrop G,Louis P (2009) Effect of inulin on the human gut microbiota:stimulation of Bifidobacterium adolescentis and Faecalibacterium prausnitzii. Br J Nutr 101:541-550

Raninen K,Lappi J,Mykkänen H,Poutanen K (2011) Dietary fiber type reflects physiological functionality:comparison of grain fiber,inulin,and polydextrose. Nutr Rev 69:9-21

Roberfroid M,Gibson GR,Hoyles L,McCartney AL,Rastall R,Rowland I,Wolvers D,Watzl B,Szajewska H,Stahl B,Guarner F,Respondek F,Whelan K,Coxam V,Davicco MJ,Léotoing L, Wittrant Y,Delzenne NM,Cani PD,Neyrinck AM,Meheust A (2010) Prebiotic effects:metabolic and health benefits. Br J Nutr 104：S1-S63

Rossi M，Corradini C，Amaretti A，Nicolini M，Pompei A，Zanoni S，Matteuzzi D（2005）Fermentation of fructooligosaccharides and inulin by bifidobacteria：a comparative study of pure and fecal cultures. Appl Environ Microbiol 71：6150-6158

Rozan P，Nejdi A，Hidalgo S，Bisson JF，Desor D，Messaoudi M（2008）Effects of lifelong intervention with an oligofructose-enriched inulin in rats on general health and lifespan. Br J Nutr 100：1192-1199

Russell W，Duthie G（2011）Symposium on 'nutrition：getting the balance right in 2010'. Session 3：influences of food constituents on gut health plant secondary metabolites and gut health：the case for phenolic acids. Proc Nutr Soc 70：389-396

Russell WR，Hoyles L，Flint HJ，Dumas ME（2013）Colonic bacterial metabolites and human health. Curr Opin Microbiol 16：246-254

Russo F，Linsalata M，Clemente C，Chiloiro M，Orlando A，Marconi E，Chimienti G，Riezzo G（2012）Inulin-enriched pasta improves intestinal permeability and modifies the circulating levels of zonulin and glucagon-like peptide 2 in healthy young volunteers. Nutr Res 32：940-946

Ryan SM，Fitzgerald GF，Van Sinderen D（2006）Screening for and identification of starch-，amylopec-，tin-，and pullulan-degrading activities in Bifidobacterial strains. Appl Environ Microbiol 72：5289-5296

Scholz-Ahrens KE，Schrezenmeir J（2002）Inulin，oligo-fructose and mineral metabolism-experimental data and mechanism. Br J Nutr 87：S179-S186

Scholz-Ahrens KE，Ade P，Marten B，Weber P，Timm W，Açil Y，Glüer CC，Schrezenmeir J（2007）Prebiotics，probiotics，and synbiotics affect mineral absorption，bone mineral content，and bone structure. J Nutr 137：838S-846S

Scott KP，Martin JC，Duncan SH，Flint HJ（2013）Prebiotic stimulation of human colonic butyrate-producing bacteria and bifidobacteria，in vitro . FEMS Microbiol Ecol 87（1）：30-40

Seifert S，Watzl B（2007）Inulin and oligofructose：review of experimental data on immune modulation. J Nutr 137：2563S-2567S

Slavin J（2013）Fiber and prebiotics：mechanisms and health benefits. Nutrients 5：1417-1435

Slavin J，Green H（2007）Dietary fibre and satiety. Nutr Bull 32：32-42

Sokol H，Pigneur B，Watterlot L，Lakhdari O，Bermúdez-Humarán LG，Gratadoux J-J，Blugeon S，Bridonneau C，Furet J-P，Corthier G，Grangette C，Vasquez N，Pochart P，Trugnan G，Thomas G，Blottière HM，Doré J，Marteau P，Seksik P，Langella P（2008）Faecalibacterium prausnitzii is an anti-inflammatory commensal bacterium identified by gut microbiota analysis of Crohn disease patients. Proc Natl Acad Sci U S A 105：16731-16736

Salonen A，Lahti L，Salojärvi J，Holtrop G，Korpela K，Duncan SH，Date P，Farquharson F，Johnstone AM，Lobley GE，Louis P，Flint HJ，de Vos W（2014）Impact of diet and individual variation on intestinal microbiota composition and fermentation products in obese men. ISME J 8：2218-2230

Speert DP，Eftekhar F，Puterman ML（1984）Nonopsonic phagocytosis of strains of Pseudomonas aeruginosa from cystic fibrosis patients. Infect Immun 43：1006-1011

Tabbers MM，Boluyt N，Berger MY，Benninga MA（2011）Nonpharmacologic treatments for childhood constipation：systematic review. Pediatrics 128：753-761

Tap J，Mondot S，Levenez F，Pelletier E，Caron C，Furet J-P，Ugarte E，Munoz-Tamayo R，Paslier DLE，Nallin R，Doré J，Leclerc M（2009）Towards the human intestinal microbiota phylogenetic core.

Environ Microbiol 11：2574-2584

　　Thakur M，Connellan P，Deseo MA，Morris C，Praznik W，Loeppert R，Dixit VK（2012）Characterization and in vitro immunomodulatory screening of fructooligosaccharides of Asparagus racemosus Willd. Int J Biol Macromol 50；77-81

　　Tolhurst G，Heffron H，Lam YS，Parker HE，Habib AM，Diakogiannaki E，Cameron J，Grosse J，Reimann F，Gribble F（2012）Short-chain fatty acids stimulate glucagon-like peptide-1 secretion via the G-protein-coupled receptor FFAR2. Diabetes 61：364-371

　　Tzounis X，Rodriguez-Mateos A，Vulevic J，Gibson GR，Kwik-Uribe C，Spencer JPE（2011）Prebiotic evaluation of cocoa-derived flavanols in healthy humans by using a randomized，controlled，double-blind，crossover intervention study. Am J Clin Nutr 93；62-72

　　Van den Abbeele P，Verstraete W，El Aidy S，Geirnaert A，Van de Wiele T（2013）Prebiotics，faecal transplants and microbial network units to stimulate biodiversity of the human gut microbiome. Microb Biotechnol 6：335-340

　　van den Heuvel EG，Schoterman MH，Muijs T（2000）Transgalactooligosaccharides stimulate calcium absorption in postmenopausal women. J Nutr 130：2938-2942

　　Vandenplas Y，De Greef E，Hauser B，Devreker T，Veereman-Wauters G（2013）Probiotics and prebiotics in pediatric diarrheal disorders. Expert Opin Pharmacother 14：397-409

　　Vernia P，Caprilli R，Latella G，Barbetti F，Magliocca FM，Cittadini M（1988）Fecal lactate and ulcerative colitis. Gastroenterology 95：1564-1568

　　Vulevic J，Drakoularakou A，Yaqoob P，Tzortzis G，Gibson GR（2008）Modulation of the fecal microfl ora profile and immune function by a novel trans-galactooligosaccharide mixture（B-GOS）in healthy elderly volunteers. Am J Clin Nutr 88：1438-1446

　　Vulevic J，Juric A，Tzortzis G，Gibson GR（2013）A mixture of trans-galactooligosaccharides reduces markers of metabolic syndrome and modulates the fecal microbiota and immune function of overweight adults. J Nutr 143：324-331

　　Walker AW，Duncan SH，McWilliam Leitch EC，Child MW，Flint HJ（2005）pH and peptide supply can radically alter bacterial populations and short-chain fatty acid ratios within microbial communities from the human colon. Appl Environ Microbiol 71：3692-3700

　　Walker AW，Ince J，Duncan SH，Webster LM，Holtrop G，Ze X，Brown D，Stares MD，Scott P，Bergerat A，Louis P，McIntosh F，Johnstone AM，Lobley GE，Parkhill J，Flint HJ（2011）Dominant and diet-responsive groups of bacteria within the human colonic microbiota. ISME J 5：220-230

　　Weaver CM，Martin BR，Nakatsu CH，Armstrong AP，Clavijo A，McCabe LD，McCabe GP，Duignan S，Schoterman MH，van den Heuvel EG（2011）Galactooligosaccharides improve mineral absorption and bone properties in growing rats through gut fermentation. J Agric Food Chem 59：6501-6510

　　Westerbeek EA，van den Berg A，Lafeber HN，Fetter WP，van Elburg RM（2011）The effect of enteral supplementation of a prebiotic mixture of non-human milk galacto-，fructo-and acidic oligosaccharides on intestinal permeability in preterm infants. Br J Nutr 105：268-274

　　Whelan K（2011）Probiotics and prebiotics in the management of irritable bowel syndrome：a review of recent clinical trials and systematic reviews. Curr Opin Clin Nutr Metab Care 14：581-587

　　Whelan K（2013）Mechanisms and effectiveness of prebiotics in modifying the gastrointestinal microbiota for the management of digestive disorders. Proc Nutr Soc 72：288-298

　　Yap KW，Mohamed S，Yazid AM，Maznah I，Meyer DM（2005）Dose-response effects of inulin on the faecal fatty acids content and mineral absorption of formula-fed infants. Nutr Food Sci 35：208-219

Yoo H-D，Kim D，Paek S-H，Oh S-E (2012) Plant cell wall polysaccharides as potential resources for the development of novel prebiotics. Biomol Ther 20：371-379

Ze X，Duncan SH，Louis P，Flint HJ (2012) Ruminococcus bromii is a keystone species for the degradation of resistant starch in the human colon. ISME J 6：1535-1543

Zhou J，Martin RJ，Tulley RT，Raggio AM，McCutcheon KL，Shen L，Danna SC，Tripathy S，Hegsted M，Keenan MJ (2008) Dietary resistant starch upregulates total GLP-1 and PYY in a sustained day-long manner through fermentation in rodents. Am J Physiol Endocrinol Metab 295：E1160-E1166

第十章 如何调整微生物群： **10**
粪便微生物群移植

Susana Fuentes, Willem M. de Vos

摘要

粪便微生物群移植(fecal microbiota transplantation, FMT)是一种相当简单的利用人体胃肠道微生物群的治疗方法,即将健康供者的微生物群转移到一个现存但失调的微生物生态系统中。这是一个在出生时就已经发生的自然过程,即某特定的微生物群落在婴儿出生时迅速定植于婴儿,其组成在很大程度上依赖于分娩方式,因此该微生物群落很有可能源自母亲(Palmer et al. 2007;Tannock et al. 1990)。由于这一早期生活阶段的微生物群落已经包含了大部分(即使不是全部)仅在胃肠道中发现的主要厌氧微生物,所以有理由认为早期生活阶段的定植实质上就是自然粪便移植。

关键词

胃肠道微生物群 微生物生态学 供者 艰难梭菌
炎症性肠病 调节 安全性

第一节 微生物群移植：概念与历史

粪便微生物群移植(FMT)是一种相当简单的利用人体胃肠道微生物群的治疗方法,即将健康供者的微生物群转移到一个现存但失调的微生物生态系统中。这是一个在出生时就已经发生的自然过程,即某特定的微生物群落在婴儿出生时迅速定植于婴儿,其组成在很大程度上依赖于分娩方式,因此该微生物群落很有可能源自母亲(Palmer et al. 2007;Tannock et al. 1990)。由于这一早期生活阶段的微生物群落已经包含了大部分（即使不是全部）仅在胃肠道中发现的主要厌氧微生物，所以有理由认为早期生活阶段的定植实质上就是自然粪便移植。

　　50 多年前报道的 Eiseman 的研究被认为是现代医学中 FMT 实践的第一项研究（Eiseman et al. 1958）。然而，历史数据表明，这种疗法可以追溯到 1 700 多年前的中国东晋时期，而且在整个历史中都能找到它的使用记载（van Nood et al. 2014；Zhang et al. 2012；Nieuwdorp 2014；deVos 2013）。FMT 疗法以多种不同的方式被命名，从粪便细菌疗法、十二指肠灌注、粪便转输甚至到人类益生菌输注或最近的术语"粪便成分替代（rePOOPulating）"（Petrof et al. 2013）。大多数已发表的 FMT 文献是关于其在复发性艰难梭菌感染（*Clostridium difficile* infection，CDI）［也被称为艰难梭菌相关性腹泻（*C. difficile* associated diarrhea，CDAD）］中的应用。然而，FMT 也已在其他肠道疾病包括炎症性肠病（IBD）、肠易激综合征（IBS）等中得到应用或正在开展研究（图 10-1）。此外，根据最近的

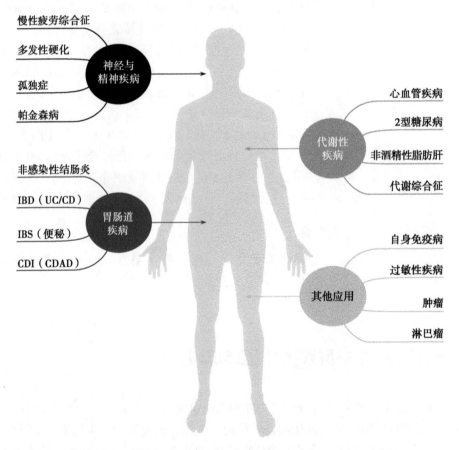

图 10-1　粪便微生物群移植的应用

IBD，炎症性肠病；UC，溃疡性结肠炎；CD，克罗恩病；IBS，肠易激综合征；CDI，艰难梭菌感染；CDAD，艰难梭菌相关性腹泻。

综述,也有将FMT作为潜在治疗方法用于非肠道疾病的研究,如代谢综合征、慢性疲劳综合征、多发性硬化,甚至某些类型的癌症(Borody et al. 1989,2011,2012a,b;Andrews and Borody 1993;Vrieze et al. 2012;Rossenet al. 2015a;Xu et al. 2015)。

FMT不是在所有情况下都能有效和长期改善健康状况,已有报道发现,除复发性艰难梭菌感染外,FMT对某些疾病会产生不同的效果。近期对肠道微生物群变化的详细分析(Fuentes et al. 2014)将有助于进一步提高对治疗效果的理解。早期诊断的疾病、微生物群严重失调状态或抗生素使用所致的状况是否对FMT的反应更好,只是一些假设,还有待通过设计合理的临床试验来加以证实。

第二节　应用

一、艰难梭菌感染

迄今为止,在FMT治疗的所有疾病中,艰难梭菌感染(CDI或CDAD)的研究最多,疗效最好。艰难梭菌是一种革兰氏阳性的芽孢厌氧菌,属于梭菌属XI群(厚壁菌门),可产生毒素并携带一种或多种抗生素抗性决定子。CDI是一种由抗生素引起的严重腹泻和结肠炎,主要由产毒素艰难梭菌引起。一个稳定、健康的肠道微生物群可被某些触发因素(如抗生素使用)"翻转",导致一种暂时性、不稳定的状态(Lahti et al. 2014)。已发现这些关键的转变与疾病相关状态(如肥胖或老年人)有关。艰难梭菌过度生长通常由失调的低多样性的胃肠道微生物群(图10-2)以及反复的抗生素治疗强化,并且多数情况下由后者强化。

毒力更强和抗生素抗性菌株的出现导致CDI的发生率增加,主要出现在缺乏免疫力的个体,如老年人或胃肠道疾病患者,但也会在通常被认为是健康的人群中出现(Kelly and LaMont 2008)。鉴于该病的发病率和相关死亡率日益增加,急需快速和更有效的治疗方法。目前有多种疗法用于CDI的治疗,从诸如使用广谱抗生素这样较为激进的治疗手段,到诸如使用益生菌这样更温和的辅助治疗(Na and Kelly 2011;Tannock et al. 2010;LoVecchio and Zacur 2012)。然而,FMT是目前成功率最高的疗法,尤其是对长期反复发作的CDI患者(van Nood et al. 2013)(表10-1)。

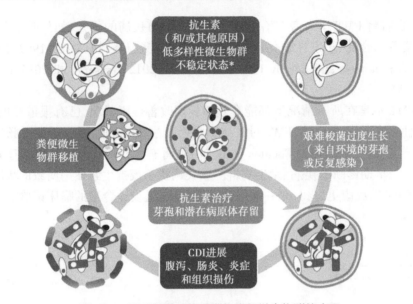

图 10-2 艰难梭菌感染周期与粪便微生物群的应用

* 不稳定状态,如 Lahti 等所描述(Lahti et al. 2014)。

表 10-1 随机对照试验中(复发性)艰难梭菌感染的治疗恢复率 *

复发情况	治疗方式	恢复率 /%
原发性感染	万古霉素	70
	非达霉素	82
首次复发	万古霉素	59
	非达霉素	76
>1 次的复发	万古霉素	4
	粪便微生物群移植	94

注:* 修改自 Keller and Kuijper(2015)。

FMT 治疗 CDI 的第一个随机临床试验研究发表于 2013 年(van Nood et al. 2013)。在此项研究中,42 名复发性 CDI 患者被随机分为 3 组:FMT 组、万古霉素(CDI 标准治疗)组和万古霉素 + 肠灌洗(FMT 治疗前常规使用的治疗)组。FMT 组的恢复率是 81%(第二次移植后的恢复率为 94%),万古霉素组的恢复率是 31%,而万古霉素 + 肠灌洗组的恢复率则为 23%。组间恢复率的差异很大,在中期分析后,出于伦理原因停止了非 FMT 组的试验。治疗之后,接受 FMT 治疗的患者表现出胃肠道微生物群多样性增加,接近于健康供者的类似水平。拟杆菌及梭菌属Ⅳ群和ⅪⅤa 群的相对丰度升高,变形菌门菌种数量下降。基于这些发现,可得出一个结论,即通过 FMT 对健康微生物群的长期修复,建立了一个持续的稳态以防止今后的复发(图 10-2)(Fuentes et al. 2014)。

二、炎症性肠病

炎症性肠病(IBD)是一种终身性的胃肠道疾病,其特征是复发和缓解相交替而无法根治。近期的综述显示,FMT 对 IBD 的效果差别很大,迄今为止,关于其有效性和安全性的研究非常有限(Rossen et al. 2015a;Anderson et al. 2012)。FMT 用于治疗 IBD［包括溃疡性结肠炎(ulcerative colitis,UC)和克罗恩病(Crohn disease,CD)］的报道始于 20 世纪 80 年代,研究人员发现 FMT 治疗后,UC 缓解可达 6 个月(Bennet and Brinkman 1989)。之后,包括 100 多位 IBD 患者(在某些情况下与 CDI 并发)的随机临床试验结果显示,IBD 症状得到改善,缓解期可从 6 个月到 13 年;CD 对 FMT 治疗的反应通常比 UC 低,并经常需要进行几种治疗(Borody et al. 2012a,2014;Kao et al. 2014;Greenberg et al. 2013)(表 10-2)。

在一项最近的用 FMT 治疗克罗恩病患儿的研究中(Suskind et al. 2015),通过对肠道微生物群的分析发现,9 位患儿中有 7 位存在健康供者微生物群的稳定转移。根据克罗恩病患儿的活动指数,在未采用额外治疗的情况下,这 7 位患儿在 2 周时缓解,9 位患儿中的 5 位在 12 周后仍处于缓解期。然而,在那些未成功移植健康供者微生物群的患儿中,未观察到有效或仅有轻微效果。

在 UC 患者中,FMT 的缓解率从 0 到 68% 不等。在最近的一项双盲随机临床试验中,37 例轻度至中度活跃性 UC 患者接受健康供者粪便或其自体粪便移植(以自体粪便移植作为对照)(Rossen et al. 2015b)。经符合研究方案分析,用供者粪便的缓解率是 41.2%,自体粪便移植的缓解率是 25%,但主要由于例数少,结果无显著性差异($P=0.29$)。治疗 12 周后对患者粪便微生物群的分析发现,FMT 治疗组中对治疗有反应的患者的微生物群与健康供者的微生物群相似。缓解也可能与梭菌属Ⅳ群和ⅩⅣa 群的比例增加有关,与在 CDI 患者中观察到的结果相似。

这些结果凸显了 FMT 的局限性之一,即个性化的靶向治疗比未明确的细菌混合物重要。目前有一些临床试验旨在研究 FMT 对 IBD 的作用。在临床试验资料库(ClinicalTrials)网站,关于 FMT 对 IBD 作用的开放研究处于招募阶段,包括 6 项 UC(其中 1 项为 UC 相关性结肠袋炎)研究,2 项 CD 研究和 4 项一般 IBD 研究。这些试验的结果将为这一问题提供更多的启示。

三、其他应用

由于胃肠道微生物群在许多生理过程中发挥重要作用,所以 FMT 的潜在应用是无限的。如上文所提到的,FMT 对许多(非)肠道疾病的研究正在开展,包括神经系统疾病到代谢综合征的多种疾病(图 10-1)。

在某些情况下,结肠炎的发展不仅是艰难梭菌过度生长的并发症,而且可

表 10-2　粪便微生物群移植（FMT）治疗炎症性肠病（IBD）的临床效果

作者	时间	样本数	诊断	年龄[d]	临床改善	临床缓解	参考文献
Angelberger	2013	5	难治性 UC	27（22~51）	20%	NR	Angelberger et al.（2013）
Borody	2012	62	活动性 UC	M：42.3 ± 11.5 F：48.85 ± 16.49	92%	68%	Borody et al.（2012a）
Greenberg	2013	16	难治性 CD（2） UC（14）[b]	39（20~75）	63%	NR	Greenberg et al.（2013）
Kump	2013	6	难治性 UC	36（17~52）	33%	0	Kump et al.（2013）
Kunde	2013	10[a]	活动性 UC[c]	7~20	70%	30%	Kunde et al.（2013）
Vermeire	2012	4	难治性 CD	37.5（29~50）	0	0	Vermeire et al.（2012）
Rossen	2015	48	活动性 UC	30~56	NR	30.4~41.2%[e]	Rossen et al.（2015b）

修改自 Rossen 等人的数据（Rossen et al. 2015a）。

NR，未见报道；UC，溃疡性结肠炎；CD，克罗恩病。

[a] 1 位受试者对治疗不耐受，该受试者被认为是治疗失败。本表中对研究的终点数据进行了调整。

[b] 4 位 UC 患者并发艰难梭菌感染。

[c] 纳入研究前结肠镜确诊活动性疾病 <6 个月。

[d] 平均数 ± 标准差或中位数，范围 / 四分位数极差（IQR）。

[e] 分别进行"意向性分析"和"符合研究方案分析"。

由其他因素所引发，如抗生素的使用。已证明 FMT 也对这些病例有益。最近的一个病例研究报告了对一位 46 岁男性持续一年多的随访结果（Satokari et al. 2014）。与 CDI 相反，在治疗前，没有与症状相伴的明显的粪便微生物群失调，患者显示高拟杆菌属水平，但仍在健康个体的正常范围内。FMT 治疗 2 天后，拟杆菌属水平进一步升高，但在灌注 2 周后微生物群组成快速转变为一种以厚壁菌门为主导的状态。微生物群分析显示，直肠黏膜的细菌多样性增加，稳定的粪便微生物群持续到治疗后 3 个月。对于这例非感染性结肠炎患者，FMT 可能是通过抵抗持续性轻度炎症来缓解症状并恢复正常的胃肠道功能。

FMT 疗法也被应用于 IBS 和慢性便秘（与 IBS 伴发）患者，已有研究报道，高达 76% 的患者的腹痛、腹胀症状得到改善，对其中一些患者，随访期长达 1 年（Andrews and Borody 1993；Pinn et al. 2013）。在 UC 相关便秘患者中，这样的结果也有报道（Rossen et al. 2015a）。

此外，FMT 对非肠道疾病也有重要的治疗潜力。已显示肠道微生物群在局部及全身炎症中发挥重要作用，是肥胖和胰岛素抵抗的关键因素（Verdam et al. 2013；Turnbaugh et al. 2006；Udayappan et al. 2014）。几项研究评估了粪便移植在肥胖相关疾病（如 2 型糖尿病或代谢综合征）中对微生物群调节的效果（Vrieze et al. 2012，2014；Hartstra et al. 2015）。在最近一项对 18 位代谢综合征患者的队列研究中，与自体安慰剂组（即接受自体粪便移植的患者）相比，在接受健康供者粪便移植后，患者的胰岛素敏感性显著增加（Vrieze et al. 2012）。这些患者显示出产丁酸盐细菌（能够从乳酸盐和乙酸盐生成丁酸）如肠道罗氏菌（*Roseburia intestinalis*）或霍氏真杆菌（*Eubacterium hallii*）的富集。丁酸盐是一种对结肠功能具有重要作用的短链脂肪酸，已知与肥胖和痛觉有关（Duncan et al. 2007；Hamer et al. 2008；Louis and Flint 2009；Vanhoutvin et al. 2009）。已证明在罹患 CDI 的患者体内缺少产丁酸盐细菌（Antharam et al. 2013）。

目前正在开展 FMT 治疗神经疾病如帕金森病或多发性硬化的研究（Borody et al. 2011；Borody and Khoruts 2011；Ananthaswamy 2004）。有证据表明，用 FMT 治疗患有帕金森病的 CDI 患者后，其帕金森病的症状得到缓解（Borody et al. 2013）。FMT 还用于自身免疫性疾病、某些肿瘤甚至淋巴瘤的治疗（Xu et al. 2015）。

第三节　方法学与供者选择

现已有许多不同的 FMT 方法学文章发表（Gough et al. 2011；van Nood et al. 2009；Owens et al. 2013）。灌注途径不同，从保留灌肠到结肠镜再到经鼻十二指肠管，这些方法的结果是可以比较的（迄今仅在 CDI 的治疗中比较过）。大多数情况下，通过肠灌洗或使用泻药对患者进行胃肠道准备，但有证据显示肠道清洁对胃肠道微生物群组成有影响（Jalanka et al. 2014）。在最近的一项研究中，对 23 位健康个体进行肠灌洗，一种方法是用 1L 进行 2 剂次灌洗，另一种方法是用 2L 进行单剂次灌洗。这种做法对肠道微生物群有重要影响，即荷菌量和多样性以及受试者特定的微生物群组成均减少。双剂次的清洁对微生物群的干扰作用比单剂次的小，并且与其他细菌中变形杆菌属水平的增加有关。

粪便样本需要筛查各种寄生虫和细菌病原体。表 10-3 给出了供者和患者筛查以及 FMT 对 CDI 治疗方案的缩略版。更详细的方案和调查问卷可在 van Nood 等人的研究中找到（van Nood et al. 2013）。

表 10-3　粪便微生物群移植（FMT）治疗艰难梭菌感染（CDI）的阿姆斯特丹方案缩略版

供者	患者
1. 筛查	1. FMT 的选择标准
对风险因素和潜在可传播疾病的问卷调查	CDI 复发 >2 次
排除标准：	严重的难治性 CDI
抗生素使用（<3 个月）	
胃肠道症状（腹泻、便秘或肠易激综合征症状）	
最近曾到有地方性胃肠道病原体的地区旅行	
炎症性肠病	
肠道恶性肿瘤或息肉病	
2. 实验室检查	2. 患者治疗前处理
血液检测 / 血清学	万古霉素治疗 >4 天（FMT 前 1 天停用）
粪便	肠灌洗（FMT 前 1 天）
	放置经鼻十二指肠管（FMT 当天）
3. 捐献前 1 天	
近期健康相关问题的问卷调查	
FMT	
供者粪便的准备：	
用无菌生理盐水稀释粪便	
用展开的纱布过滤，并收集在密闭瓶里	
灌注：	
通过经鼻十二指肠管灌注供者粪便溶液	
用水冲洗经鼻十二指肠管	
灌注 30 分钟后取出管子	
取出管子后给患者提供柠檬水	

注：更多信息见 van Nood 等人（van Nood et al. 2013）及 Keller 和 Kuijper 的文章（Keller and Kuijper 2015）。

尽管供者选择的关键特征仍不清楚，但可以推定其对 FMT 的成功是至关重要的。越来越多的证据表明，供者 - 患者之间需要匹配，某些供者比其他供者效果更好（Fuentes et al. 2014；Borody et al. 2014；Rossen et al. 2015b）。如上所述，供者选择标准基于大规模的问卷调查，在对（非）胃肠道疾病以及其他参数进行详尽的检查后予以排除。血液样本也需要筛查很多针对潜在可传播疾病[如肝炎病毒（A/B/C）、HIV 或寄生虫病]的抗体。如果需要从选定的供者获取多个样本，要经常重复问卷调查和筛查。在之前 FMT 试验中获得较好结果的供者可被预先选择为高效供者，还有那些具有高水平产丁酸盐细菌或健康相关菌株（如普氏栖粪杆菌或嗜黏蛋白阿克曼菌）的供者（Sokol et al. 2008；Everard et al. 2013；Kang et al. 2013；Berry and Reinisch 2013）。

第四节　合成的微生物群落

除灌注稀释的和过滤的粪便外，其他制剂也用作"粪便材料"，包括冷冻制剂或体外培养的几种细菌的选择物，其中大部分细菌分离自新鲜粪便样本（Petrof et al. 2013；Hamilton et al. 2013；Youngster et al. 2014；Tvede and Rask-Madsen 1989）。这些制剂已经显示出与新鲜制备的粪便相似的效果，并且没有其他副作用，它们正成为 FMT 的实用替代品（Satokari et al. 2015；Tvede et al. 2015）。目前的研究旨在鉴定与不同疾病相关的特定微生物群落（以及明确"健康"微生物群），这使得应用定性清楚的菌株或活性成分（目前通过粪便移植给予是"盲目的"）对特定疾病进行靶向治疗成为可能。为此，一些公共和私立的机构正在研究明确的合成微生物群落。这些微生物群落作为常规治疗是可控的并可实现再生产，不需要人体供者，并可在更多的控制条件下进行。

一项用明确的菌株混合物治疗复发性 CDI 的早期研究于 1989 年发表于《柳叶刀》杂志（Tvede and Rask-Madsen 1989）。在该研究中，分别用含有粪便样本的灌肠剂或包含 10 种培养细菌混合物的灌肠剂对一组的 6 位患者进行治疗，细菌混合物包括无害梭菌（*Clostridium innocuum*）、多枝梭菌（*C. ramosum*）、双酶梭菌（*C. Bifermentans*）、卵形拟杆菌（*Bacteroide sovatus*）、普通拟杆菌（*B. vulgatus*）、多形拟杆菌（*B. thetaiotaomicron*）、延展消化链球菌（*Peptostreptococcus productus*）、粪链球菌（*Streptococcus faecalis*）以及两株大肠埃希菌。治疗后反应迅速，所有患者均无症状，24 小时后显示没有艰难梭菌毒素。有趣的是，一名患者对混合物的反应比对 FMT 的更好。直到 2013 年，一种细菌混合物（含有分离自一位健康供者的33 种菌株）再次被用于治疗 2 位复发性 CDI 患者（Petrof et al. 2013），在此案例中，首次提出了前面已经提到的术语——肠道"粪便成分替代"。

第五节　规则与安全性

由于人们对粪便移植治疗产生了极大的兴趣,出现了没有适当文献证实的出版物甚至自我灌注的在线视频,因此越来越迫切地需要对粪便移植进行管理。2013年,美国食品和药物管理局(Food and Drug Administration,FDA)将人体粪便(医疗用途)归类为药物,希望能够对粪便移植的应用进行规范和标准化。这意味着在使用这种疗法时,需要提交一个研究性新药(investigational new drug,IND)的申请。然而,在医生、研究者和患者提出这种治疗的使用变得越来越受限的担忧之后,FDA决定该疗法用于治疗复发性CDI时不强制按IND实施。该领域的权威医生指出,在坚持安全规则的前提下,将人体粪便重新归类为组织产品或其他类别(如血液)将有利于粪便移植的应用(Smith et al. 2014)。

在英国,粪便移植作为一种安全有效的CDI疗法被人们所接受,而在美国,目前的规定更严格一些,并且要求供者必须知情同意,治疗医生必须对供者(及其粪便)进行筛查。这项规定导致了诸如OpenBiom这样的粪便库关闭。OpenBIOM是来自麻省理工学院的非营利组织,开展17项血液和粪便筛查分析工作,并向几所美国医院提供样本(在最初3个月内开展了100余次治疗)(Smith et al. 2014)。粪便库与血库类似,可以提供经详细筛查的供者材料。这不仅关乎程序的安全性,以免在家中治疗时出现紧急、危险和极不受控的情况,而且也使治疗更便宜、更可及。然而截至2015年,FDA允许FMT用于CDI治疗,但对于其他应用,IND的要求仍然是强制性的(Smith et al. 2014)。为了使粪便库能顺利开展,FDA需要根据专家建议重新归类FMT,或批准其在CDI以外的疾病中使用而不增加政府机构的负担。最近,荷兰设立了荷兰捐赠粪便库(Netherlands Donor Feces Bank,NDFB),为复发性CDI患者提供安全、性价比高的FMT治疗,并支持进一步的研究。

在FMT应用的局限中,可以观察到对一些疾病(如IBD)的治疗需要重复几次FMT(Ratner 2014)。与标准治疗相比,这种方法的费用更高,而且效果不定,因此并不是一个有吸引力的选择。而CDI的情况却并非如此,其成本效益已接受评估,与标准抗生素治疗相比,估计FMT更节省成本(van Nood 2015)。

FMT的主要优势是它的副作用有限,但这仍然是一个问题。最常见的副作用多轻微且具有自限制性,尤其是那些与腹部不适相关的副作用(如疼痛、腹胀、恶心甚至呕吐),但也有关于严重副作用的报道,包括肠穿孔、移植后脓毒症或菌血症,但大多数情况下,这些严重副作用与治疗的因果关系尚无法证实(Rossen et al. 2015a)。在一些FMT治疗病例中,对患者的健康状况进行认真分析,发现自体粪便移植(自己的肠道微生物群)和健康供者粪便移植2~3天后,CRP水平出现短暂且小幅升高（Vrieze 2013）。

此外，对患者进行长期随访的研究很少。虽然关于 FMT 治疗的长期后果尚无报道，而且大多未知，但这仍然是一个风险，仍需要针对将来可能发生的感染、自身免疫病或代谢性疾病甚至癌症评估 FMT 的潜在风险。目前，主要的担忧是粪便材料可以携带病毒或其他感染性疾病，但迄今为止还没有发现与 FMT 直接相关的感染性疾病传播的病例。此外，个体胃肠道微生物群组成的变化可能导致其表型转化为对微生物群相关疾病（如肥胖和其他情况）更易感的类型。最近的一个病例研究报告了一个治疗成功的患者，其在接受超重供者来源的 FMT 治疗 16 个月后出现了新发性肥胖（Alang and Kelly 2015）。

第六节　微生物群移植：展望

粪便移植领域的研究正在迅速发展，并有着广泛的应用。过去十年的成果显现了这种疗法在应用方面的快速进展（图 10-3）。FMT 在未来的应用形式是健康供者的粪便稀释液，还是含有明确培养菌种混合物的药丸，仍有待评估。

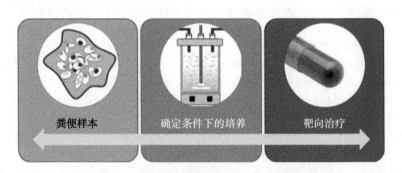

粪便样本　　　确定条件下的培养　　　靶向治疗

图 10-3　**粪便微生物群移植（FMT）治疗的进展**

鉴定特定疾病的必需微生物（和 / 或微生物功能）也将非常重要，因为已经证明 FMT 不是"万能"的（Rossen et al. 2015b）。存在的主要挑战是鉴定菌株的最小数量［也称最小微生物群（De Vos 2013）］，因为这些菌株通过建立稳定的微生物群落对宿主发挥有益作用。为此，微生物群在整体水平上与宿主的相互作用也极为重要（Martins dos Santos et al. 2010）。最小微生物群的鉴定不仅从机制角度来看是重要的，而且在实用性方面也是如此。目前，用于灌注的粪便材料量从 30g（或 ml）到 500g 不等（Rossen et al. 2015a）。将粪便材料灌注的形式转化为药丸形式还是颇具挑战性的。

迄今为止，有证据显示 FMT 是一种有效、简单的治疗方法，具有相当积极的效果。利用 FMT 调节肠道微生物群可形成稳定的肠道微生物群组成，以保持一种健康的稳态。然而，现在仍急需来自具有良好对照、随机、双盲的临床试验结果，这将是优化该疗法的关键。

（鄢秋龙　金泰阳）

参考文献

Alang N, Kelly CR (2015) Weight gain after fecal microbiota transplantation. Open Forum Infect Dis 2 (1): ofv004. doi: 10.1093/ofid/ofv004

Ananthaswamy A (2011) Faecal transplant eases symptoms of Parkinson's disease. New Sci 209 (2796): 8-9

Anderson JL, Edney RJ, Whelan K (2012) Systematic review: faecalmicrobiota transplantation in the management of inflammatory bowel disease. Aliment Pharmacol Ther 36 (6): 503-516

Andrews PJ, Borody TJ (1993) "Putting back the bugs": bacterial treatment relieves chronic constipation and symptoms of irritable bowel syndrome. Med J Aust 159 (9): 633-634

Angelberger S et al (2013) Temporal bacterial community dynamics vary among ulcerative colitis patients after fecal microbiota transplantation. Am J Gastroenterol 108 (10): 1620-1630

Antharam VC et al (2013) Intestinal dysbiosis and depletion of butyrogenic bacteria in Clostridium difficile infection and nosocomial diarrhea. J Clin Microbiol 51 (9): 2884-2892

Bennet JD, Brinkman M (1989) Treatment of ulcerative colitis by implantation of normal colonic flora. Lancet 1 (8630): 164

Berry D, Reinisch W (2013) Intestinal microbiota: a source of novel biomarkers in inflammatory bowel diseases? Best Pract Res Clin Gastroenterol 27 (1): 47-58

Borody TJ, Khoruts A (2011) Fecal microbiota transplantation and emerging applications. Nature reviews. Gastroenterol Hepatol 9: 88-96

Borody TJ et al (1989) Bowel-flora alteration: a potential cure for inflammatory bowel disease and irritable bowel syndrome? Med J Aust 150 (10): 604

Borody T et al (2011) Fecalmicrobiota transplantation (FMT) in multiple sclerosis (MS). Am J Gastroenterol 106: S352-S352

Borody T et al (2012a) Fecalmicrobiota transplantation in ulcerative colitis: review of 24 years experience. Am J Gastroenterol 107: S665-S665

Borody T et al (2012b) Bacteriotherapy in chronic fatigue syndrome (CFS): a retrospective review. Am J Gastroenterol 107: S591-S592

Borody TJ, Paramsothy S, Agrawal G (2013) Fecalmicrobiota transplantation: indications, methods, evidence, and future directions. Curr Gastroenterol Rep 15 (8): 337

Borody TJ, Finlayson S, Paramsothy S (2014) Is Crohn's disease ready for fecal microbiota transplantation? J Clin Gastroenterol 48 (7): 582-583

de Vos WM (2013) Fame and future of faecal transplantations-developing next-generation therapies with synthetic microbiomes. J Microbial Biotechnol 6 (4): 316-325

Duncan SH et al (2007) Reduced dietary intake of carbohydrates by obese subjects results in decreased concentrations of butyrate and butyrate-producing bacteria in feces. Appl Environ Microbiol

73(4):1073-1078

Eiseman B et al(1958)Fecal enema as an adjunct in the treatmentof pseudomembranousenterocolitis. Surgery 44(5):854-859

Everard A et al(2013)Cross-talk between Akkermansia muciniphila and intestinal epithelium controls diet-induced obesity. Proc Natl Acad Sci U S A 110(22):9066-9071

Fuentes S et al(2014)Reset of a critically disturbed microbial ecosystem:faecal transplant in recurrent Clostridium difficile infection. ISME J 8:1621-1633

Gough E,Shaikh H,Manges AR(2011)Systematic review of intestinal microbiota transplantation (fecal bacteriotherapy)for recurrent Clostridium difficile infection. Clin Infect Dis 53(10):994-1002

Greenberg A et al(2013)Long-term follow-up study of fecalmicrobiota transplantation(FMT)for inflammatory bowel disease(IBD). Am J Gastroenterol 108:S540-S540

Hamer HM et al(2008)Review article:the role of butyrate on colonic function. Aliment Pharmacol Ther 27(2):104-119

Hamilton MJ et al(2013)High-throughput DNA sequence analysis reveals stable engraftment of gut microbiota following transplantation of previously frozen fecal bacteria. Gut Microbes 4(2):125-135

Hartstra AV et al(2015)Insights into the role of the microbiome in obesity and type 2 diabetes. Diabetes Care 38(1):159-165

Jalanka J et al(2014)Effects of bowel cleansing on the intestinal microbiota. Gut 64:1562-1568

Kang CS et al(2013)Extracellular vesicles derived from gut microbiota,especially Akkermansia muciniphila,protect the progression of dextran sulfate sodium-induced colitis. PLoS One 8(10): e76520

Kao D et al(2014)Fecal microbiota transplantation inducing remission in Crohn's colitis and the associated changes in fecal microbial profile. J Clin Gastroenterol 48(7):625-628

Keller JJ,Kuijper EJ(2015)Treatment of recurrent and severe Clostridium difficile infection. Annu Rev Med 66:373-386

Kelly CP,LaMontJT(2008)Clostridium difficile-moredifficult than ever. N Engl J Med 359(18): 1932-1940

Kump PK et al(2013)Alteration of intestinal dysbiosis by fecal microbiota transplantation does not induce remission in patients with chronic active ulcerative colitis. Inflamm Bowel Dis 19(10): 2155-2165

Kunde S et al(2013)Safety,tolerability,and clinical response after fecal transplantation in children and young adults with ulcerative colitis. J Pediatr Gastroenterol Nutr 56(6):597-601

Lahti L et al(2014)Tipping elements in the human intestinal ecosystem. Nat Commun 5:4344

Lo Vecchio A,Zacur GM(2012)Clostridium difficile infection:an update on epidemiology,risk factors,and therapeutic options. Curr Opin Gastroenterol 28(1):1-9

Louis P,Flint HJ(2009)Diversity,metabolism and microbial ecology of butyrate-producing bacteria from the human large intestine. FEMS Microbiol Lett 294(1):1-8

Martins dos Santos V,Muller M,de Vos WM(2010)Systems biology of the gut:the interplay of food,microbiota and host at the mucosal interface. Curr Opin Biotechnol 21(4):539-550

Na X,Kelly C(2011)Probiotics in clostridium difficile infection. J Clin Gastroenterol 45(Suppl): S154-S158

Nieuwdorp M(2014)Faecalmicrobiota transplantation. Br J Surg 101(8):887-888

Owens C,Broussard E,Surawicz C(2013)Fecal microbiota transplantation and donor standardization. Trends Microbiol 21 (9):443-445

Palmer C et al (2007) Development of the human infant intestinal microbiota. PloS Biol 5(7):e177

Petrof EO et al (2013) Stool substitute transplant therapy for the eradication of Clostridium difficile infection:'RePOOPulating'the gut. Microbiome 1 (1):3

Pinn D, Aroniadis O, Brandt L (2013) Follow-up study of fecal microbiota transplantation (FMT) for the treatment of refractory irritable bowel syndrome (IBS). Am J Gastroenterol 108:S563-S563

Ratner M (2014) Fecal transplantation poses dilemma for FDA. Nat Biotechnol 32 (5):401-402

Rossen NG et al (2015a) Faecalmicrobiota transplantation as novel therapy in gastroenterology:a systematic review. World J Gastroenterol:WJG 9:342-348

Rossen NG, Fuentes S, van der Spek MJ, Tijssen JG, Hartman JH, Duflou A, Lowenberg M, van den Brink GR, Mathus-Vliegen EM, de Vos WM, Zoetendal EG, D'Haens GR, Ponsioen CY (2015b) Findings from a randomized controlled trial of fecal transplantation for patients with ulcerative colitis. Gastroenterology 149:110-118 e4

Satokari R, et al (2014) Case Report:Fecal transplantation treatment of antibiotic-induced, noninfectious colitis and long-term microbiota follow-up. Case Rep Med, 2014 (Article ID 913867):p. 7

Satokari R, et al (2015) Simple faecal preparation and efficacy of frozen inoculum in faecalmicrobiota transplantation for recurrent Clostridium difficile infection-an observational cohort study. Aliment Pharmacol Ther 41 (1):46-53

Smith MB, Kelly C, Alm EJ (2014) Policy:how to regulate faecal transplants. Nature 506 (7488):290-291

Sokol H et al (2008) Faecalibacteriumprausnitzii is an anti-inflammatory commensal bacterium identified by gut microbiota analysis of Crohn disease patients. Proc Natl Acad Sci U S A 105 (43):16731-16736

Suskind DL et al (2015) Fecal microbial transplant effect on clinical outcomes and fecal microbiome in active Crohn's disease. Inflamm Bowel Dis 3:556-563

Tannock GW et al (1990) Plasmid profiling of members of the family Enterobacteriaceae, lactobacilli, and bifidobacteria to study the transmission of bacteria from mother to infant. J Clin Microbiol 28 (6):1225-1228

Tannock GW et al (2010) A new macrocyclic antibiotic, fidaxomicin (OPT-80), causes less alteration to the bowel microbiota of Clostridium difficile-infected patients than does vancomycin. Microbiology 156 (Pt 11):3354-3359

Turnbaugh PJ et al (2006) An obesity-associated gut microbiome with increased capacity for energy harvest. Nature 444 (7122):1027-1031

Tvede M, Rask-Madsen J (1989) Bacteriotherapy for chronic relapsing Clostridium difficilediarrhoea in six patients. Lancet 1 (8648):1156-1160

Tvede M, Tinggaard M, Helms M (2015) Rectal bacteriotherapy for recurrent Clostridium difficile-associated diarrhoea:results from a case series of 55 patients in Denmark 2000-2012. Clin Microbiol Infect 21 (1):48-53

Udayappan SD et al (2014) Intestinal microbiota and faecal transplantation as treatment modality for insulin resistance and type 2 diabetes mellitus. Clin Exp Immunol 177 (1):24-29

Van Nood E (2015) Fecalmicrobiota transplantation. Clinical and experimental studies, in Department of Internal Medicine. Ph.D. Thesis, Amsterdam, Academic Medical Center van Nood E,Speelman P,Kuijper EJ,Keller JJ (2009) Struggling with recurrent Clostridium difficile infections:is donor faeces the solution? Euro Surveill 14(34):pii:19316

vanNood E et al (2013) Duodenal infusion of donor feces for recurrent Clostridium difficile. N Engl J Med 368(5):407-415

vanNood E et al (2014) Fecal microbiota transplantation:facts and controversies. Curr Opin Gastroenterol 30(1):34-39

Vanhoutvin SA et al (2009) The effects of butyrate enemas on visceral perception in healthy volunteers. Neurogastroenterol Motility:Off J Eur Gastrointest Motility Soc 21(9):952-e76

Verdam FJ et al (2013) Human intestinal microbiota composition is associated with local and systemic inflammation in obesity. Obesity 21:E607-E615

Vermeire S et al (2012) Pilot study on the safety and efficacy of faecalmicrobiota transplantation in refractoryCrohn's disease. Gastroenterology 142(5):S360-S360

Vrieze A (2013) The role of gut microbiota in human metabolism,in Department of Internal Medicine,Ph.D. Thesis. Amsterdam,Academic Medical Center

Vrieze A et al (2012) Transfer of intestinal microbiota from lean donors increases insulin sensitivity in individuals with metabolic syndrome. Gastroenterology 143:913-916

Vrieze A et al (2014) Impact of oral vancomycin on gut microbiota,bile acid metabolism,and insulin sensitivity. J Hepatol 60(4):824-831

Xu MQ et al (2015) Fecalmicrobiota transplantation broadening its application beyond intestinal disorders. World J Gastroenterol:WJG 21(1):102-111

Youngster I et al (2014) Oral,capsulized,frozen fecal microbiota transplantation for relapsing Clostridium difficile infection. JAMA 312(17):1772-1778

Zhang F et al (2012) Should we standardize the 1,700-year-old fecal microbiotatransplantation? Am J Gastroenterol 107(11):1755

中英文名词对照索引

K

L

N

P

Q

S

W

Y

Z

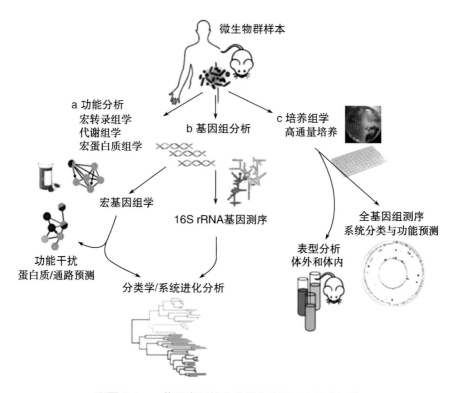

彩图 2-1　一些最常用的人体微生物群研究技术概览

(a)通过检测转录产物(或转录本)(利用 RNA 测序／宏转录组学)、蛋白质(宏蛋白质组学)或代谢物(代谢组学)研究微生物群的功能活性。(b)用 DNA 测序技术确定微生物群的组成(即 16S rRNA 基因检测)和微生物组的功能编码能力(鸟枪法宏基因组学)。(c)培养技术因为可以用于在实验室或动物宿主中深入研究培养的生物体,因此仍具有重要意义。"培养组学"术语已应用到高通量微生物培养中,即在含有极富营养培养基的多孔板中进行培养,也可测定所培养微生物的基因组,以提供更多其在体内的潜在活性信息。这些技术可以组合使用,便于我们对人体微生物群有更全面的理解。[Reprinted in unmodified form from:Pham and Lawley(2014)(Pham and Lawley 2014)under Creative Commons Attribution(CC BY)license.]

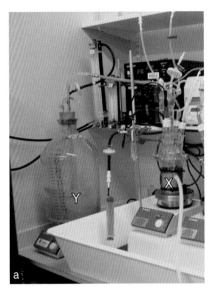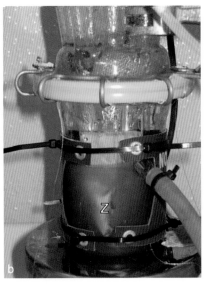

彩图 2-2 连续培养发酵罐系统

发酵罐是连续培养的模式系统,可对微生物进行长期培养。(a)单罐发酵系统示例,单罐(标记为 X)里面接种了人体粪便,Y 罐中的营养培养基持续供给 X 罐。培养罐内充满了 CO_2 与 N_2 以确保其处于无氧状态,并在持续监控下维持一定 pH 与温度。(b)改进的发酵罐(标记为 Z)内有一个尼龙袋,袋里有不可溶的颗粒物质,用于鉴定降解纤维的肠道细菌。

彩图 2-4 优化样品处理方法的重要性

(a)DNA 提取的方法学会影响微生物群样品中 DNA 的得率。从此例中可以看到,用基于 MoBio 试剂盒方法得到的 DNA 量远远小于用两种基于 FastDNA 试剂盒方法得到的 DNA 量。不同 DNA 提取试剂盒和不同实验室对评价通过 16S rRNA 基因测序得到的人体肠道微生物群的组成有影响。[This panel is reprinted in unmodified form from:Kennedy et al.(2014)(Kennedy et al. 2014)under Creative Commons Attribution(CC BY)license.](b)在 16S rRNA 基因检测中,引物的序列会影响物种组成结果。从此例中可以看到,常用的 27f 引物与肠道中重要的双歧杆菌属序列有三个错配,其结果是在 DNA 测序文库中,这个属的丰度较实际而言要偏低。最下方的序列是含有四个简并性碱基的同一 27f 引物,可扩大引物的特异性并提升对双歧杆菌等细菌的覆盖范围(Walker et al. 2015)。(c)对 16S rRNA 基因可变区的选择影响序列结果的物种特异性。在此例子中,V3 区能区分奈瑟菌属的两个物种[脑膜炎奈瑟菌(*Neisseria meningitidis*)和乳糖奈瑟菌(*Neisseria lactamica*)]。但它们却有完全相同的 V6 区,意味着 V6 不可能区别这两个物种。因此,如果研究者想要区分这两个物种,就不能使用靶向 V6 区的引物。(d)实验试剂的污染。图片显示连续稀释的纯培养邦戈尔沙门菌(*Salmonella bongori*)的定量 PCR 结果。细菌的定量结果应该随着靶细胞数的减少而呈线性下降。相反,三次稀释后的定量趋于平稳,表明 DNA 提取物中有外源污染的背景。[This panel is reprinted in unmodified form from:Salter et al.(2014)(Salter et al. 2014)under Creative Commons Attribution(CC BY)license.]

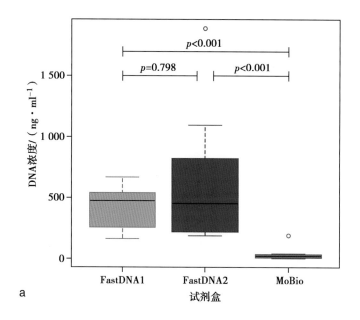

a

b

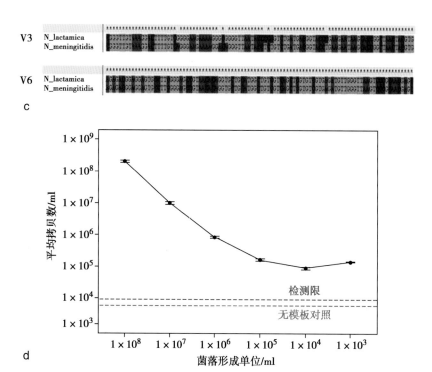

c

d

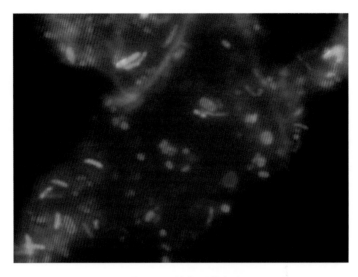

彩图 2-5　荧光原位杂交

荧光原位杂交的主要优势就是能直接观察环境样品中的细菌。从此例中我们可以看到,来自人粪便样本的一群细菌定植在不可溶纤维颗粒表面。被染成绿色的细胞属于毛螺菌科(Lachnospiraceae),被标记成红色的细菌属于瘤胃球菌属(*Ruminococcus*),被常用的DAPI 染料标记为蓝色的细菌则不属于上述两种细菌中的任何一种。因此,附着在纤维表面的细菌绝大多数来自毛螺菌科和瘤胃球菌属。

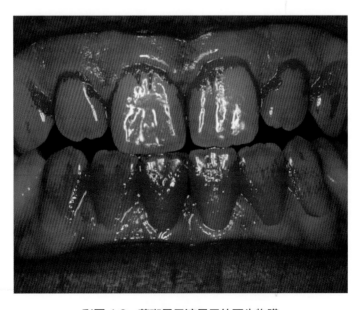

彩图 4-2　菌斑显示液显示的牙生物膜

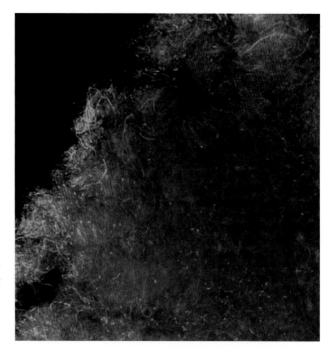

彩图 4-5　活体荧光染色显示口腔生物膜中的活细菌（绿色）和死细菌（红色）

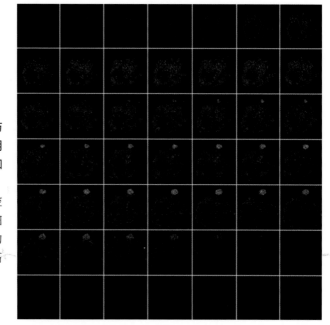

彩图 4-6　活体荧光染色与激光扫描共聚焦显微镜联用显示口腔生物膜中活细菌和死细菌的分布

洗必泰（消毒剂）清洗后口腔生物膜的三维结构以及活细菌和死细菌的分布，留下的"生命核心"显示生物膜的高抗性特征。

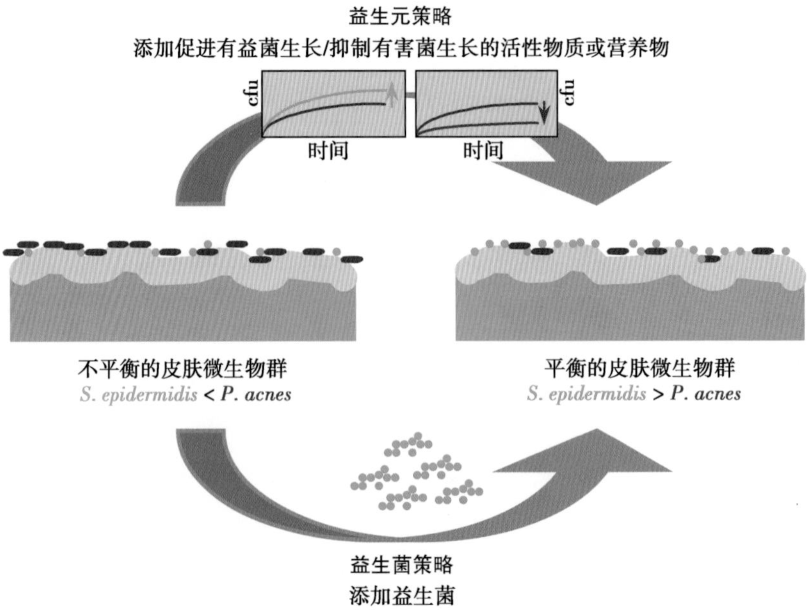

彩图 5-1   益生菌及益生元的应用可使损伤皮肤表面的微生物群恢复平衡
改编自 Krutmann 2009；Simmering and Breves 2009。cfu：集落形成单位。

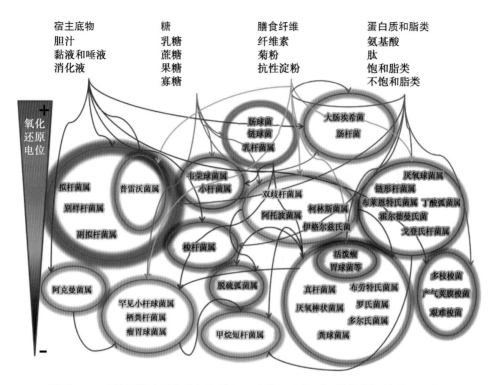

彩图 7-1　人体肠道中具有偏好氧化还原电位和底物利用的优势细菌种属示意图

颜色代表的意义：健康（绿色）、疾病（红色）、双重作用（蓝色）和作用不明确（紫色）。圆圈的大小反映了细菌在肠道中的平均丰度。Rum，瘤胃球菌属（*Ruminococcus*）；Cl，梭菌属（*Clostridium*）。阿克曼菌属，*Akkermansia*；别样杆菌属，*Alistipes*；厌氧棒状菌属，*Anaerostipes*；厌氧球菌属，*Anaerotruncus*；阿托波菌属，*Atopobium*；拟杆菌属，*Bacteriodes*；双歧杆菌属，*Bifidobacterium*；布劳特氏菌属，*Blautia*；布莱恩特氏菌属，*Bryantella*；丁酸弧菌属，*Butyrivibrio*；链形杆菌属，*Catenibacterium*；艰难梭菌 *Cl. difficile*；产气荚膜梭菌，*Cl. perfringens*；多枝梭菌，*Cl. ramnosum*；柯林斯菌属，*Collinsella*；粪球菌属，*Coprococcus*；脱硫弧菌属，*Desulfovibrio*；小杆菌属，*Dialister*；多尔氏菌属，*Dorea*；伊格尔兹氏菌，*Eggerthella*；肠杆菌，*Enterobacteria*；肠球菌，*Enterococcus*；大肠埃希菌，*Escherichia coli*；真杆菌属，*Eubacterium*；栖粪杆菌属，*Faecalibacterium*；梭杆菌属，*Fusobacterium*；戈登氏杆菌属，*Gordonibacter*；霍尔德曼氏菌，*Holdemania*；乳杆菌属，*Lactobacillus*；甲烷短杆菌属，*Methanobrevibacter*；副拟杆菌属，*Parabacteroides*；普雷沃菌属，*Prevotella*；罗氏菌属，*Roseburia*；活泼瘤胃球菌等，*Rum. gnavus et al.*；瘤胃球菌属，*Ruminococcus*；链球菌，*Streptococcus*；罕见小杆球菌属，*Subdoligranulum*；韦荣球菌属，*Veillonella*。